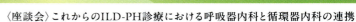

している血管も拡張し逆に酸素化が悪化してしまうため、基本的にこのような病態には全身投与の肺血管拡張薬は適応とはなりません。適切な治療を行うためにも、原疾患の鑑別をきちんと行う必要があります。

宮本 PAHと診断された患者の場合でも、欧州のCOMPERAレジストリやASPIREレジストリを確認すると[3]、特発性肺動脈性肺高血圧症（IPAH）のlung phenotypeでは3群PHと同様に予後が悪く、治療反応性なども肺機能低下や喫煙歴のないIPAHとは異なります。肺機能低下の有無はPHの治療選択や経過観察において重要なので、それを理解して診療にあたることが求められると考えています。

> **ポイント**
> - ILDでは線維化病変の進行に伴い、PHの合併がみられることがある
> - 画像所見と息切れの症状の程度に乖離がみられるILD患者では、PHを合併している可能性がある
> - PHは肺疾患のみならず複数の要因から生じることがあるため、治療方針の検討においては鑑別が重要である

間質性肺疾患に伴う肺高血圧症への治療介入の意義

杉浦 そもそも、ILD-PHへの治療介入はどのような意義があるとお考えでしょうか？

宮本 ILDは長きにわたり有効な治療薬のない疾患でした。抗線維化薬の登場でその治療は変化しましたが、根治できない状況に変わりはなく、進行を抑制することが治療目標となっています。したがって、Treatable traits（治療可能な特徴）の範囲の中でできることを探していくことが重要です。PHはILDの疾患進行の後期に生じてくることが多く、ILD-PHの患者群には、抗線維化薬を使用していたもののILD及びPHが悪化してきてしまったという患者が多数含まれます。こうした患者に対し、PHへの介入を検討できる治療があるというのは大変意義のあることだと感じています。
治療を検討すべきタイミングについて明確な基準はありませんが、PHが疑われたらできるだけ早く正確な診断をし、薬物治療を含めた適切な介入を検討する必要があると思います。2013年には特発性肺線維症（IPF）症例の初診時の右心カテーテル検査データがmPAP>20mmHgの場合に、予後不良であったことが報告されています[4]。

杉浦 PHを疑うような症状がみられるときはすでにPHとして進行している可能性もあり、また、ILDに対する治療もPHに対する治療もあくまで対症療法です。そのため、私も早期発見と早期の治療判断を心掛けるべきだと思います。

児玉 治療薬がない疾患では対処法が限られているため、積極的に診断されないことが多いです。治療薬が登場すると、医師の意識が「治せる疾患が隠れているかもしれない」という方向に変化し、診断率が上がることがあります。ILD-PHについても、今後はこのようなシフトが起きてくるのではないでしょうか。積極的に疑っていくことで、恩恵を受ける患者が増えることになりますので、その意義は大きいと思います。今後は、早期診断のための体制を模索しながら作り上げていくことが重要だと考えています。

> **ポイント**
> - PHはILDのTreatable traitsとなったため、適切な治療介入を検討すべきである
> - 早期診断のための体制作りが重要である

間質性肺疾患患者における肺高血圧症スクリーニング

杉浦 それではILD患者においてPHを発見するために、どのようなスクリーニングを実施されていますか？

宮本 通常、ILD患者に対しては半年に1回、interstitial lung abnormality（ILA）のような軽症の患者であれば1年に1回、呼吸機能検査とCTを実施しています。自覚症状は日常の外来診療の中で聞き取るようにしており、PHを疑ったら心エコー検査を行います。また、特定医療費（指定難病）受給者証の更新手続きに必要な血液ガス分析と6分間歩行試験も1年に1回行っています。

杉浦 千葉大学病院では、胸部単純写真での心肥大や右肺門部の肺動脈拡張などの所見から、ILD患者がPH疑いで紹介されてくることが多いのですが、虎の門病院では胸部単純写真は診療ごとに撮影されていますか？

宮本 胸部単純写真は診療ごとに撮影しています。PHを特定することは難しいですが、やはり指摘された部分は確認するようにしています。まとめると、6つ

の検査をPHスクリーニングとして実施していることになります（表）。

表	呼吸器内科におけるPHスクリーニングツール

◆呼吸機能検査　　◆6分間歩行試験
◆CT検査　　　　　◆血液ガス分析
◆心エコー検査　　◆胸部単純写真

宮本 篤 先生　ご提供

杉浦　どのような場合に心エコー検査を実施されていますか？

宮本　DLco（％予測値）が6割以下の症例では1年に1回行っています。その他にもDLcoの推移が変化した場合や、努力肺活量（FVC）に対する息切れの程度に不釣り合いがある場合または浮腫が認められる場合などに実施しています。

杉浦　循環器内科医の立場からはPHのスクリーニングについてどのようにお考えでしょうか。

児玉　右心系は心エコー検査では評価が難しいことがあります。三尖弁の機能が保たれていると、圧が高いのに逆流があまり生じず逆流を検出できない場合があり、本当はPHであるのに偽陰性となった患者をしばしば経験します。

杉浦　心エコー検査に関しては、原疾患によっては評価し難い場合がありますが、心室中隔圧排の有無の確認は有用です。たとえ右室が見えなくても左室がある程度見えていれば圧排の評価は可能であるため、そこが1つの基準になると思います。心エコー検査は施設ごとのやり方や検査技師ごとの技量が異なるため、基準を設ける際の難しさがあります。各施設で心エコー検査結果と右心カテーテル検査結果を比較するなどして、施設ごとの基準を決めておくのもよいと思います。

児玉　もちろん、心エコー検査の信頼性をより高める努力は重要です。しかし、ILD-PHでは心エコー検査の診断能は低いとされているため、例えば心エコー検査では陰性でも他の検査結果から総合的に判断した結果、PHの可能性が高く精査を依頼したいという相談をいただければ、虎の門病院においてはためらわず右心カテーテル検査を実施するようにしています。そもそもの患者数が少ないため、見逃さないようにすることが何より重要と考えています。また、PHを評価するという観点では、循環器内科医もDLcoの値を解釈

できるようになる必要があると考えています。

宮本　循環器内科でもDLcoを見ていただけるようになれば、大変心強いです。ひとつ注意しなければならないのが、気腫合併肺線維症（CPFE）でのDLcoの位置づけです。CPFEでは肺高血圧症だけではなく、肺気腫病変の影響でDLcoが低下するため解釈に注意が必要です。CPFE自体がPHのハイリスク群となっているため、呼吸器内科が通常行っている検査では鑑別のつかないPHがどれくらい存在しているのか、なかなか明らかになりづらい課題であると思っています。先生方は脳性ナトリウム利尿ペプチド（BNP）をスクリーニングに活用されていますか？

児玉　基準値の設定によりますが、心不全の可能性が低いとされる30～40ng/L程度であってもPHを否定しえないため、スクリーニングとしては難しい印象です。

杉浦　逆にBNPが100ng/L以上あってもPHではない場合もあります。BNP前駆体のN端側フラグメント（NT-proBNP）の場合は腎機能の影響も受けるため、私もBNPやNT-proBNP単独でのPHのスクリーニングは難しいと考えています。

！ ポイント

●心エコー検査実施のタイミング：
▶DLcoの推移が変化した場合
▶FVCに対する息切れの程度に不釣り合いがある場合
▶浮腫が認められる場合　など
●ただし、ILD-PHでは心エコー検査の診断能は低いとされているため、呼吸機能検査や6分間歩行試験などとあわせて総合的に評価することが重要である
●CPFEではDLcoの解釈に注意を要する

間質性肺疾患に伴う肺高血圧症患者における右心カテーテル検査の実施

杉浦　各種検査によって総合的にPHの可能性が高いと判断され、確定診断が管理方法の決定に役立つと予想される肺疾患患者には右心カテーテル検査が推奨されています[1]。千葉大学病院では右心カテーテル検査の実施を呼吸器内科医である私が担当していますが、主治医から確定診断目的にて右心カテーテル検査の依頼があれば、原則実施しています。
児玉先生、右心カテーテル検査の実施上の留意点はありますか？

児玉 右心カテーテル検査では、様々な要素により検査結果が安定しないこともよく経験します。そのため例えば、肺血管抵抗（PVR）の測定では全例熱希釈法とFick法を行い、それぞれの測定値に乖離がある場合はやり直すようにしています。データを蓄積し、信頼性を高めていく必要がありますので、必要な患者が多くなったとしても右心カテーテル検査を躊躇することなく実施していきたいと考えています。

杉浦 PHの診断においては右心カテーテル検査をきちんと実施していくことが非常に重要ですので、循環器内科の先生方が積極的に検査を引き受けてくださるのはありがたいことですね。

児玉 千葉大学病院では運動負荷を加えた検査なども実施されていますか？

杉浦 右心カテーテル留置下で運動負荷検査を実施することもあります。ただし、mPAPが一定以上高い患者ではリスクがあるため、慢性血栓塞栓性肺高血圧症（CTEPH）患者の外科手術後やバルーン肺動脈形成術後など、血行動態の改善が見込まれる患者に対し、追加治療としてのリハビリを実施するか否かの判断のために行っています。運動負荷検査は設備が必要ですし、経験が少ないと抵抗があるかもしれません。しかし、今後は3群PHに対しても必要な場合は実施すべきだと思っています。

ILD-PHの患者であっても、2群PHの要素を合併しているかどうかで治療内容が異なります。肺動脈楔入圧（PAWP）の程度は2群PHの要素の鑑別において大きな意味をもちますが、PAWPの測定は技術的に難しい場合や、PAWPの値だけでは潜在的な左心性心疾患による肺高血圧症を見逃してしまう場合があります[5]。そのため、左室拡張末期圧（LVEDP）を測定することが重要だと考えています。

児玉 患者が高齢になるにつれ、様々な左心系の問題が生じてくることも多く、それをしっかり予防していくとともに、すでに生じた左心疾患は治療していく必要があります。したがって右心カテーテル検査だけでなく、左心カテーテル検査もしばしば必要となると考えていますが、動脈系塞栓の合併症が問題となるため、実施すべき患者は慎重に評価しなければなりません。LVEDPの測定のみでしたら、造影剤も必要ないため、柔軟に対応できます。

宮本 虎の門病院では従来より、右心カテーテル検査は循環器内科に依頼して、実施いただいています。ILD-PHの適応薬が登場したことをきっかけに、今後は必要な患者に必要な医療が届けられるよう、診療科間の連携フローを整えていきたいと考えています。当院ではびまん性肺疾患の診療において、病理医、放射線画像診断医、呼吸器内科の臨床医などによるmultidisciplinary discussion（MDD）を実施しています。それぞれの検査に精通した病理医、放射線画像診断医の見解と、我々臨床医が患者から直接得た臨床情報を統合する場という位置づけです。こうした経験があるため、ILD-PHについても循環器内科と呼吸器内科での合同カンファランスや勉強会を実施し、協力し合うことの大切さを強く感じます。循環器内科に検査を依頼していくうえでも、双方にメリットがあったほうがよいので、検査結果がどのように患者のために還元されているのか、また循環器内科による治療介入が求められる患者がどれくらいいるのかということを、スタッフの中できちんと認識できる仕組み作りをしていきたいです。

杉浦 両科で情報を共有することの重要性を痛切に感じますので、問題意識

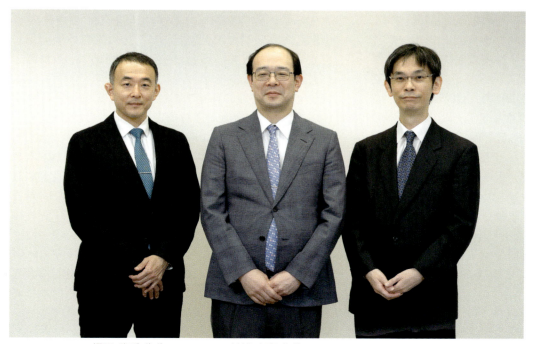

児玉 隆秀 先生　　　　杉浦 寿彦 先生　　　　宮本 篤 先生

を共有する場を作る試みは非常に意義のあることだと思います。右心カテーテル検査は基本的には安全な検査ですが、侵襲性があり、リスクがないわけではありません。カンファランスを行い、本当に必要な検査なのかを検討しておくことは大切だと思います。

> **ポイント**
> ● PHの正確な診断には右心カテーテル検査が必要であり、そのための院内連携が重要である
> ● ILD患者は高齢になるにつれ左心系の問題が生じることが多く、症例に応じて右心カテーテル検査だけでなく左心カテーテル検査の検討が必要である
> ● 呼吸器内科と循環器内科の情報共有の仕組み作りが求められる

治療開始後のフォローアップ、治療評価の実際

杉浦 ILD-PHの治療開始、及びその後のフォローアップは、どのようにされていますか？

児玉 ILD患者の全般管理という面で、PH治療についても基本的に呼吸器内科で行っていただくのがよいと思っています。虎の門病院において我々循環器内科がお手伝いできるのは、循環動態の評価の部分です。一方で、我々が客観的に判断できる病態と、患者の自覚症状が必ずしも相関するわけではないため、その認識をもってきちんと評価していく必要があります。
心エコー検査は低侵襲で実施しやすいため、我々は治療開始後のフォローの際には必ず行うようにしています。ただしPHの詳細評価のためには、治療開始後のいずれかのタイミングで右心カテーテル検査を実施する必要があります。そのスキーム、実施のタイミングについては、今後検討していく必要があると考えています。

杉浦 やはりフォローアップにおいても心エコー検査のみでは明確にならない部分があるため、正確な血行動態評価が必要な場合は右心カテーテル検査を実施することになります。その際、呼吸器内科と循環器内科がうまく連携できれば、患者のメリットも大きいと思います。

宮本 治療を開始したことで改善した点、変化していない点を両科で共有する必要があります。私も治療の継続、中止を判断するために右心カテーテル検査による評価は必須であろうと考えています。その頻度についてはどのようにお考えでしょうか。

児玉 患者の状態にもよりますが、4ヵ月に1回程度が適切ではないでしょうか。

杉浦 私もそれくらいの頻度で実施するイメージです。呼吸機能検査、6分間歩行試験に加え、画像検査や右心カテーテル検査等を定期的に行いながら、総合的に評価していくことが重要に思います。

児玉 一方で、心エコー検査が右心カテーテル検査の代替検査として活用できれば、フォローアップにも役立つと思います。例えば、治療開始前後に何回か心エコー検査と右心カテーテル検査を行い、どちらの検査でも似たようなデータが得られるのであれば、その患者ではしばらくの間、心エコー検査でフォローできるという考え方もあります。両検査のデータに乖離がある場合は難しいですが、心エコー検査をうまく活用していければと思います。

宮本 どのような理由で乖離しているかなどは呼吸器内科だけで判断するのは難しいため、循環器内科に解釈してもらい、患者ごとにフォローの方針を決めることができるとよいですね。そのためには、やはりILD-PHにも対応できるようにMDDの仕組みを発展させることが重要になってくると思います。

杉浦 治療開始後の呼吸機能の評価については、どのように行われていますか？

宮本 客観性のある評価項目という意味ではFVCや6分間歩行距離などが適していると思います。現在のところ、虎の門病院では6分間歩行試験は私自身が各患者に付き添って実施していますが、スケジュール調整等が大変なため、無理なく実施できる仕組み作りが必要だと考えています。
個人的には患者の息切れが治療によってどのように変化するかに興味がありますが、息切れなどの自覚症状はFVCや6分間歩行距離といった客観的な評価項目と必ずしも相関しているわけではないため、評価が難しいと感じます。
慢性かつ進行性の疾患であり、劇的な改善は見込めないので、いかに患者のこれまで通りの生活が守れるか、という視点が重要になると考えています。

杉浦 何を評価するかは治療ゴールの設定にもよると思いますが、そもそも治療ゴールをどのように設定するかというのは今後考えなければならない重要な問題ですね。
本日は、ILD-PHのスクリーニングから診断、フォローアップを中心に話し合っていただきました。呼吸器内科と循環器内科の連携により治療方針を明確化しながら診療を進め、知見を集めていくことがILD患者のためにもなると実感しました。大変有意義なディスカッションをありがとうございました。

提供：持田製薬株式会社

〈座談会〉これからのILD-PH診療における呼吸器内科と循環器内科の連携

> **！ポイント**
> - フォローアップでは心エコー検査を行い、必要時には右心カテーテル検査も実施する
> - 右心カテーテル検査を含めた評価によって、治療の継続や中止を判断していく
> - 病態と自覚症状の程度が完全には相関しないため総合的な判断が必要である
> - ILD-PHは慢性かつ進行性の疾患であり、劇的な改善は見込めないため、いかに患者のこれまで通りの生活が守れるか、という視点が重要である

出典文献
1) Humbert M, et al. Eur Heart J. 2022;43(38):3618-3731
2) 福田 恵一, 他. 肺高血圧症治療ガイドライン（2017年改訂版）
3) Hoeper MM, et al. Lancet Respir Med. 2022;10(10):937-948
4) Kimura M, et al. Respiration 2013;85(6):456-463
5) Hemnes AR, et al. Chest. 2018;154(5):1099-1107

●ILD-PH診療における虎の門病院の呼吸器内科と循環器内科の連携

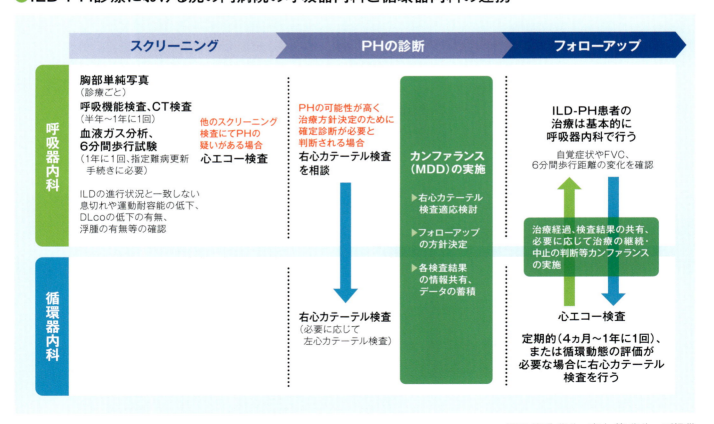

児玉 隆秀 先生、宮本 篤 先生　ご提供

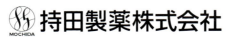

呼吸器ジャーナル 2025 Vol. 73 no.2

特集

間質性肺炎と肺がんのMDD
専門家チームで進める"最適化"

企画：杉野圭史・池田 慧

I. 間質性肺炎

［A. 総論：MDDにおける呼吸器内科医と各専門医とのかかわり方］

162 　放射線科医との連携のポイント ………………………………………… 馬場智尚

168 　病理医との連携のポイント ……………………………………………… 財前圭晃

176 　膠原病内科医との連携のポイント ……………………………………… 藤澤朋幸

［B. 各論：疾患別のMDDの実際］

183 　特発性肺線維症のMDD—臨床医の立場から …………………………… 片岡健介

187 　特発性肺線維症のMDD—放射線科医の立場から ……………………… 西本優子

192 　特発性肺線維症のMDD—病理医の立場から …………………………… 小山涼子

199 　線維性過敏性肺炎のMDD—臨床医の立場から ………………………… 岡本　師

206 　線維性過敏性肺炎のMDD—放射線科医の立場から …………………… 江頭玲子

212 　線維性過敏性肺炎のMDD—病理医の立場から ………………………… 田中伴典

220 　分類不能型特発性間質性肺炎のMDD—臨床医の立場から …………… 山野泰彦

227 　分類不能型特発性間質性肺炎のMDD
　　　—放射線科医の立場から　　　　　　　　岩澤多恵・澤住知枝・小倉高志

236 　分類不能型特発性間質性肺炎のMDD—病理医の立場から …………… 木谷匡志

contents

II. 間質性肺炎合併肺がん

242 間質性肺炎合併肺がんに対する免疫チェックポイント阻害薬
—薬物療法の専門家の立場から ………………………………… 藤本大智

249 間質性肺炎合併肺がんに対する免疫チェックポイント阻害薬
—ILD 専門家の立場から ………………………………………… 鈴木勇三

255 間質性肺炎合併肺がんに対する手術と周術期治療 ………………… 坂入祐一

263 間質性肺炎合併肺癌に対する放射線治療 ………………………… 青木秀梨

III. 肺がん

269 Marginally Resectable 症例に対する治療戦略—内科医の立場から ………… 秦 明登

275 Marginally Resectable 症例に対する治療戦略
—呼吸器外科医の立場から ……………………………………… 竹中 賢

284 Marginally Resectable 症例に対する治療戦略
—放射線治療医の立場から ……………… 井口治男・澁谷景子・阪上茉衣

291 長期生存時代の肺がん患者を支える多職種連携
—病院薬剤師の立場から ………………………………………… 東 加奈子

296 長期生存時代の肺がん患者を支える多職種連携
—ソーシャルワーカーの立場から …………………………… 池山晴人

303 長期生存時代の肺がん患者を支える多職種連携
—患者が医療従事者に望むこと ……………………………… 長谷川一男

310 バックナンバーのご案内

311 次号予告

312 奥付

Editorial

間質性肺炎と肺がんのMDD
専門家チームで進める"最適化"

　間質性肺炎を含む間質性肺疾患は，特発性および種々な原因から生じることから，正確な診断と適切な治療に結び付けることが，臨床上極めて重要である．特に，2011年に特発性肺線維症（IPF）の国際ガイドラインが公表されて以降，間質性肺炎の診断においては，各専門分野のエキスパートによる集学的検討（multi-disciplinary discussion；MDD）の実施が推奨されるようになった．このアプローチにより，従来の病理医による最終診断がゴールドスタンダードとされてきた考え方が大きく変化し，既存の分類に無理に当てはめるのではなく，疾患の進行パターン（疾患挙動；disease behavior）を考慮しながら診断・管理を行う「作業診断（working diagnosis）」の概念が重視されるようになった．この診断アプローチの変化により，臨床医（主治医）の役割がより重要となっている．MDDでは放射線科医，病理医，呼吸器内科医などが協議し，画像所見・病理所見・臨床経過を総合的に評価するが，最終的な診断の決定や治療方針の策定には臨床医の判断が不可欠である．特に，疾患挙動を意識しながら適切なタイミングで再評価を行い，診断を修正しつつ治療方針を最適化する能力が求められる．また，MDDを適切に運用するためには，協議をまとめる力，異なる専門家の意見を調整する柔軟性，そして診断に対する粘り強い姿勢が不可欠である．こうした診断の進化に伴い，臨床医には従来以上に高い専門性と判断力が求められる時代となっている．

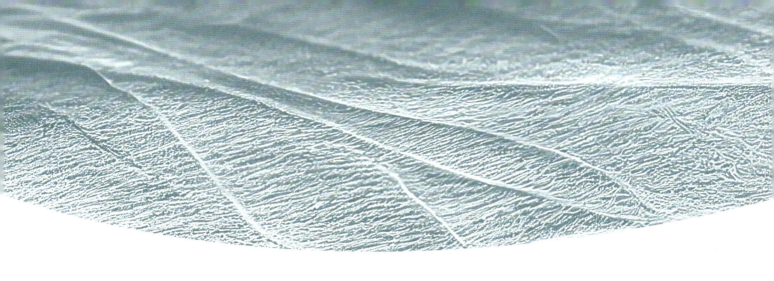

　また，急激に長期生存時代を迎え，複数の治療選択肢・治療戦略が並び立つことも珍しくない肺がん治療の現場でも，内科・外科・放射線科によるMDDが欠かせない．本邦から多くのエビデンスが蓄積されてきた間質性肺炎合併肺がんの治療は，急性増悪のリスクと常に背中合わせであり，各診療科の密な連携に基づく慎重なマネージメントが必要である．また，近年の切除可能例および切除不能III期症例に対する免疫チェックポイント阻害薬や分子標的治療薬を用いた治療開発の劇的な進歩により，III期非小細胞肺癌の最適治療戦略の決定にも診療科間の一層密なディスカッションが求められる．さらには，高価な治療薬で長期生存を目指す肺がん患者のサバイバーシップ支援においても，医師だけでなく多職種による議論と連携が不可欠で，これも広義のMDDと言えるだろう．

　そこで本特集では，「間質性肺炎と肺がんのMDD」をテーマに，様々な領域のスペシャリストの先生方に，それぞれの視点からご執筆いただくこととした．本特集号が，実臨床におけるMDDのより良い実践の一助となれば幸いである．

坪井病院　**杉野圭史**
神奈川県立循環器呼吸器病センター呼吸器内科　**池田 慧**

特集　間質性肺炎と肺がんの MDD—専門家チームで進める "最適化"

間質性肺炎—A.　総論：MDD における呼吸器内科医と各専門医とのかかわり方

放射線科医との連携のポイント

馬場智尚

KEY WORDS　MDD，ガイドライン，特発性肺線維症，過敏性肺炎，IPAF

POINT

- びまん性肺疾患の診断において画像診断は重要な役割を果たす．特発性肺線維症が臨床的に疑われ，HRCT パターンが UIP もしくは probable UIP であれば，病理学的な評価なしに，特発性肺線維症と診断可能である．
- 多職種討議（multi-disciplinary discussion；MDD）により，診断，治療方針の決定を行うが，呼吸器内科，放射線科医の個別の診断も重要である．

はじめに

「びまん性肺疾患」は，両肺にびまん性に病変を認める多種の疾患を包括する用語であり，間質性肺炎，肉芽腫性疾患，腫瘍性疾患，感染症，心血管疾患，気道性疾患，その他多様な疾患を含む（**表 1**）．びまん性肺疾患の診断において，咳嗽・呼吸困難などの呼吸器症状や一般的な血液検査は，非特異的であることも多い．一方で形態学的に類似する疾患もあり，画像のみからでは診断が困難である（**図 1**）．そのため，臨床・画像・病理による統合的な評価が必要となる．

呼吸器内科医による画像診断

びまん性肺疾患の患者の初診時には，膠原病肺・過敏性肺炎・薬剤性肺炎・放射線肺臓炎・塵肺などの二次性間質性肺炎であるか，間質性肺炎類似のびまん性肺疾患であるか，原因がはっきりしない特発性間質性肺炎であるかの判断が必要となる．そのために，環境歴・職業歴・服薬歴・喫煙歴・家族歴な

どの問診や，膠原病を示唆する症状や身体所見の確認，膠原病関連の自己抗体および吸入抗原に対する抗体の測定など，臨床的アプローチを進める．

画像検査を並行して行っていくが，画像検査をオーダーする段階で，特に二次性を疑うような病歴，身体所見，検査所見を，放射線科読影の補助となるように依頼文に記載する．また，通常の CT ではなく高分解能 CT（high-resolution CT；HRCT）のオーダー，呼気 CT の追加，過去の画像や胸部単純 X 線写真で病変が背側にわずかであると予想されるならば，腹臥位での撮像も依頼する[1]．過去の画像で息止めや吸気が不十分な撮像があるならば，検査前に深吸気での呼吸停止の必要性を患者さんに説明しておく．

また，びまん性の変化の全容の把握および肺容量の評価のために胸部単純 X 線写真は必須であるが，日々の変化は胸部単純 X 線写真で行うため，胸部単純 X 線写真の異常所見が何を意味するのかを把握するために，HRCT 施行時には必ず胸部単純 X 線写真を実施する．初診時の経過の把握のためには，他院で施行した過去の画像を取り寄せることも必要で

ばば　ともひさ　神奈川県立循環器呼吸器病センター呼吸器内科（〒236-0051 神奈川県横浜市金沢区富岡東 6-16-1）

表1　代表的なびまん性肺疾患

特発性間質性肺炎	特発性肺線維症（IPF），非特異性間質性肺炎（NSIP），呼吸細気管支炎を伴う間質性肺疾患（RB-ILD），剥離性間質性肺炎（DIP），特発性器質化肺炎（COP），急性間質性肺炎（AIP），pleuroparenchymal fibroelastosis（PPFE），リンパ球性間質性肺炎（LIP），分類不能型
過敏性肺炎	原因による分類：鳥飼病，夏型・住居関連過敏性肺炎，加湿器肺，農夫肺，塗装工肺/線維化の有無による分類：非線維性，線維性/臨床経過による分類：急性，慢性
膠原病肺	関節リウマチ，皮膚筋炎，強皮症，Sjögren症候群，全身性エリテマトーデス，混合性結合組織病，ANCA関連血管炎
医原性肺炎	薬剤性肺炎（薬剤，漢方，サプリメント），放射線肺炎，酸素中毒
塵肺	炭鉱夫肺，石綿肺，アルミニウム肺，超硬合金肺，インジウム肺
肉芽腫性疾患	サルコイドーシス，肺ランゲルハンス組織球症
腫瘍性疾患	癌性リンパ管症，肺胞上皮癌，悪性リンパ腫，Castleman病，ほかリンパ増殖性疾患
感染症	粟粒結核，ウイルス性肺炎，マイコプラズマ肺炎，ニューモシスチス肺炎
心血管疾患	心原性肺水腫，肺胞出血，肺塞栓症
気道疾患	びまん性汎細気管支炎，閉塞性細気管支炎
その他	急性・慢性好酸球性肺炎，肺胞蛋白症，肺胞微石症，リンパ脈管筋腫症，Hermansky-Pudlak症候群，ヘモジデローシス，アミロイドーシス，IgG4関連肺疾患，非心原性肺水腫，急性呼吸促迫症候群

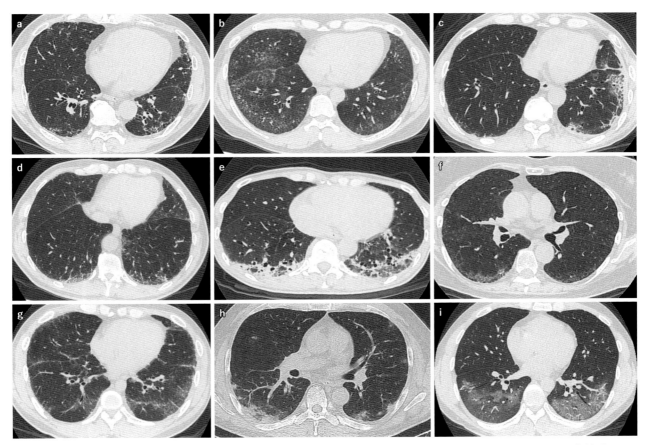

図1　特発性肺線維症（a），非特異性間質性肺炎（b），薬剤性肺炎（c），顕微鏡的多発血管炎（d），皮膚筋炎（e），過敏性肺炎（f），サルコイドーシス（g），粘液腺癌（h），COVID-19感染症（i）のHRCT像

各疾患のCT所見は類似している．

表2 2022年のATS/ERS/JRS/ALATによる特発性肺線維症ガイドラインにおける画像診断クライテリア（文献7より）

HRCT pattern	UIP	Probable UIP	Indeterminate for UIP	CT Findings Suggestive of Alternative Diagnosis
組織学的なUIPに対する確信度	Confident＞90%	Provisional high confidence（70-89%）	Provisional low confidence（51-69%）	Low to very low confidence（≦50%）
分布	・胸膜下肺底部優位 ・しばしば不均一（正常肺に線維化が介在） ・ときにびまん性 ・左右非対称のことも	・胸膜下肺底部優位 ・しばしば不均一（正常肺に網状影、牽引性気管支拡張・細気管支拡張が介在）	・胸膜下優位でないびまん性分布	・胸膜直下をスペアし気管支血管束に沿い分布（NSIP） ・リンパ行性（Sarcoidosis） ・上または中肺野（fHP, CTD-ILD, Sarcoidosis） ・胸膜直下をスペア（NSIP, 喫煙関連）
所見	・蜂巣肺±牽引性気管支拡張・細気管支拡張 ・小葉間隔壁の不整な肥厚 ・通常は、網状影、軽微なすりガラス影が重なる ・肺骨化を伴うことも	・網状影＋牽引性気管支拡張・細気管支拡張 ・軽微なすりガラス影を伴うことがある ・胸膜直下をスペアしない	・特定の疾患を示唆しない線維化所見	囊胞（LAM, PLCH, LIP, DIP）、モザイクまたはthree density pattern（HP）、すりガラス主体（HP, 喫煙関連, 薬剤性, 急性増悪）、小葉中心性粒状影（HP, 喫煙関連）、結節（Sarcoidosis）、浸潤影（OP等）、胸膜プラーク（石綿肺）、食道拡張（CTD）

ある．これら，放射線科医による読影がしやすいような情報の収集・要約が呼吸器内科医に求められる．

びまん性肺疾患の画像診断において呼吸器内科医に最も求められることは，急激に悪化する可能性のある疾患あるいは腫瘍性疾患の拾い上げである．すなわちウイルス性肺炎や粟粒結核などの感染症，心不全・肺梗塞・肺胞出血などの心血管疾患，無筋症性皮膚筋炎などの急速進行性の間質性肺炎や間質性肺炎の急性増悪，癌性リンパ管症・粟粒肺転移などの腫瘍性疾患である．放射線科医の読影の前にこの判断が必要になり，場合によっては放射線科医に緊急の読影を依頼することとなる．

放射線科医による画像診断

びまん性肺疾患の画像読影において，画像診断医に特にお願いしたいことは，①二次性の間質性肺炎も含む病因を含めた疑われる画像診断・鑑別診断，②特発性間質性肺炎としたときの形態学的な診断，③特発性肺線維症のガイドラインにおける画像クライテリア（表2）および，過敏性肺炎のガイドラインにおける画像クライテリアの記載，④過去画像との比較での進行の有無，⑤肺癌，肺真菌症・肺抗酸菌

症，肺高血圧症などの合併症の有無などである．

臨床的に膠原病や過敏性肺炎を疑う所見がなくても，画像で膠原病[2,3)]，過敏性肺炎[4,5)]などの二次性の間質性肺炎を疑う所見があれば，病歴の再聴取や生検の適応判断，経過を見ていくうえでの注意喚起となる．臨床的に膠原病の診断がついていても，特発性間質性肺炎にみられる形態学的な画像パターンを記載することは，治療方針，予後予測の判断には必要である．例えば，関節リウマチに伴う間質性肺炎であれば，器質化肺炎（organizing pneumonia；OP）パターンであればステロイド投与で経過を見ることとなるが，通常型間質性肺炎（usual interstitial pneumonia；UIP）パターンであれば免疫抑制療法で初期治療を行うにしても短い期間で呼吸機能・画像検査で進行がないかを確認し，抗線維化薬の追加や肺移植登録施設への紹介を行うかを考えることとなる．また画像が臨床診断における膠原病として矛盾しない所見であるかを確認する．異なる膠原病のオーバーラップがみられたり，時に喫煙の影響を受けていたりするからである．臨床的に特発性間質性肺炎が疑われる状況では，HRCTでの画像クライテリアがUIPもしくは60歳以上・男性・喫煙者など特発性肺線維症の可能性が高ければprobable UIP でも組織学的な評価をせずとも特発性肺線維症と診断可能であるし，UIP であれば気管支肺胞洗浄および肺生検は行わないことが推奨されている[6,7]．そのため特発性肺線維症のガイドラインにおける画像クライテリアは呼吸器科医にとって重要なものとなる．また，"Alternative Diagnosis" とするならば，その理由となる所見や判断の根拠を記録しておくことが臨床画像診断に役立つ．

理想的には呼吸器内科および放射線科医による MDD にてこれらを決定するが，画像レポートを参考に呼吸器内科医が進めていく．

経過中の画像検査では，網状変化・蜂巣肺の増強や進行，肺容量の低下などは progressive fibrosing interstitial lung diseases（PF-ILD）/progressive pulmonary fibrosis（PPF）の基準の一つとなっており，評価が必要であるが，近い将来では機械支援や人工知能による客観的な定量評価が望まれる[8,9]．呼吸器内科医は間質性肺炎の評価ばかりに目が向きがちであるため，放射線科医による合併症の診断は貴重である．

上記，放射線科医による読影が必須であるが，実診療においては，びまん性肺疾患を専門とする放射線科医が不在の施設も多くある．そのような施設においては，呼吸器内科医による画像読影が最終診断になるため，生検実施の判断となる特発性肺線維症の画像診断クライテリアを中心に画像診断を行うこととなる．

MDD における
放射線科医との協議での注意点

MDD では臨床情報の提示後に画像を参照することとなるが，臨床歴を踏まえて過不足なく過去の画像から生検時まで参照する．生検時の画像がスライスの厚い CT，低線量撮像，吸気不足・息止め不良，造影 CT などであれば，その前の評価可能な画像を参照する．

呼吸器内科医と放射線科医の間で画像診断，特発性肺線維症/過敏性肺炎ガイドラインの画像クライテリアのずれや相違がみられるのは通常のことであり，両者の診断を併記して，その違いの理由や所見

の取り漏れがないかを確認しておくのが肝要である．症例ごとの繰り返しにより，問題となるような大きな意見の相違は少なくなっていくが，相違があること自体は当該の症例の診断確信度が低いことを示唆することなので，特に気に留める必要はないと考える．臨床画像診断において，このような不一致症例をコンセンサス診断に導くには，特発性間質性肺炎が疑われる症例は画像診断による形態学的診断を優先し，二次性間質性肺炎が疑われる症例は臨床情報による診断を優先し，確信度は低くするのが実際的と考える．

臨床画像診断の時点では生検を行っていないので，特発性肺線維症以外の特発性間質性肺炎は，厳密には分類不能型特発性間質性肺炎とされるが，そのままでは臨床的な意義がないため，疑われる病型を記載しておくことが大事である．

当院での MDD の現状

理想的には臨床・画像の MDD を行い，特発性肺線維症や pleuroparenchymal fibroelastosis（PPFE）と診断するか，気管支肺胞洗浄や肺生検を行うかどうかを判断する必要があるが，この段階では MDD を実施せずに放射線科レポートを参考に，必要時に他医師と相談しているのが現状である．したがって，この場面では必然的に放射線科レポートの重要性が増すこととなる．実際の MDD の対象となるのは，クライオ肺生検や外科的肺生検を行った症例である．MDD は毎週 6 例前後を 2 時間半で実施している．

実際の手順は以下である．
① 生検例のリストをもとに，医療クラークが病歴・採血・呼吸機能検査・気管支肺胞洗浄の結果などをデータベースに入力．
② 呼吸器内科医が入力項目の確認，画像所見，画像の特発性肺線維症および過敏性肺炎ガイドライン診断の入力を MDD 開始前までに行う．
③ 放射線科医，病理医もそれぞれ，対象症例の予備的診断をあらかじめ完了する．
④ MDD では病歴・検査データを提示．
⑤ 画像を供覧し，放射線科医による画像診断，ガ

イドライン診断の実施.

⑥臨床画像による診断・鑑別診断を列挙.

⑦病理で特に確認する項目を明確にする. 例えば, 臨床画像で自己免疫的特徴を伴う間質性肺炎（interstitial pneumonia with autoimmune features；IPAF）[10]を疑う所見があるならば, 病理学的に膠原病でみられる所見がないか, 過敏性肺炎が疑われれば肉芽腫や気道中心性の線維化がないか, HRCT で UIP を示唆する所見があれば病理でも同様に認められるか, あるいはすりガラス影が HRCT でみられれば, それに対応する病変が病理組織にみられるかなどである.

⑧病理組織の供覧後に病理診断, ガイドライン診断を記載.

⑨病理組織が, 画像所見と一致しているのか, クライオ肺生検では画像所見のすべてを反映したものかなどを確認する. これを踏まえ, クライオ肺生検では, 検体の量・質, 病理診断確信度について評価を加えている.

⑩MDD 診断, 診断確信度の評価, 追加検査項目の確認, 治療方針の決定, 経過および予後の推定を行う. 分類不能型特発性間質性肺炎とするならば, その理由および最も疑われる病名に関して追記する. ここでの経過の推定とは, 将来的な膠原病の出現の可能性, 線維化所見の進展の可能性, 肺移植登録が必要となる可能性などである.

特発性間質性肺炎のなかで臨床・画像・病理学的に既存の 8 病型に分類できない症例は, 分類不能型特発性間質性肺炎とされる. 分類不能とする理由として, ①臨床・画像・病理データが不適切である場合, ②以下の理由で臨床・画像・病理の間で大きな不一致がある場合：（ⅰ）ステロイドなどの治療の影響, （ⅱ）現在の分類では特徴づけられない病型（線維化を伴った器質化肺炎など）, （ⅲ）画像および/あるいは病理パターンで複数のパターンがある場合（リウマチ肺でみられるようなリンパ濾胞を伴う間質性肺炎など）が国際分類では記されている[11]. しかし, 実際の特発性間質性肺炎の胸部 CT

や肺組織では, 複数の病型の所見がみられることが稀ではなく, 優位な所見から既存病型に当てはめる. 分類不能としても, 最も近いと考えられる特定の間質性肺炎の診断・病型に従って管理を行い, 経過を見ながら診断・病型分類を再考していく.

おわりに

画像診断はびまん性肺疾患の診療において, 診断・病型分類, 疾患進行の評価, 合併症の出現有無の評価など重要な役割を果たしている. MDD の積み重ねにより, 診断の不安定性が減少していくと考えられる.

文献

1) Lynch DA, Sverzellati N, Travis WD, et al. Diagnostic criteria for idiopathic pulmonary fibrosis : a Fleischner Society White Paper. Lancet Respir Med 2018 ; 6 : 138-53.
2) Hosoda C, Baba T, Hagiwara E, et al. Clinical features of usual interstitial pneumonia with anti-neutrophil cytoplasmic antibody in comparison with idiopathic pulmonary fibrosis. Respirology 2016 ; 21 : 920-6.
3) Chung JH, Cox CW, Montner SM, et al. CT Features of the Usual Interstitial Pneumonia Pattern : Differentiating Connective Tissue Disease-Associated Interstitial Lung Disease From Idiopathic Pulmonary Fibrosis. AJR Am J Roentgenol 2018 ; 210 : 307-13.
4) Barnett J, Molyneux PL, Rawal B, et al. Variable utility of mosaic attenuation to distinguish fibrotic hypersensitivity pneumonitis from idiopathic pulmonary fibrosis. Eur Respir J 2019 ; 54 : 1900531.
5) Sumikawa H, Komiya K, Egashira R, et al. Validation of a computed tomography diagnostic model for differentiating fibrotic hypersensitivity pneumonitis from idiopathic pulmonary fibrosis. Respir Investig 2024 ; 62 : 798-803.
6) Raghu G, Remy-Jardin M, Myers JL, et al. Diagnosis of Idiopathic Pulmonary Fibrosis. An Official ATS/ERS/JRS/ALAT Clinical Practice Guideline. Am J Respir Crit Care Med 2018 ; 198 : e44-68.
7) Raghu G, Remy-Jardin M, Richeldi L, et al. Idiopathic Pulmonary Fibrosis (an Update) and Progressive Pulmonary Fibrosis in Adults : An Official ATS/ERS/JRS/ALAT Clinical Practice Guideline. Am J Respir Crit Care Med 2022 ; 205 : e18-47.
8) Iwasawa T, Kanauchi T, Hoshi T, et al. Multicenter study of quantitative computed tomography analysis using a computer-aided three-dimensional system in patients with idiopathic pulmonary fibrosis. Jpn J Radiol 2016 ; 34 : 16-27.

9) Handa T, Tanizawa K, Oguma T, et al. Novel Artificial Intelligence-based Technology for Chest Computed Tomography Analysis of Idiopathic Pulmonary Fibrosis. Ann Am Thorac Soc 2022 ; 19 : 399-406.
10) Fischer A, Antoniou KM, Brown KK, et al. An official European Respiratory Society/American Thoracic Society research statement : interstitial pneumonia with autoimmune features. Eur Respir J 2015 ; 46 : 976-87.
11) Travis WD, Costabel U, Hansell DM, et al. An official American Thoracic Society/European Respiratory Society statement : Update of the international multidisciplinary classification of the idiopathic interstitial pneumonias. Am J Respir Crit Care Med 2013 ; 188 : 733-48.

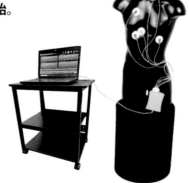

特集　間質性肺炎と肺がんの MDD—専門家チームで進める "最適化"

間質性肺炎—A.　総論：MDD における呼吸器内科医と各専門医とのかかわり方

病理医との連携のポイント

財前圭晃

KEY WORDS　病理診断，病理標本処理，サンプリングエラー，web based MDD

POINT

- 病理標本は固定前に適切に処理することが，ILD の正確な病理診断には必要である．
- MDD では臨床画像情報と病理所見を比べ，評価できている所見・できていない所見をそれぞれ考慮して診断する．

はじめに

　間質性肺疾患（interstitial lung disease；ILD）の診断において，病理診断は大きな役割を担っている．間質性肺疾患の分類は，1960 年代の Liebow らによる病理所見を基盤とした usual interstitial pneumonia（UIP），desuamative interstitial pneumonia（DIP），lymphotic interstitial pneumonia（LIP），giant cell interstitial pneumonia（GIP），bronchiolitis obliterans with interstitial pneumonia（BIP）の 5 つから成る病型分類[1]に端を発する．その後，Katzenstein らによる acute interstitial pneumonia（AIP）[2]，respiratory bronchiolitis（RB）[3]，non-specific interstitial pneumonia（NSIP）[4]，Colby らによる bronchiolitis obliterans organizing pneumonia（BOOP）[5]といった病型が報告された．これらの病理学的知見を基に，臨床・画像所見も含めて病型診断が整理されたものが ATS（American Thoracic Society）/ERS（European Respiratory Society）による疾患分類として 2002 年に定義され[6]，その後 2013 年に改変されて現在に至っている[7]．

　この 2002 年の ATS/ERS による疾患分類[6]の際に，臨床・画像・病理を統合した集学的検討（multidisciplinary discussion；MDD）について記載され，その後特発性肺線維症（idiopathic pulmonary fibrosis；IPF）では診断基準が策定され典型例では病理診断が求められないことが記載された[8]が，それでもなお IPF 以外の疾患や IPF が疑われるが非典型的な症例では外科的肺生検（surgical lung biopsy；SLB）や経気管支クライオ肺生検（transbronchial lung cryobiopsy；TBLC）により病理組織学的に検討し，MDD を行い診断される．

　ところで，病理医が適切に生検検体を診断するには臨床医の協力が欠かせない．特に ILD の病理診断では標本全体における病変分布を観察することが極めて重要であり，標本のアーチファクトによって適切な診断が困難となることが往々にして生じうる．このため，臨床医は生検検体を適切に処理して病理部に提出することが必要となる．また，肺全体に広がる ILD では，どの部位を生検するかは病理診断に大きく影響するため，生検前にサンプリングする部位を十分に検討し，生検後に MDD で臨床

ざいぜん よしあき　久留米大学医学部内科学講座呼吸器・神経・膠原病内科（〒830-0011 福岡県久留米市旭町 67）/長崎大学大学院医歯薬学総合研究科情報病理学講座

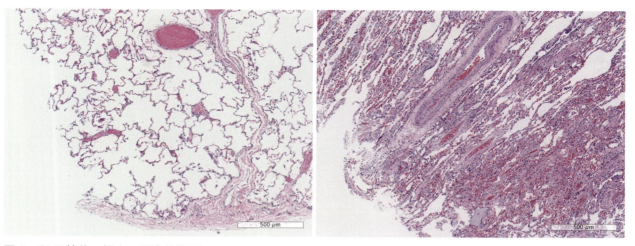

図1　SLB検体の標本の固定前処置
ステイプラーを外すことなく固定された標本（右）では外して固定した標本（左）と比べ肺胞が著しく虚脱しており，肺構造の評価は困難である．

画像情報と病理所見を照らし合わせることが必要となる．一方で，病理医も臨床的に今後問題となり得る疾患進行性や治療方針を含めてMDDで検討できるよう，通常の病理診断に加えて組織所見を十分吟味し，MDDで臨床医，画像診断医とディスカッションできるよう準備することが必要となる．

本稿では，MDDにおいて呼吸器内科医が病理医と連携するうえで必要な生検検体の処理とMDDにおいて注意する点について述べる．

病理検体提出時の注意点

1　外科的肺生検（SLB）検体の処理

ILD診断で実施されるSLBは肺部分切除検体であるため，切離面はステイプラーで断面が閉じられた状態で患者の体外に摘出される．このため，特に検体の断面に近い部分では肺は虚脱した状態となり，このままでは肺野の病変分布は評価することが極めて困難となる（**図1**）．SLB検体では，この虚脱した肺を十分に伸展させてからホルマリン固定をすることにより，病理診断が可能な標本を作製することができる．

SLB検体は摘出された標本のステイプラーをまず外し，その断端から細い注射針（筆者の施設では23G針または26G針を使用）でホルマリンを注入してから固定を始める必要がある（**図2**）．ホルマリン注入は抵抗を感じない部位で複数カ所に分けて実施し，肺が十分拡張するのを確認する．注射針が使用できない場合は50 mlのシリンジ内に検体とホルマリンを入れ，ゆっくりと陰圧をかけることによりホルマリンを充填することもできるが，この場合は切離断面に近い部分で標本に肺胞上皮剝離や，肺胞腔内の浸出液といったアーチファクトが生じる可能性がある．

2　経気管支クライオ肺生検（TBLC）検体の処理

TBLCは近年ILDの病理診断に用いられる機会が増えてきており，国際ガイドラインにおいてILD診療に習熟した施設ではSLBに代わる生検手技となり得るとされ[8]，本邦の手引きにもILDに対する生検法の一つとして記載されている[9]．TBLCではクライオプローブを用いて肺組織を凍結させて採取しており，概ね5～8 mm大の標本が得られる．凍結した標本は生理食塩水で自然解凍させ，小さく切った濾紙でプローブから外す．それを少量の生理食塩水とともに20 mlのシリンジでゆっくり陰圧をかけて肺組織を膨張させる（**図3**）．この際に過度の陰圧をかけてしまうと肺胞構造の断裂や肺胞腔

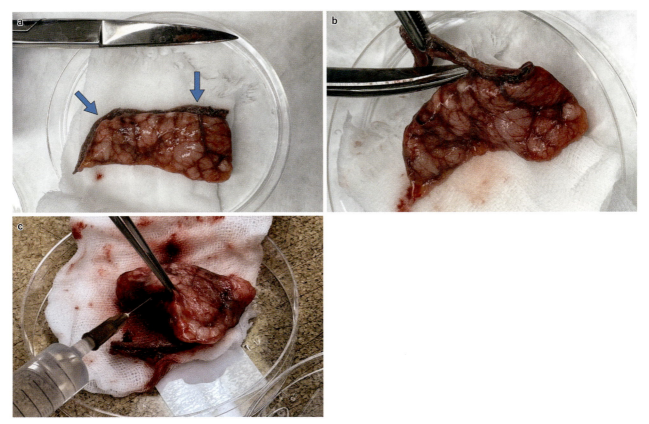

図2 SLB検体のホルマリン固定
SLB検体は断端がステイプラーで閉じられており（**a**矢印），これをわずかに端を残して切り開くことがまず必要である（**b**）．そして切り開いた断端より注射針でホルマリンを注入し，検体を十分伸展させてから固定を開始する（**c**）．

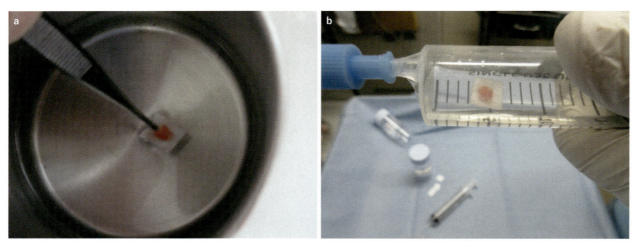

図3 TBLC検体の処理
クライオ生検検体は潰れることを防ぐため濾紙に吸着させて検体をプローブから外す（**a**）．その後20 mlのシリンジ内に5 ml程度の生理食塩水とともに入れ，ゆっくり陰圧をかけることで検体を十分に伸展させる（**b**）．ホルマリン容器に移す際には検体は直接触れず，濾紙を用いて移動させる．

内の浸出液といったアーチファクトが生じるため，注意して操作する．この操作により検体採取後に加えられた虚脱を解除し，病理診断に適した検体を提出できる可能性が高まる．この操作の後にホルマリン容器に検体を移して固定を始める．

3　病理オーダー時の注意点

ILD を病理診断する際には，十分な臨床情報の提供が不可欠である．肺は常に経気道的に外界と交通している臓器であるという特徴から，喫煙や種々の吸入物による影響が病変とは関係なしに存在し得る．ILD を病理診断する際には，標本内にみられる所見が疾患と関係するのかどうか検討する必要があるが，その際に十分な臨床および画像情報が与えられなければ判断を誤ることが起こり得る．筆者らの過去の検討では，十分な臨床画像情報なしに実施した病理診断と MDD 診断との一致率は 53.6% にとどまっており，必要な情報を与えられた場合の一致率と比較して有意に低かった[10]．病理オーダーを行うときには喫煙歴，過敏性肺炎や塵肺症を疑う吸入エピソード，膠原病を示唆する身体所見や特異的自己抗体の有無，高分解能 CT（high-resolution CT；HRCT）の異常所見，臨床的に疑われる・鑑別に挙がる疾患など十分な臨床情報を病理医に提供することが，後日 MDD で検討する場合でも必要である．各施設のシステムによっても事情は異なると思うが，必ずしも病理医が診療録上の臨床情報や画像情報に容易にアクセスできるとは限らないので，臨床医が病理診断をオーダーする際にこれらの情報をしっかり記載することを心がけていただきたい．

MDD 時の注意点

MDD では臨床・画像・病理情報を統合した診断と，治療方針について議論される．そのうえで病理医と協議するポイントについて述べる．

1　サンプリングの問題

MDD で病理情報を参照する際にまず議論され

るべきことは，サンプリングの問題がどれだけあるかを検討することである．肺全体で不均一に異常が生じている ILD において，その中の限られた組織切片しか評価していない肺生検では，比較的大きな組織を得る SLB であれ，5～8 mm 程度の組織しか採取しない TBLC であれ，サンプリングの問題は生じうる．

サンプリングの問題として，以下の 2 つの状況が想定される．

1）病変がほとんど採取されていない場合

病理標本内にほぼ正常構造のみが観察され病変が採取されていないことは，主に TBLC において起こり得る．特に TBLC の生検部位が一般的に生検される胸膜からおよそ 1 cm 離した部位よりも中枢側となった場合，採取された切片では気管支・細気管支を中心とした気管支血管束の構造のみが採取されることが生じうる．このような場合でも，弾性線維染色を加えれば，気管支血管束に沿った肺胞領域（ここは二次小葉の辺縁部にあたる）がわずかに観察され，病変が評価できることもある（図4）．また，検体が小さい TBLC では，十分な肺胞領域が観察できる組織標本が得られたとしても，生検部位の問題から明らかな病変が含まれていないことも起こり得る．このような場合でも，臨床画像情報を参照すれば病理標本の軽微な所見から MDD で診断が可能なこともある．

2）病理標本に所見がみられるが患者の病態が十分には反映されていない場合

ILD では肺全体に，しかもそれぞれの異常が不均一に広がっているため，限られた部位しか採取しない生検では，SLB でも TBLC でも，異常が観察され診断可能な検体が得られたとしても患者の病態のすべてを反映しているとは限らない（図5）．MDD では，参照する病理情報が HRCT で検出された異常のうちどのような部分が観察できているのかを考えることが必要となる．なお，病理が患者肺の全体を反映していないからといって，その病理情報が無意味であることはない．HRCT で検出された異常のうち病理で観察できているものとできていないものを MDD で検討して適切な診断に近づけること

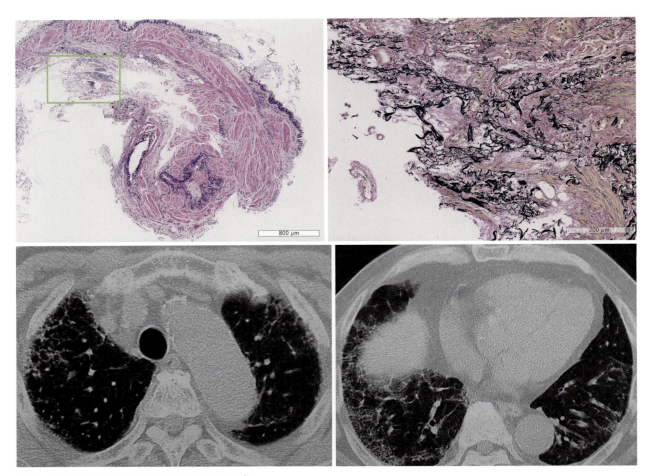

図4 病変がほとんど採取されていない場合
この症例はほぼ気道壁しか採取されていないが（左上図：HE染色），弾性線維染色（当院ではEVG染色を実施）で一部を拡大すると弾性線維が凝集し，構造破壊が見られることが理解できる（右上図）．この症例は画像所見と合わせてUIPパターンの線維化病変が存在すると判断した．

が重要である．

2 臨床画像診断と病理診断の乖離

ILDでは，臨床医が想定していた疾患と病理診断が乖離することは少なからず経験する．ただし，前述のサンプリングの問題により，病理診断が必ずしも正しいとは限らない．MDDでは病理情報として病理診断名にのみ注目するのではなく，どのような病理所見が得られているのかを把握し，HRCTで観察された異常所見のどの部分がそれに合致するのかを評価することが求められる．そのうえで臨床像から疑われる疾患を十分鑑別し，生検では評価できていない異常所見を含めて診断をすり合わせることが求められる．

ただし，実際にはMDDを行っても1つの疾患に診断を絞り込むことが困難な症例は多い．ILDのMDDでは安易に分類不能とすることは望ましくなく，診断確信度をつけて可能な限り診断分類を行うことが提唱されている[11]．MDDにおいては診断を無理に1つに絞り込むことは必要ではなく，第一診断として最も確信度が高い診断名を挙げ，その診断確信度がどの程度か，どのような鑑別疾患が挙げられるかを病理所見も加えて十分に検討し，診断に付記することが必要である．診断確信度については，①確定診断 definitive diagnosis（診断確信度90％以上），②高確信度診断 high confidence（診断確信度89～70％），③低確信度診断 low confidence（診断確信度69～51％），④分類不能 unclassifiable（診断確信度50％以下）と記載する[11]．

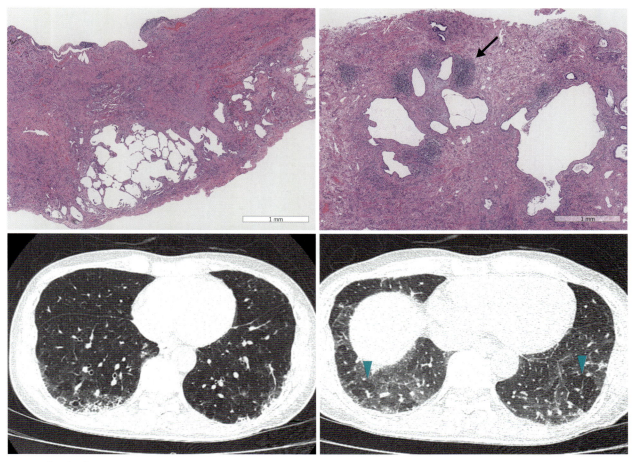

図5 病理標本に所見がみられるが患者の病態が十分には反映されていない場合
この症例の病理では構造改変を伴う密な線維化が多くIPFを疑う所見だった．線維化病変内にリンパ濾胞の形成がやや目立つものの（矢印），肉芽腫や形質細胞浸潤といった他の疾患を疑う所見には乏しかった．しかし画像ではすりガラス陰影が目立つうえに，呼気撮像において air trapping（色矢頭）や three density sign が見られており，MDDでは線維化性過敏性肺炎と診断した．

3 分類不能型特発性間質性肺炎

実際にMDDで検討すると，診断確信度が50%を超える病名を挙げることが困難で分類不能とせざるを得ない症例も多く経験する．既報ではその頻度は15%を超えるが[12]，本邦からの報告では，よりその頻度が高い傾向にある[13,14]．特発性間質性肺炎の国際分類基準[7]では，分類不能型特発性間質性肺炎（unclassifiable idiopathic interstitial pneumonias；unclassifiable IIPs）と診断する基準として，以下の通り記載されている．

①臨床，画像，あるいは病理データが不十分である場合．②次の理由で臨床，画像，病理の間で大きな不一致がある場合：a）治療の影響，b）現在の国際分類基準では特徴づけられない新たな疾患分類や，通常はみられない特殊な病型，c）HRCTおよび/または病理で複数のパターンがみられる場合．

このような場合は分類不能型特発性間質性肺炎と診断可能だが，MDDで重要なことは，どのような鑑別疾患が想定されるかは診断に付記しておき，その後の臨床経過も加味して後日再度MDDで検討することである．その際には軽微な病理所見の解釈が問題となることが多いため，この「振り返りMDD」においても，その後追加生検を実施していなくても病理医に協力を仰ぐことが望ましい．

4 治療方針

MDDでは診断のみならず治療方針についても検討することが必要である．間質性肺疾患に対する治療として，現時点では抗線維化薬（ピルフェニド

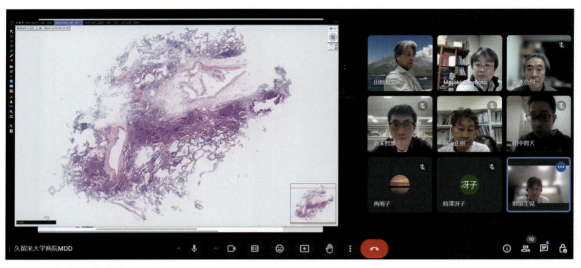

図6 久留米大学病院における web based MDD

ン，ニンテダニブ）と，抗炎症治療としてコルチコステロイドや免疫抑制薬（シクロスポリンやタクロリムス，シクロホスファミド，アザチオプリン，ミコフェノール酸モフェチルなど）が適応となり得る．従来は疾患ごとに適応となり得る治療が決まり，診断が決まれば治療方針は臨床医が判断することが大半であった．しかし「進行性線維化を伴う間質性肺疾患」という疾患を超えた分類が定着し[15]，この適応病名のもと抗線維化薬が多くの線維化を伴う間質性肺疾患（線維化性過敏性肺炎や膠原病肺など）にも用いられるようになった．このため MDD では，抗炎症治療と抗線維化治療の選択についても議論することが求められる．臨床医は診断名だけで治療方針を策定するのではなく，気管支肺胞洗浄液中の炎症所見，HRCT での病変の性質，病理標本中の線維化の質と炎症の程度を検討し，加えて治療方針に影響を与える感染症や悪性疾患など他疾患の関与を除外し，薬物療法としていずれの治療を優先して実施するかを放射線科医，病理医の協力を得て MDD で検討することが必要となる．

MDD の実際：久留米大学病院の場合

MDD 実施には ILD に精通した呼吸器内科医，胸部専門放射線診断医，呼吸器専門病理医が集合して実施する必要がある．ところが本邦では特に呼吸器専門病理医が少なく，一施設内で全専門医が一堂に会して MDD を実施できる施設は限られている．2020 年に実施された日本呼吸器学会呼吸器専門研修プログラム基幹施設である 239 施設に対するアンケート調査[16]では，定期的に MDD を実施していると回答したのは 23 施設（9.6％）にとどまり，また 149 施設（62.3％）では MDD を実施できていないことが示された．

本邦では 1 つの施設内で全診療科が揃って MDD を実施することが困難であるという問題を解決する一つの方法として，臨床・画像・病理情報をクラウドデータベースに保存し，それを各専門医が参照してオンライン会議で MDD を実施する試みが報告されている[14]．この研究では 524 症例についてオンライン上で web based MDD を実施した結果，各施設の診断と比較してより精密に予後を弁別でき，web based MDD が有用であることを示した．久留米大学病院においても他施設の呼吸器病理医に協力を仰ぎ，web based MDD を実施している（図6）．呼吸器内科医，放射線科医，病理医と，診療科を越えて実施するカンファランスはそれぞれの視点を集約するうえで重要であることは ILD の MDD に限らず明らかであるが，各診療科のワークフローを調整する必要性があり，実施には困難を

伴うことは多くの診療科でも経験されているであろう．web based MDD であれば，各個人の端末から web 会議システムで参集するためその困難が軽減されるというメリットもある．ただし，web based MDD には問題もある．病理医との連携という点では，病理標本をデジタル化して閲覧できる環境を整える必要があることが大きな障壁となり得る．デジタル化した病理標本（whole slide image）への加工は高額な専用のスキャナーを必要とするが，これを導入している施設は本邦ではかなり限られている．最近は whole slide image への加工やクラウドシステムは外注も可能であるが，病理のデジタル化は本邦では十分に普及しているとは言い難く，web based MDD を行ううえでは，施設の病理部門ともよく相談して体制づくりをしなければならない．

おわりに

ILD の適切な病理診断，MDD 診断を行うには，まずは病理検査室に提出する前に，適切に標本を取り扱うことが必要である．MDD では，臨床医は画像診断医，病理医と協力して，標本の採取部位と画像での病変分布を加味して，病理で評価できているものとそうではないものを議論し，病理所見を臨床・画像情報を踏まえて評価して診断・治療方針の決定を行う．施設内ですべての専門家が揃って MDD を行える病院は限られており，web based MDD など各施設で工夫して MDD を行っていただきたい．

本稿で使用した写真の一部を提供いただきました神奈川県立循環器呼吸器病センター呼吸器内科　馬場智尚先生，渡邊真之先生に深謝申し上げます．

文献

1) Liebow A, Carrington CB. The interstitial pneumonias. In : Simon M, Potchen EJ, LeMay M, eds. Frontiers of pulmonary radiology : pathophysiologic, roentgenographic and radioisotopic considerations : proceedings of the symposium sponsored by Harvard Medical School, April 21-22, 1967. pp 102-141, New York : Grune & Stratton, 1969
2) Katzenstein AL, Myers JL, Mazur MT. Acute interstitial pneumonia. A clinicopathologic, ultrastructural, and cell kinetic study. Am J Surg Pathol 1986 ; 10 : 256-67.
3) Myers JL, Veal CF Jr, Shin MS, et al. Respiratory bronchiolitis causing interstitial lung disease. A clinicopathologic study of six cases. Am Rev Respir Dis 1987 ; 135 : 880-4.
4) Katzenstein AL, Fiorelli RF. Nonspecific interstitial pneumonia/fibrosis. Histologic features and clinical significance. Am J Surg Pathol 1994 ; 18 : 136-47.
5) Epler GR, Colby TV, McLoud TC, et al. Bronchiolitis obliterans organizing pneumonia. N Engl J Med 1985 ; 312 : 152-8.
6) American Thoracic Society ; European Respiratory Society. American Thoracic Society/European Respiratory Society International Multidisciplinary Consensus Classification of the Idiopathic Interstitial Pneumonias. Am J Respir Crit Care Med 2002 ; 165 : 277-304.
7) Travis WD, Costabel U, Hansell DM, et al. An official American Thoracic Society/European Respiratory Society statement : Update of the international multidisciplinary classification of the idiopathic interstitial pneumonias. Am J Respir Crit Care Med 2013 ; 188 : 733-48.
8) Raghu G, Remy-Jardin M, Richeldi L, et al. Idiopathic Pulmonary Fibrosis（an Update）and Progressive Pulmonary Fibrosis in Adults : An Official ATS/ERS/JRS/ALAT Clinical Practice Guideline. Am J Respir Crit Care Med 2022 ; 205 : e18-47.
9) 日本呼吸器学会びまん性肺疾患診断・治療ガイドライン作成委員会（編）．特発性間質性肺炎 診断と治療の手引き 2022，改訂第 4 版．南江堂，2022
10) Zaizen Y, Tachibana Y, Ozasa M, et al. Sensitivity of transbronchial lung cryobiopsy in the diagnosis of different interstitial lung diseases. Sci Rep 2022 ; 12 : 22037.
11) Ryerson CJ, Corte TJ, Lee JS, et al. A Standardized Diagnostic Ontology for Fibrotic Interstitial Lung Disease. An International Working Group Perspective. Am J Respir Crit Care Med 2017 ; 196 : 1249-54.
12) Skolnik K, Ryerson CJ. Unclassifiable interstitial lung disease : A review. Respirology 2016 ; 21 : 51-6.
13) Nakamura Y, Sugino K, Kitani M, et al. Clinico-radio-pathological characteristics of unclassifiable idiopathic interstitial pneumonias. Respir Investig 2018 ; 56 : 40-7.
14) Fujisawa T, Mori K, Mikamo M, et al. Nationwide cloud-based integrated database of idiopathic interstitial pneumonias for multidisciplinary discussion. Eur Respir J 2019 ; 53 : 1802243.
15) Flaherty KR, Wells AU, Cottin V, et al. Nintedanib in Progressive Fibrosing Interstitial Lung Diseases. N Engl J Med 2019 ; 381 : 1718-27.
16) 冨岡洋海，坂東政司，近藤康博．びまん性肺疾患の multidisciplinary discussion 診断に関するアンケート調査結果．日呼吸会誌 2021 ; 10 : 97-101.

特集 間質性肺炎と肺がんの MDD─専門家チームで進める "最適化"

間質性肺炎─A.　総論：MDD における呼吸器内科医と各専門医とのかかわり方

膠原病内科医との連携のポイント

藤澤朋幸

KEY WORDS 間質性肺疾患，ILD（interstitial lung diseases），膠原病に伴う ILD（connective tissue diseases-associated ILD；CTD-ILD），膠原病内科

POINT

- CTD-ILD は二次性 ILD の主要な疾患であり，膠原病を的確に評価することは，ILD 診療において必須である．
- CTD-ILD の診断では，自己抗体の測定だけでなく，膠原病内科と連携して身体所見を評価し，適切に各種検査を実施する．
- 当初 IIPs と診断した症例で経過中に膠原病を発症することもあるため，留意を要する．

はじめに

　間質性肺疾患（interstitial lung disease；ILD）は，原因不明の間質性肺炎である特発性間質性肺炎（idiopathic interstitial pneumonias；IIPs）をはじめとして，膠原病に伴う ILD（connective tissue diseases-associated ILD；CTD-ILD），過敏性肺炎，塵肺，サルコイドーシス，放射線・薬剤性 ILD など，様々な二次性の ILD を含む疾患群である．ILD 診療においては，これらの多岐にわたる疾患を鑑別して正確に診断することが，適切な治療を実施するうえで極めて重要である．

　CTD-ILD は，二次性 ILD のなかで高頻度にみられる重要な疾患群である．CTD-ILD の診断において，ILD をはじめとする肺病変の評価に加えて，その基礎疾患となる自己免疫疾患を臨床的に診断することが必須となる．そのためには，種々の身体所見，自己抗体，肺外病変など全身的な評価が求められ，しばしば膠原病内科，皮膚科，眼科などの他診療科との連携が極めて重要となる．また，治療

においては，膠原病診断に基づき，ILD のみならず全身的な臨床所見を加味して薬剤選択や治療強度を考案することが重要であり，しばしば呼吸器内科医と膠原病内科医による連携が求められる．さらに，特定の膠原病の診断基準は満たさないものの，膠原病に類似する症状や自己抗体をもつ ILD もしばしば経験される．

　本稿では，ILD 診療における呼吸器内科医と膠原病内科医と連携やその臨床的重要性について，CTD-ILD を中心に考察する．

膠原病に伴う間質性肺疾患（CTD-ILD）

　ILD は，関節リウマチ（rheumatoid arthritis；RA），皮膚筋炎/多発性筋炎（polymyositis/dermatomyositis；PM/DM），全身性強皮症（systemic sclerosis；SSc），シェーグレン症候群（Sjögren's syndrome；SS），顕微鏡的多発血管炎（microscopic polyangiitis；MPA）など種々の自己免疫疾患に合併し，その予後に深く関連するため臨床的に極めて重要であ

ふじさわ　ともゆき　浜松医科大学内科学第二講座（〒431-3126 静岡県浜松市中央区半田山 1-20-1）

表1 膠原病にみられる肺病変

	間質性肺疾患					細気管支炎	胸膜炎	肺高血圧	肺胞出血
	UIP	NSIP	OP	DAD	LIP				
関節リウマチ	◎	◎	○	△	—	◎	◎	△	△
多発性筋炎/皮膚筋炎	○	◎	○	◎	—	△	△	△	—
強皮症	○	◎	△	△	—	△	△	◎	△
シェーグレン症候群	○	◎	△	△	○	◎	△	△	△
全身性エリテマトーデス	○	○	○	△	—	△	◎	○	○
混合性結合組織病	○	○	△	△	—	△	○	◎	○
顕微鏡的多発血管炎	◎	○	△	△	—	△	△	△	◎

◎高頻度，○中頻度，△低頻度，—ほとんどない．
UIP：usual interstitial pneumonia，NSIP：nonspecific interstitial pneumonia，OP：organizing pneumonia，DAD：diffuse alveolar damage，LIP：lymphocytic interstitial pneumonia.

る．CTD-ILD は，70 歳未満の非高齢者において ILD 全体の 20〜30% 程度を占め，70 歳以上の高齢者においても ILD 全体の 11% を占めると報告されている[1]．ILD の合併頻度は SSc で 70〜80% と最も高く，次いで PM/DM で 40% 程度であり，また，RA では臨床症状を伴う ILD が 10% 程度に合併する．一方，膠原病に伴う肺病変は，ILD だけでなく，気道病変，胸膜病変，肺高血圧症，肺胞出血など多岐にわたり，その頻度や臨床像は原疾患の膠原病により異なることが知られている（**表1**）．このように，CTD-ILD の診断においては，その基礎となる膠原病の診断が極めて重要であるだけでなく，膠原病診断に基づき ILD をはじめとする多彩な肺病変の有無を見極めることも重要となる．

肺組織分類としては，IIPs では通常型間質性肺炎（usual interstitial pneumonia；UIP）が最多を占めるのに対して，CTD-ILD では非特異性間質性肺炎（nonspecific interstitial pneumonia；NSIP）が 60% と最も多い[2]．また，予後に関して，IIPs において UIP の病理所見を呈する特発性肺線維症（idiopathic pulmonary fibrosis；IPF）は特発性非特異性間質性肺炎（idiopathic NSIP；iNSIP）より有意に予後不良であるが，CTD-ILD においては RA 以外で UIP と NSIP に予後の差はないことが知られており[3]，CTD-ILD における一つの特徴である．

CTD-ILD の治療については，基礎となる膠原病診断と ILD 病勢評価（進行度，重症度など）の両者を加味して考案される．これまでに，SSc に伴う ILD に対するミコフェノール酸モフェチル，ニンテダニブ，トシリズマブや[4〜6]，PM/DM に伴う ILD に対するステロイドとタクロリムス併用療法，3 者併用療法（ステロイド，タクロリムス，シクロホスファミド点滴静注）など[7〜9]，前向き試験に基づく治療エビデンスも少しずつ報告されてきている．現在，日本呼吸器学会/日本リウマチ学会より，CTD-ILD の診断・治療指針が刊行され詳述されている[10]．CTD-ILD において，それぞれの疾患特異的治療を実施しても肺線維化の進行を認める PF-ILD（progressive fibrosing ILD）では，ニンテダニブが用いられてきている[11]．

IIPs における膠原病の発症

CTD-ILD では，全身症状が比較的乏しく肺病変が顕著である症例や，膠原病の全身症状に肺病変が先行する症例が存在し，実臨床において IIPs との鑑別や異同が問題となることが少なくない．また，当初 IIPs と診断した症例において，経過中に膠原病が発症することも，しばしば経験される．

NSIP は，CTD-ILD で最も高頻度にみられる肺

病理組織パターンであるが，iNSIP の経過中においては，膠原病の発症に留意する必要がある．iNSIP 35 例の後ろ向き解析において，経過中に 6 例で膠原病の発症を認め〔皮膚筋炎（dermatomyositis；DM）3 例，オーバーラップ症候群 2 例，RA 1 例〕，3 年間の累積発症率は 20% であったと報告されている[12]．また，IPF でも，経過中における自己免疫疾患の発症が報告されている．Kono らは，IPF 111 例の後ろ向き検討を実施し，10 例でフォローアップ中に自己免疫疾患を発症し，その内訳は，RA 4 例，MPA 4 例，SSc 1 例で，5 年間の累積発症率は 9.85% だったと報告した[13]．また，自己免疫疾患を発症した症例は，発症しなかった症例と比較して有意に予後良好だった．さらに，女性，肺組織所見における胚中心を伴うリンパ球集簇は，IPF における自己免疫疾患発症の有意なリスク因子であった．

以上のごとく，ILD 診療において，臨床医は診断時だけでなく経過観察中において常に膠原病の存在・発症を意識することが重要である．

IIPs における IPAF の意義

実臨床では，特定の膠原病の診断基準を満たさないものの，膠原病と関連した症状や身体所見，自己抗体などを認める膠原病的背景をもった ILD をしばしば経験する．このような ILD を包括する概念として，IPAF（interstitial pneumonia with autoimmune features）が 2015 年に ATS（American Thoracic Society）/ERS（European Respiratory Society）より提唱されている[14]．IPAF の分類基準には，臨床的ドメイン（膠原病に関連する臨床所見），血清学的ドメイン（自己抗体などの血清学的な所見），形態学的ドメイン（組織学的・画像的な所見）の 3 つが含まれ，これらの 2 つ以上のドメインを満たすものが IPAF と定義されている（**表 2**）．Enomoto らは，IIPs 376 例の前向き観察研究を行い，70 例（18.6%）で IPAF 基準を満たしたと報告した[15]．また，その経過において 17 例（4.5%）で膠原病を発症し，膠原病を発症した 17 例のうち，9 例は IPAF 群（9/70 例，12.9%），8 例は non-IPAF 群（8/306 例，2.6%）であり，膠原病発症頻度は IPAF 群で non-IPAF 群と比較して高かった．さらに，IPAF 群では non-IPAF 群と比較して IPF の占める頻度が少なく，予後は IPAF 群で有意に良好であった．このように，IIPs において IPAF 基準を満たす場合，経過中の自己免疫疾患の発症には十分注意すべきであると考えられる．

一方，IPAF 分類基準には，形態学的ドメインにおいて UIP が含まれていないため，画像・病理で UIP 所見を呈する場合，IPAF 基準を満たしにくくなる[16]．また，血清学的ドメインには疾患特異性の高い自己抗体が含まれているが，抗好中球細胞質抗体（anti-neutrophil cytoplasmic antibody；ANCA）は記載されていない．前述のごとく，IPF の経過中に MPA を発症することや[13]，MPO-ANCA 陽性 ILD の経過中に血管炎を発症することが報告されており[17]，留意が必要である．

CTD-ILD における多職種合議
(multidisciplinary discussion；MDD)

IIPs の診断において，臨床・画像による評価では呼吸器内科医，放射線科医による MDD が，また肺病理所見が採取された場合，呼吸器内科医，放射線科医，病理医による MDD が，診断のゴールドスタンダードである[18,19]．さらに，CTD-ILD を含めた ILD の鑑別診断においては，膠原病内科医が MDD へ参加することでその診断の絞り込みがより的確になることが報告されている．Jo らは，90 症例の ILD において，呼吸器内科医，放射線科医，病理医，膠原病内科医による MDD の実施により，CTD-ILD 診断は MDD 前 10%（9 例）から MDD 後 21%（19 例）に増加したと報告し，膠原病内科医の MDD への参加の有用性を示した[20]．MDD については，依然，標準化された実施方法の規定はないが，世界各国 350 施設の e-mail アンケート調査において，MDD の参加者は，呼吸器内科医 99.7%，放射線科医 91.4%，病理医 66.3%，膠原病内科医 37.1% と報告され，すでに約 1/3 の施設

においてMDDに膠原病内科医が参加している[21]. また，症状や自己抗体などから膠原病が疑われるが，分類基準に当てはまりにくい症例では，膠原病内科医のMDDへの参加がCTD-ILD診断に有用であることが指摘されている[22]. 呼吸器内科と膠原病内科の両者の視点から症例を検討することで，胸部CTや肺病理の評価に加えて，全身的な臨床症状や血清学的所見を加味した総合的な診断や治療の提案が可能になる．呼吸器内科医と膠原病内科医の両者がface-to-faceの話し合いをもつことで，特に適切な免疫抑制治療の提案が可能になるものと考えられる．

CTD-ILD診断における膠原病内科との連携の実際

各診療科との連携により，確定診断に至ったILD症例を例示する．

症例

75歳，女性．半年ほど続く労作時の息切れ（modified medical research council dyspnea scale, grade 3）のため近医を受診．胸部画像所見で間質性肺炎が疑われ紹介受診となった．胸部単純X線写真では，両肺野びまん性にすりガラス影・網状影を認めた（図1 a）．胸部 high resolution CT（HRCT）では，両側下葉を主体とするすりガラス影・網状影を認め，胸膜側には牽引性細気管支拡張を伴う浸潤影を認めた（図1 b, c）．明らかな蜂巣肺はみられなかった．肺機能では，努力肺活量（forced vital capacity；FVC）1.23 L（65.1%）と拘束性換気障害を認めた．軽度の口腔内乾燥を自覚していたが，血液検査にて抗SS-A抗体，抗SS-B抗体を含めて各種自己抗体は陰性だった．皮膚科診察にて，膠原病を疑う皮疹はみられなかった．気管支鏡検査を実施し，気管支肺胞洗浄では細胞分画に異常を認めなかった．右下葉にて実施した凍結肺生検では，肺胞隔壁への軽度〜中等

表2　IPAFの分類基準（文献14より改変）

以下4項目のすべてを満たす．
1. HRCTあるいは外科的肺生検にて間質性肺炎が存在する．
2. 他の原因による間質性肺炎が否定されている．
3. 確立した膠原病の診断基準を満たさない．
4. 以下のドメインの中で「1つ以上の項目を満たすドメイン」が2つ以上ある．

臨床的ドメイン

1. 手指遠位部の亀裂（メカニックハンドなど）
2. 手指遠位端の潰瘍
3. 関節炎または60分間以上続く多関節の朝のこわばり
4. 手掌の血管拡張
5. レイノー現象
6. 原因不明の手指の腫脹
7. 原因不明の手指伸側の皮疹（ゴットロン丘疹）

血清学的ドメイン

1. 抗核抗体≧320倍（diffuse, speckled, homogeneous型），あるいは
   a. nucleolar型（抗体価を問わない）
   b. centromere型（抗体価を問わない）
2. RA因子≧正常範囲の2倍
3. 抗CCP抗体
4. 抗ds-DNA抗体
5. 抗SS-A/Ro抗体
6. 抗SS-B/La抗体
7. 抗RNP抗体
8. 抗Sm抗体
9. 抗Scl-70抗体
10. 抗ARS抗体
11. 抗PM-Scl抗体
12. 抗MDA5抗体

形態学的ドメイン

1. HRCTによる画像パターン
   a. NSIP
   b. OP
   c. NSIP with OP overlap
   d. LIP
2. 外科的肺生検による病理パターン
   a. NSIP
   b. OP
   c. NSIP with OP overlap
   d. LIP
   e. 胚中心を伴った間質のリンパ濾胞
   f. びまん性のリンパ球・形質細胞浸潤（リンパ濾胞の形成は問わない）
3. 間質以外の病変
   a. 原因不明の胸水あるいは胸膜肥厚
   b. 原因不明の心嚢水あるいは心膜肥厚
   c. 原因不明の気道病変（呼吸機能検査，画像，病理検査による）
   d. 原因不明の血管病変

NSIP：nonspecific interstitial pneumonia, OP：organizing pneumonia, LIP：lymphocytic interstitial pneumonia.

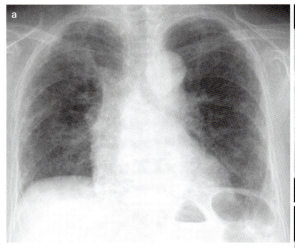
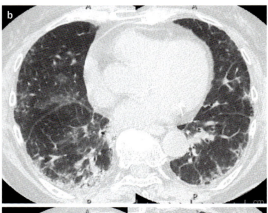
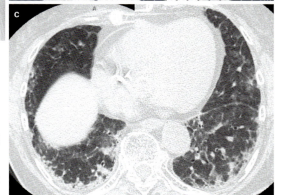

図1 胸部画像所見
a：胸部単純X線写真
両肺野びまん性にすりガラス影・網状影を認める．肺野の縮小を伴っている．
b, c：胸部HRCT
両側下葉を主体に，すりガラス影・網状影を認め，胸膜側には牽引性細気管支拡張を伴う浸潤影を認める．

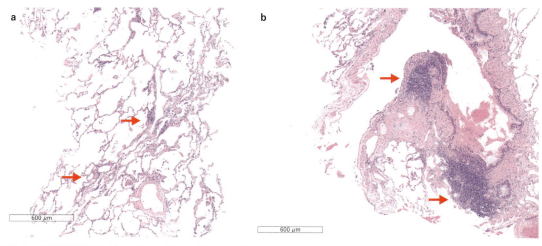

図2 肺組織所見（右下葉にて凍結肺生検を実施）
a：肺胞隔壁への軽度〜中等度のリンパ球浸潤を認める（矢印）．
b：細気管支周囲にリンパ球の集簇を認める（矢印）．

度のリンパ球浸潤（図2a）と，細気管支周囲のリンパ球集簇（図2b）を認めた．眼科受診にて，Schirmer試験は右6.0mm，左5.0mmとドライアイを認めた．以上の所見より，CTD-ILDの可能性を考え膠原病内科医とMDDを実施した．自己抗体は陰性であったが，眼科診察にてドライアイを指摘されており，また，比較的軽微であるものの口腔内乾燥を自覚していたため，SSを否定できないと考え，膠原病内科にてサクソンテスト，口唇唾液腺生検，唾液腺シンチグラフィを実施する方針となった．サクソンテストで

表3 シェーグレン症候群の診断基準 (厚生労働省研究班, 1999年)

1. 生検病理組織検査で次のいずれかの陽性所見を認めること
   A. 口唇腺組織でリンパ球浸潤が4 mm^{2}当たり1 focus以上
   B. 涙腺組織でリンパ球浸潤が4 mm^{2}当たり1 focus以上
2. 口腔検査で次のいずれかの陽性所見を認めること
   A. 唾液腺造影でstage I（直径1 mm未満の小点状陰影）以上の異常所見
   B. 唾液分泌量低下（ガムテスト10分間で10 ml以下，またはサクソンテスト2分間2 g以下）があり，かつ唾液腺シンチグラフィーにて機能低下の所見
3. 眼科検査で次のいずれかの陽性所見を認めること
   A. シルマー（Schirmer）試験で5 mm/5 min以下で，かつローズベンガルテスト（van Bijsterveldスコア）でスコア3以上
   B. シルマー（Schirmer）試験で5 mm/5 min以下で，かつ蛍光色素（フルオレセイン）試験で陽性（角膜に染色あり）
4. 血清検査で次のいずれかの陽性所見を認めること
   A. 抗SS-A抗体陽性
   B. 抗SS-B抗体陽性

診断のカテゴリー
以上1，2，3，4のいずれか2項目が陽性であればシェーグレン症候群と診断する．

は0.96 g/2分と唾液分泌量低下を認め，口唇唾液腺生検ではfocus score 1.2と陽性であった．また，唾液シンチグラフィでは，唾液腺機能の低下を認めた．以上の検査所見より，SSの診断基準（表3）の2項目を満たし，他の膠原病の合併を認めないことから，原発性シェーグレン症候群（primary SS；pSS）と診断した．肺組織所見もSSに伴うILDに矛盾しないものであり，呼吸器内科医・膠原病内科によるMDDの結果，pSS-ILDの診断に至った．労作時の息切れならびに低肺機能を認めるため，pSS-ILDに対してプレドニゾロン内服（0.75 mg/kg/日）治療を実施し，その後，労作時の息切れは軽減し，胸部画像所見の改善とFVCの増加を認めた．

このように，自己抗体は陰性であっても，膠原病を疑う症状や所見が少しでも認められる際には，膠原病内科医と密に連携をとり積極的な診断アプローチをすることが，適切な治療を選択するうえで極めて重要といえる．

おわりに

CTD-ILDは二次性ILDの主要な疾患である．よって，ILDの鑑別診断を進めるにあたり，自己免疫疾患を的確に評価することは，適切な診断・治療を考慮するうえで必須といえる．そのためには，自己抗体の測定にとどまらず，注意深い身体所見の評価，また，膠原病内科的視点からの各種検査を含めた診断アプローチを実践することが重要となり，呼吸器内科医と膠原病内科医の密な連携が必要となる．

ILDの診断に際して，呼吸器内科医，放射線科，病理医に加えて，膠原病内科医のMDDへの参加は，今後ますます重要性を増すものと考えられる．また，当初IIPsと診断した症例で経過中に膠原病を発症することも少なくないため，ILD診療に際しては，診断時だけでなく経過中も適切なタイミングで膠原病内科医と連携していくことが求められる．

文献

1) Patterson KC, Shah RJ, Porteous MK, et al. Interstitial Lung Disease in the Elderly. Chest 2017 ; 151 : 838-44.
2) Nakamura Y, Chida K, Suda T, et al. Nonspecific interstitial pneumonia in collagen vascular diseases : Comparison of the clinical characteristics and prognostic significance with usual interstitial pneumonia. Sarcoidosis Vasc Diffuse Lung Dis 2003 ; 20 : 235-41.
3) Park JH, Kim DS, Park IN, et al. Prognosis of fibrotic in-

terstitial pneumonia : Idiopathic versus collagen vascular disease-related subtypes. Am J Respir Crit Care Med 2007 ; 175 : 705-11.

4) Tashkin DP, Roth MD, Clements PJ, et al ; Sclerodema Lung Study III Investigators. Mycophenolate mofetil versus oral cyclophosphamide in scleroderma-related interstitial lung disease（SLS II）: a randomised controlled, double-blind, parallel group trial. Lancet Respir Med 2016 ; 4 : 708-19.

5) Distler O, Highland KB, Gahlemann M, et al ; SENSCIS Trial Investigators. Nintedanib for Systemic Sclerosis-Associated Interstitial Lung Disease. N Engl J Med 2019 ; 380 : 2518-28.

6) Khanna D, Lin CJF, Furst DE, et al. Tocilizumab in systemic sclerosis : a randomised, double-blind, placebo-controlled, phase 3 trial. Lancet Respir Med 2020 ; 8 : 963-74.

7) Takada K, Katada Y, Ito S, et al. Impact of adding tacrolimus to initial treatment of interstitial pneumonitis in polymyositis/dermatomyositis : a single-arm clinical trial. Rheumatology（Oxford）2020 ; 59 : 1084-93.

8) Fujisawa T, Hozumi H, Kamiya Y, et al. Prednisolone and tacrolimus versus prednisolone and cyclosporin A to treat polymyositis/dermatomyositis-associated ILD : A randomized, open-label trial. Respirology 2021 ; 26 : 370-7.

9) Tsuji H, Nakashima R, Hosono Y, et al. Multicenter Prospective Study of the Efficacy and Safety of Combined Immunosuppressive Therapy With High-Dose Glucocorticoid, Tacrolimus, and Cyclophosphamide in Interstitial Lung Diseases Accompanied by Anti-Melanoma Differentiation-Associated Gene 5-Positive Dermatomyositis. Arthritis Rheumatol 2020 ; 72 : 488-98.

10) 日本呼吸器学会・日本リウマチ学会合同膠原病に伴う間質性肺疾患 診断・治療指針 2020 作成委員会（編）. 膠原病に伴う間質性肺疾患 診断・治療指針 2020. 日本呼吸器学会, 日本リウマチ学会, メディカルレビュー社, 2020

11) Flaherty KR, Wells AU, Cottin V, et al ; INBUILD Trial Investigators. Nintedanib in Progressive Fibrosing Interstitial Lung Diseases. N Engl J Med 2019 ; 381 : 1718-27.

12) Kono M, Nakamura Y, Yoshimura K, et al. Nonspecific interstitial pneumonia preceding diagnosis of collagen vascular disease. Respir Med 2016 ; 117 : 40-7.

13) Kono M, Nakamura Y, Enomoto N, et al. Usual Interstitial Pneumonia Preceding Collagen Vascular Disease : A Retrospective Case Control Study of Patients Initially Diagnosed with Idiopathic Pulmonary Fibrosis. PLoS One 2014 ; 9 : e94775.

14) Fischer A, Antoniou KM, Brown KK, et al ; "ERS/ATS Task Force on Undifferentiated Forms of CTD-ILD". An official European Respiratory Society/American Thoracic Society research statement : interstitial pneumonia with autoimmune features. Eur Respir J 2015 ; 46 : 976-87.

15) Enomoto N, Homma S, Inase N, et al. Prospective nationwide multicentre cohort study of the clinical significance of autoimmune features in idiopathic interstitial pneumonias. Thorax 2022 ; 77 : 143-53.

16) Sambataro G, Vancheri A, Torrisi SE, et al. The Morphological Domain Does Not Affect the Rate of Progression to Defined Autoimmune Diseases in Patients With Interstitial Pneumonia With Autoimmune Features. Chest 2020 ; 157 : 238-42.

17) Liu GY, Ventura IB, Achtar-Zadeh N, et al. Prevalence and Clinical Significance of Antineutrophil Cytoplasmic Antibodies in North American Patients With Idiopathic Pulmonary Fibrosis. Chest 2019 ; 156 : 715-23.

18) Raghu G, Remy-Jardin M, Richeldi L, et al. Idiopathic Pulmonary Fibrosis（an Update）and Progressive Pulmonary Fibrosis in Adults : An Official ATS/ERS/JRS/ALAT Clinical Practice Guideline. Am J Respir Crit Care Med 2022 ; 205 : e18-47.

19) 日本呼吸器学会びまん性肺疾患診断・治療ガイドライン作成委員会（編）. 特発性間質性肺炎 診断と治療の手引き 2022, 改訂第 4 版. 南江堂, 2022

20) Jo HE, Glaspole IN, Levin KC, et al. Clinical impact of the interstitial lung disease multidisciplinary service. Respirology 2016 ; 21 : 1438-44.

21) Richeldi L, Launders N, Martinez F, et al. The characterisation of interstitial lung disease multidisciplinary team meetings : a global study. ERJ Open Res 2019 ; 5 : 00209-2018.

22) Wells A, Devaraj A, Renzoni EA, et al. Multidisciplinary Evaluation in Patients with Lung Disease Associated with Connective Tissue Disease. Semin Respir Crit Care Med 2019 ; 40 : 184-93.

特集　間質性肺炎と肺がんの MDD—専門家チームで進める "最適化"

間質性肺炎—B．各論：疾患別の MDD の実際

特発性肺線維症の MDD
—臨床医の立場から

片岡健介

KEY WORDS　抗線維化薬，ILA，IPAF

POINT

- IPF の診断には MDD が重要で，臨床医が率先して行う．
- 臨床医単独や，臨床医＋放射線科医の二者 MDD で IPF と診断可能なケースもある．
- IPF と診断するということは，その後の患者の治療方針に大きなインパクトを与える．

はじめに

　特発性肺線維症（idiopathic pulmonary fibrosis；IPF）は，間質性肺炎の中でも最も頻度が高く，進行性かつ予後不良な疾患である．市販後 10 年以上経過した抗線維化薬のエビデンスの蓄積に加え，新たな新薬の開発も盛んになりつつある．これらの治療エビデンスを IPF 診療に活かすには，対象となる IPF の診断を精確に行うことが前提となる．IPF 診断には，時に高い専門性が求められ，集学的検討（multidisciplinary discussion；MDD）が必要と言われている．間質性肺炎の MDD の第一歩目は，IPF か非 IPF かを判別することから始まる．本稿では，IPF 診断における MDD において，臨床医がどのように関わるべきか，また個々の症例における情報収集や提示についてのポイントを説明する．MDD を通じて，IPF 診断の精度を高め，適切な治療法を選択するためには，臨床医が果たすべき役割が非常に大きい．

MDD における IPF 診断の意義

　IPF の疾患の挙動（disease behavior）は「治療にもかかわらず，進行性，非可逆性」であり，裏を返せば改善や維持は期待できない．それゆえ，IPF の疾患管理は，進行速度の減弱（slow down）が目標であり，薬物療法として推奨されるのは抗線維化薬となる．IPF 以外の間質性肺炎の場合，しばしば候補に挙げられるステロイドや免疫抑制薬による抗炎症治療は，IPF の場合は逆に「使用しないことを推奨」されている．間質性肺炎患者にとって，治療目標や治療薬選択を見定める観点から IPF と診断することは大きなインパクトをもつ．

どのタイミングで，
どの症例に対して MDD を行うか？
特に軽微な場合，軽症例の場合

　通常，呼吸器内科医は幅広い患者診療に携わっており，間質性肺炎患者のみを診療対象としているわけではない．その中から，臨床的な感性を活かして

かたおか けんすけ　公立陶生病院呼吸器・アレルギー疾患内科（〒489-8642 愛知県瀬戸市西追分町 160）

2432-3268／25／紙／¥800／電子／¥1200／論文／JCOPY

MDD が必要となる間質性肺炎症例をピックアップすることになる.

近年，間質性肺炎の患者数は増加傾向[1]であり，日常の診療の中で，間質性肺炎患者に遭遇する機会は多くなってきている．ただし実際には，時に無症候の患者であったり，他疾患管理中であったりする，いわゆる interstitial lung abnormality（ILA）と呼ばれる病態は，間質性肺炎と認識されにくい場合がある．このような場合，臨床医が意識をもって対象症例をピックアップしないと，当該症例について MDD に到達するチャンスは失われ，診断の遅れから，適切な治療導入タイミングを逸し，マネージメントが後手に回ってしまう可能性もある．ILA の中には，IPF と診断されるケースが一定数含まれており，そのような症例は，将来，着実な線維化病変の進行がみられることが報告されている[2]．一般的に，間質性肺炎としての病変の拡がりが限局的で，画像や病理所見に典型的な情報が出揃っていない場合には，比較的 IPF 診断の確診度は低くなる傾向があり，各専門領域の知識や合議を拠り所にする MDD がより有用になる.

MDD が省略可能な場合

特発性間質性肺炎 診断と治療の手引き（改訂第 4 版）[3]の診断フローチャートによると，病理組織検査を要さない IPF 症例の診断には，放射線科医と臨床医による 2 職種の MDD が必要とされている．一方，Fleischner Society からの提言[4]では，IPF の典型例については，臨床医単独で確定診断できれば，MDD を省略することも可能とされている．日本の医療機関では CT 検査へのアクセスが比較的容易である．間質性肺炎患者に対しても，初診時や必要なタイミングで HRCT が撮像され，まず臨床医単独で HRCT 画像診断を行う場面も多く存在する．CT 撮影直後にリアルタイムに診断放射線科医による診断が得られることは稀であるため，臨床医は典型例の IPF に対しては HRCT パターンの判定が行えることが望ましい．特発性間質性肺炎 診断と治療の手引き（改訂第 4 版）[3]によると，MDD

カンファレンスは，対面もしくはオンラインで HRCT 画像を供覧しながら双方向ディスカッションする形式が望ましい．一方で Fleischner Society の提言[4]によると，放射線科医が通常型間質性肺炎（usual interstitial pneumonia；UIP）パターンと判定した読影レポートがあり，かつ IPF に矛盾する臨床情報がない場合は，MDD カンファレンスを省略して IPF と確定診断されることも許容される.

臨床医と放射線科医による MDD

臨床医のみの判断で IPF と判断できない場合，確定診断できない場合，non-IPF が疑われる場合などは，MDD カンファレンスでの議論が必要になる．病理組織検査が行われていない症例は，臨床医と放射線科医の二者による MDD の対象となる．臨床医は「IPF らしい点」もしくは「IPF らしくない点」を提示し，放射線科医の判断する HRCT パターンと照らし合わせ，MDD 診断を行う．臨床情報により IPF が疑われ，HRCT にて UIP パターンを示す場合には，病理組織検査は必要でない．さらに，HRCT にて probable UIP の場合でも，二者による MDD で合議診断可能であれば，病理組織検査なしで IPF 診断可能である[4,5]．それ以外の場合，確定診断には，病理組織の採取が望ましい．臨床医と放射線科医の二者による MDD では，病理検査に対して，どのようなことを明らかにしたいか，病理組織サンプル部位の提案，仮に病理組織検査が得られない場合の暫定診断とその確診度を議論する.

臨床医と放射線科医と病理医による MDD

通常，臨床情報と HRCT 所見から IPF と診断される場合，病理組織検査は行うべきでないとされる．一方，臨床医と放射線科医の二者による MDD で確定診断に至らない場合，病理検査が行われ，病理医を交えた三者での MDD が行われる．三者での MDD において，IPF が鑑別に挙がっている場合には，HRCT パターンと病理組織パターンを元にした確診度の表（**表1**）[6]を基準に IPF 診断を行

特集 間質性肺炎と肺がんの MDD—専門家チームで進める "最適化"

表1 HRCTと病理組織学的パターンを組み合わせたIPF診断（文献6より改変）

IPF 疑い症例		病理組織学的パターン			
		UIP	Probable UIP	Indeterminate for UIP	Alternative diagnosis
H R C T パ タ ー ン	UIP	IPF	IPF	IPF	Non-IPF dx
	Probable UIP	IPF	IPF	IPF（likely）	Non-IPF dx
	Indeterminate for UIP	IPF	IPF（likely）	Indeterminate	Non-IPF dx
	Alternative diagnosis	IPF（likely）/non-IPF Dx	Indeterminate	Non-IPF dx	Non-IPF dx

う．CTも病理も形態診断ツールであるが，両者には強みと弱点があり，IPF診断においては相補的な役割を果たす．IPF診断における病理組織検査の強みは，HRCTでは確認できないが「病理学的UIPパターンの線維化」が確認され，IPF診断を裏付ける情報が得られたり，臨床情報やHRCTでは確証が得られないが，顕微鏡的に「二次性を示唆する病理組織所見」が確認され，むしろnon-IPF診断を裏付ける根拠が得られたりする点が挙げられる．

原因のある間質性肺炎の除外（膠原病）

IPFと診断するためには，「原因がない間質性肺炎」であることを見極めなければならない．ここでいう原因の代表的なものとして，「膠原病」と「過敏性肺炎の原因となる吸入曝露」が挙げられる．間質性肺炎診療に携わる呼吸器科医は，代表的な膠原病の診断基準，特徴的な症候や身体所見には一通り精通しておくことが望ましい．例えばIPAFの臨床的ドメインである「手指遠位部の亀裂（メカニクスハンド）」，「手指遠位端の潰瘍」，「関節炎または60分間以上続く多関節の朝のこわばり」，「手掌の血管拡張」，「Raynaud現象」，「原因不明の手指の腫脹」，「原因不明の手指伸側側の皮疹（Gottron徴候）」は，典型的なケースならば，自信をもって陽性所見を取れるようにトレーニングしておくとよい[7]．ただし，非典型例や単なる手荒れによる皮膚疾患との鑑別は困難なこともあり，自身の診断に疑念が残る場合，的確なタイミングで，膠原病医へのコンサルトをするのも呼吸器科医の役割である．

MDDの際に，「膠原病の可能性があるか？」というディスカッションに備える情報となる．

同様に，IPAFの血清学的ドメインと言われる抗核抗体や各種自己抗体についても可能な限り評価しておくとよい．一方で，臨床的感性や保険診療内で行う医療経済的な観点からは，網羅的なスクリーニング検体検査を行うことに対する反論もある．それであっても例えば，仮に特異的な自己抗体の陽性項目が明らかになることで，再び該当の膠原病に的を絞って，症候や身体所見の再評価に立ち戻り，新たに膠原病診断に至ることもある．

以上のようにIPAFについて，臨床的ドメインと血清学的ドメインの評価は臨床医が責任をもって担当する．仮にこれらのIPAF基準に陽性項目があっても，明確な膠原病診断が得られない場合，MDDでの臨床医の立場としては，IPFを否定する根拠にはしない場合が多い．しかしながら，IPAFやその類似所見を伴うときは，MDDを経て，その他のIPFに非典型的な所見の程度次第では，IPFの診断確信度を下げたり，non-IPFとして，後述される分類不能型特発性間質性肺炎と診断したりすることになる．

原因のある間質性肺炎の除外（過敏性肺炎）

現在，IPFの診断において，線維性過敏性肺炎（fibrotic hypersensitivity pneumonitis；fHP）との鑑別は最も困難な作業と考えられている．曝露の量やタイミング，吸入試験や隔離試験などの臨床情報，HRCTパターン，病理組織パターンとの組み

合わせから高確診の fHP とされるケースがある一方，IPF と非常に紛らわしい fHP もある．ある国際的な診断実験では，エキスパートで構成された MDD の 7 チーム間での fHP 診断の一致率は κ 値 0.29 と著しく低く，特に IPF との鑑別が問題視されている[5]．詳細な病歴聴取によって，環境曝露の可能性を疑って，生活環境内に抗原となり得る物質が存在する場合，吸入抗原「あり」とすべきか「なし」とすべきか，には一定の基準がなく，担当医の主観に頼ってしまうことが問題である．曝露と病勢の因果関係が強いか弱いかなど，より客観的に，踏み込んだ情報聴取を心がける．

MDD にて IPF と診断された症例のマネージメント

IPF と診断された症例に対しては，先述の疾患の挙動を想定したマネージメントを提供する．慢性経過であれば，抗炎症治療は使用せず，抗線維化薬の導入タイミングが遅れないことに留意する．適応があれば，肺移植登録も考慮する．臨床的に IPF の経過に矛盾を感じる病態があれば，臨床医の判断で再度の MDD を行う．例えば，膠原病を思わせる身体所見や症候の出現，自己抗体の出現，新たに判明した吸入曝露による症状・所見の変化がみられるときには，経過の情報を含めて IPF の診断を見直す必要がある．また，何らかの理由で肺病理サンプルが採取された場合や，一定期間の治療後にも，繰り返し MDD を行うことで，治療反応や自然経過での病状推移を含め，実際の疾患挙動のフィードバック情報を加えて再診断する．過去の MDD を振り返ることにより，診断能の精度管理につながり，MDD チームの経験値が上昇し，将来の診断能力向上につながることが期待できる．

まとめと今後の展望

これまで，IPF 診断については，血清学的診断や，肺胞洗浄液，分子生物学的なバイオマーカーなどが評価されてきたが，シンプルに診断能力的に確立したものは見いだせていない．それは，この疾患が，恐らく個体要因や環境要因など，複合的な要因の結果，生じているからに他ならない．MDD は一見，古典的な手法ではあるが，複合的ファクターの集合体として成立した疾患である IPF の診断には，最もリーズナブルな診断方法なのかもしれない．IPF の疾患概念が大きく変貌しない限り，MDD を超える診断ツールは現れず，MDD が診断のゴールドスタンダードであり続ける可能性が高い．

間質性肺炎の MDD は，発展途上であり，いまだ問題点も多い．IPF の MDD を基軸に，より精度よく，汎用性の高いものへ進化していくことが望まれる．

文献

1) 厚生労働省．令和 5 年（2023）人口動態統計（確定数）の概況（令和 6 年 9 月 17 日）．https://www.mhlw.go.jp/toukei/saikin/hw/jinkou/kakutei23/index.html（2025 年 3 月閲覧）
2) Hata A, Schiebler ML, Lynch DA, et al. Interstitial Lung Abnormalities : State of the Art. Radiology 2021 ; 301 : 19-34.
3) 日本呼吸器学会 びまん性肺疾患診断・治療ガイドライン作成委員会（編）．特発性間質性肺炎 診断と治療の手引き 2022（改訂 第 4 版）．南江堂，2022
4) Lynch DA, Sverzellati N, Travis WD, et al. Diagnostic criteria for idiopathic pulmonary fibrosis : a Fleischner Society White Paper. Lancet Respir Med 2018 ; 6 : 138-53.
5) Walsh SLF, Wells AU, Desai SR, et al. Multicentre evaluation of multidisciplinary team meeting agreement on diagnosis in diffuse parenchymal lung disease : a case-cohort study. Lancet Respir Med 2016 ; 4 : 557-65.
6) Raghu G, Remy-Jardin M, Richeldi L, et al. Idiopathic Pulmonary Fibrosis（an Update）and Progressive Pulmonary Fibrosis in Adults : An Official ATS/ERS/JRS/ALAT Clinical Practice Guideline. Am J Respir Crit Care Med 2022 ; 205 : e18-47.
7) Fischer A, Antoniou KM, Brown KK, et al. An official European Respiratory Society/American Thoracic Society research statement : interstitial pneumonia with autoimmune features. Eur Respir J 2015 ; 46 : 976-87.

特集 間質性肺炎と肺がんの MDD―専門家チームで進める "最適化"

間質性肺炎―B.　各論：疾患別の MDD の実際

特発性肺線維症の MDD
―放射線科医の立場から

西本優子

KEY WORDS　HRCT，UIP パターン，蜂巣肺

POINT

- 線維化病変を示す CT 所見は，牽引性気管支・細気管支拡張と蜂巣肺である．
- UIP 初期病変（小葉辺縁の線維化病変）は，上肺野の胸膜側・胸膜下に注目する．
- UIP パターンを示す他疾患を示唆する所見の有無を評価する．

IPF ガイドライン（2022）

　2022 年の特発性肺線維症（idiopathic pulmonary fibrosis ; IPF）のガイドライン[1] では，2018 年のガイドライン[2] とおなじく，IPF の高分解能 CT（high resolution CT ; HRCT）パターンは 4 つに分類されている〔UIP（usual interstitial pneumonia），probable UIP，indeterminate for UIP，CT findings suggestive of alternative diagnosis〕（**表 1**）．臨床情報で二次性を疑う所見がなく，画像パターンが UIP パターンである場合，IPF の診断に組織学的評価が不要であることは 2018 年のガイドラインと同様であり，HRCT を評価するにあたり，UIP パターンと診断できる所見があるかどうかを評価することが重要である．

HRCT における UIP パターン

　以下の①と②の所見を満たすものを UIP パターンとする[1]．①線維化病変の分布が，胸膜下，肺底部優位で，しばしば正常肺が介在する不均一な分布を示す．ときにびまん性や左右非対称のこともある．②線維化病変として蜂巣肺（牽引性気管支拡張を伴う・伴わない）が存在し，小葉間隔壁の不整な肥厚もみられる．通常，網状影と軽度のすりガラス影を伴い，肺骨化症を伴うこともある．

　以下にキーポイントとなる所見について概説する．

1　線維化病変の分布

　病理学的な UIP パターンの線維化病変の特徴は，空間的および時間的不均一性である[1]．空間的不均一さは，肺全体で見ると下肺野胸膜下優位に生じることであり，二次小葉レベルでは線維化が，小葉・細葉辺縁優位に，斑状に分布し，種々の程度の線維化病変と正常肺が混在している．時間的不均一は，時間経過した膠原線維で構成される線維化病変の表面に幼若な線維化細胞巣がみられることや，初期から進行したものまで時相の異なる線維化が同一肺内に存在することを指す．

　HRCT における空間的不均一は，線維化が肺底部胸膜下優位に存在しつつ，上中肺野にも斑状に分

にしもと ゆうこ　奈良県総合医療センター放射線診断科（〒630-8581 奈良県奈良市七条西町 2-897-5）

表1　2022年の国際ガイドライン　IPFのHRCTパターン

HRCTパターン	UIP	Probable UIP	Indeterminate for UIP	CT findings suggestive of alternative diagnosis
組織学的なUIPパターンに対する確信度	Confident＞90%	Provisional high confidence（70-89%）	Provisional low confidence（51-69%）	Low to very low confidence（＜50%）
分布	・胸膜下肺底部優位 ・しばしば不均一（正常肺に線維化が介在） ・時にびまん性 ・左右非対称のことも	・胸膜下肺底部優位 ・しばしば不均一（正常肺に網状影，牽引性気管支拡張・細気管支拡張が介在）	・胸膜直下優位でないびまん性分布	・胸膜直下をスペアし気管支血管束に沿った分布（NSIP） ・リンパ行性（サルコイドーシス） ・上または中肺野優位（fHP，CTD-ILD，サルコイドーシス） ・胸膜直下をスペア（NSIP，喫煙関連）
所見	・蜂巣肺±牽引性気管支拡張・細気管支拡張 ・小葉間隔壁の不整な肥厚 ・通常は網状影，軽微なすりガラス影が重なる ・肺骨化を伴うことも	・網状影＋牽引性気管支拡張・細気管支拡張 ・軽微なすりガラス影を伴うことがある ・胸膜直下をスペアしない	・特定の疾患を示唆しない線維化所見	・囊胞（LAM，PLCH，LIP，DIP） ・モザイクまたはthree density pattern（HP） ・すりガラス影優位（HP，喫煙関連，薬剤性，急性増悪） ・小葉中心性粒状影（HP，喫煙関連） ・結節（サルコイドーシス） ・浸潤影（器質化肺炎など） ・胸膜プラーク（石綿肺） ・食道拡張（CTD）

布することや左右差が認められる．時間的不均一は，時相の異なる線維化病変（網状影，牽引性気管支拡張，蜂巣肺）と正常肺が隣接する（**図1**）．

2　蜂巣肺

蜂巣肺は肺構造の改変を伴う肺実質の破壊を示す所見であり，不可逆性の肺線維化の終末像である．CT画像における蜂巣肺は，胸膜下領域に集簇する壁の厚い囊胞構造と定義される．巣肺の囊胞の大きさと壁の厚みは様々（径3～10mm程度）で，胸膜面の凸凹が認められる（**図2**）．従来の定義では多層の囊胞が必要であったが，現在は牽引性気管支拡張などの他の線維化を示唆する所見が存在する場合は単層でもよいとされる[1]．胸膜直下に囊胞が存在し，胸膜面が凸凹している（囊胞が胸腔内脂肪組織にめり込むように見える）場合は，蜂巣肺が考えやすい．

蜂巣肺は，HRCTでのUIPパターンの診断に重要な所見であるが，蜂巣肺の読影間の一致率は中程度と報告されており[3]，それほど高くない．これは線維化が進行した非特異性間質性肺炎（non-specific interstitial pneumonia；NSIP）（**図3**）や線維化を伴う気腫性囊胞（**図4**）との鑑別が難しいことが原因として考えられる．また読影者の「蜂巣肺の定義」が異なることも影響している[4]．

近年のCTと病理所見の対比による研究において，蜂巣肺と牽引性細気管支拡張が密接に関連していることが示され[4,5]，牽引性気管支拡張から蜂巣肺は連続したリモデリングプロセスにあり，別々のものとして評価することは誤解を招く可能性があるとする報告もある[6]．HRCTにおいては蜂巣肺および牽引性気管支拡張・細気管支拡張が線維化病変の存在を認識できる所見と考えられる．

3　小葉辺縁の線維化

UIPの初期病変は二次小葉や細葉の辺縁（胸膜，小葉間隔壁，細葉間隔壁，膜性細気管支と伴走肺動脈に接して生じる斑状または帯状の線維化である．これらの線維化はHRCTでは，胸膜に沿った帯状影や粒状影，小葉間隔壁の不整な肥厚，肺静脈影の腫大や辺縁の不整，小葉外から小葉内に続く気管支血管束の不均一な肥厚や辺縁の不整として認められ

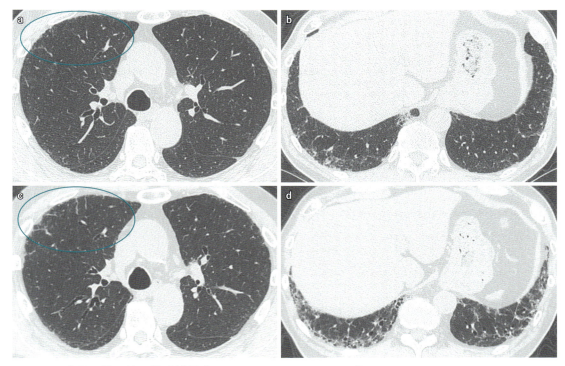

図1　70歳代男性，特発性肺線維症：TSCT（thin slice CT）画像

cd は **ab** の8年後．
a：右上葉腹側の胸膜下に小葉・細葉間隔壁に沿った粒状影を認める（〇）．
b：下葉の背側胸膜下に網状影と牽引性細気管支拡張がある．線維化病変と正常肺が隣接し，probable UIP パターンである．
c：右上葉腹側胸膜下で小葉間隔壁と胸膜の不整肥厚が明瞭になっている（〇）．
d：下葉胸膜直下で網状影の範囲拡大，牽引性気管支拡張の増強，容積減少進行が認められる．

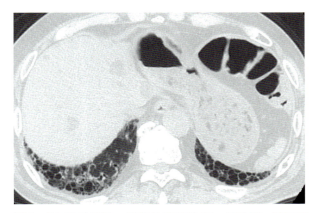

図2　80歳代男性，特発性肺線維症，蜂巣肺：TSCT画像

両側下葉の胸膜直下に多層性の壁の厚い囊胞と胸膜面の凸凹を認める．

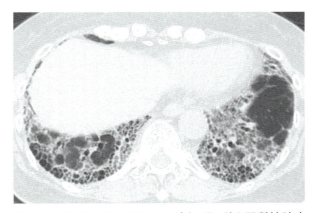

図3　60歳代女性，Sjögren症候群に伴う間質性肺疾患：TSCT画像

両側胸膜下に壁の厚い囊胞性変化を認める．囊胞サイズは比較的均一で，気管支血管束周囲にも連続する．すりガラス影も多く，fibrotic NSIP を考える．

る[7]．こうした初期変化は，線維化が進行した部分では評価が難しく，病変の乏しい上肺野の胸膜側・胸膜下に注目するとよい（図1）．

probable UIP パターンについて

2022年のガイドラインでは，画像所見が probable UIP パターンの場合，臨床情報で二次性を疑う

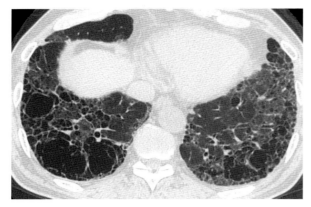

図4 70歳代男性，気腫合併肺線維症：TSCT
下葉の胸膜側に壁の厚い大きな囊胞を認める．肺構造は破壊されているが下葉の容積減少は認めない．胸膜面の凸凹もほとんどない．

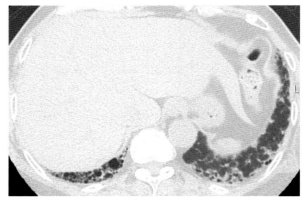

図6 70歳代女性，ANCA関連間質性肺疾患：TSCT
右肺底部に蜂巣肺を認める．左肺底部では牽引性細気管支拡張周囲のすりガラス影が目立つ．

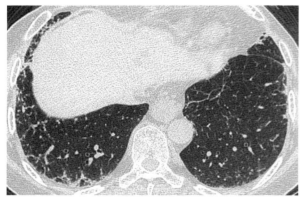

図5 70歳代女性，RA-ILD：TSCT
両側下葉と中葉の胸膜下に網状影と牽引性細気管支拡張があり，probable UIPパターンである．12年の経過で線維化進行と蜂巣肺形成を認めた．

所見がなく，60歳以上・男性・喫煙者などIPFの可能性が高ければ，組織学的評価は不要となった．しかし，probable UIPパターンを示すグループの不均一性が報告されており[8]（図5），実臨床においても長期にわたり線維化進行がみられない症例もしばしば経験されるので，probable UIPパターンが独立した項目として残ったことは妥当ではないかと考えている．

CT読影にあたり留意すること

HRCT読影にあたり，UIPパターンを呈する他疾患を疑う所見がないか確認する．膠原病や血管炎に伴うUIPでは蜂巣肺や囊胞周囲の濃度上昇が目立つことがある（図6）[9]．線維性過敏性肺炎（fibrotic hypersensitivity pneumonitis；fHP）や関節リウマチに伴う間質性肺疾患（rheumatoid arthritis-associated interstitial lung disease；RA-ILD）では線維化病変に加えて細気管支病変を示唆する所見が重要である．肺外病変として食道拡張，腋窩などのリンパ節腫大，脾腫などを確認する．

肺癌，肺高血圧，肺感染症など合併症の有無，疾患の進行速度の評価も大切である．過去に胸部CTが撮影されていなくても，腹部CT撮影歴があれば下肺野の経過を確認できることがあるので，ぜひ確認していただきたい．

文献

1) Raghu G, Remy-Jardin M, Richeldi L, et al. Idiopathic Pulmonary Fibrosis (an Update) and Progressive Pulmonary Fibrosis in Adults : An Official ATS/ERS/JRS/ALAT Clinical Practice Guideline. Am J Respir Crit Care Med 2022 ; 205 : e18-47.
2) Raghu G, Remy-Jardin M, Myers JL, et al ; American Thoracic Society, European Respiratory Society, Japanese Respiratory Society, and Latin American Thoracic Society. Diagnosis of Idiopathic Pulmonary Fibrosis. An Official ATS/ERS/JRS/ALAT Clinical Practice Guideline. Am J Respir Crit Care Med 2018 ; 198 : e44-68.
3) Watadani T, Sakai F, Johkoh T, et al. Interobserver variability in the CT assessment of honeycombing in the lungs. Radiology 2013 ; 266 : 936-44.

4) Johkoh T, Sakai F, Noma S, et al. Honeycombing on CT ; its definition, pathologic correlation, and future direction of its diagnosis. Eur J Radiol 2014 ; 83 : 27-31.
5) Mai C, Verleden SE, McDonough JE, et al. Thin-Section CT Features of Idiopathic Pulmonary Fibrosis Correlated with Micro-CT and Histologic Analysis. Radiology 2017 ; 283 : 252-63.
6) Piciucchi S, Tomassetti S, Ravaglia C, et al. From "traction bronchiectasis" to honeycombing in idiopathic pulmonary fibrosis : A spectrum of bronchiolar remodeling also in radiology? BMC Pulm Med 2016 ; 16 : 87.
7) 村田喜代史, 新田哲久, 園田明永, 他. 肺胞隔壁性間質病変—IPF/UIP を中心に—. 画像診断 2018 ; 38 : 447-66.
8) Fukihara J, Kondoh Y, Brown KK, et al. Probable usual interstitial pneumonia pattern on chest CT : is it sufficient for a diagnosis of idiopathic pulmonary fibrosis? Eur Respir J 2020 ; 55 : 1802465.
9) Hosoda C, Baba T, Hagiwara, et al. Clinical features of usual interstitial pneumonia with anti-neutrophil cytoplasmic antibody in comparison with idiopathic pulmonary fibrosis. Respirology 2016 ; 21 : 920-6.

特集 間質性肺炎と肺がんの MDD─専門家チームで進める "最適化"

間質性肺炎─B. 各論：疾患別の MDD の実際

特発性肺線維症の MDD
─病理医の立場から

小山涼子

KEY WORDS　IPF ガイドライン，UIP，MDD

POINT

- IPF ガイドラインは，IPF または二次性間質性肺炎を疑う度合いの指標となる.
- UIP/P の診断に重視すべき所見は，小葉・細葉辺縁優位の線維化である.
- IPF の診断機会を逃さないよう，MDD を有効に活用すべきである.

はじめに

2002 年に American Thoracic Society/European Respiratory Society（ATS/ERS）より特発性間質性肺炎（idiopathic interstitial pneumonias；IIPs）に関するコンセンサス分類が発表されて以降，集学的症例検討（multi-disciplinary discussion；MDD）に果たす病理医の役割の主体はパターン分類に置かれてきた[1]. その後，一部の病因と組織所見との関連が明らかになるにつれ，近年ではパターンにかかわらず，間質性肺炎の病因を臨床側に提言することが重要視されつつある. 中でも，特発性肺線維症（idiopathic pulmonary fibrosis；IPF）を鑑別することが，予後や治療方針選択の観点からまず行うべき検討事項となっている[2]. その検討には，もっぱら ATS/ERS/Japanese Respiratory Society/Latin American Thoracic Association（ATS/ERS/JRS/ALAT）による IPF ガイドラインが用いられている[3,4]. 本稿では IPF ガイドラインについて病理の側面から解説する.

IPF ガイドライン

1　概要

IPF は臨床診断名であり，一方，通常型間質性肺炎（usual interstitial pneumonia；UIP）pattern（UIP/P）は組織あるいは画像上のパターン名である. UIP/P または UIP/P 様所見を呈する疾患には様々な原因があり，その中で原因不明（＝特発性）のものが IPF に該当する. したがって，IPF の診断には UIP/P（様）所見を呈する原因の明らかな二次性間質性肺炎を十分に鑑別する必要があり，臨床医・放射線科医・病理医による MDD が標準的な診断方法として認知されてきている.

UIP/P は次項目で述べる 4 所見をもって定義される. さらに，IPF ガイドラインでは，これら 4 所見すべてを満たし，なおかつ陰性所見として「IPF 以外の疾患を示唆する所見がない」ことをもって UIP 分類（＝IPF を病因とした UIP）としている（**表 1**）. しかし実際には，これら 5 項目すべてを満

こやま　りょうこ　国立病院機構仙台医療センター病理診断科（〒983-8520 宮城県仙台市宮城野区宮城野 2-11-12）

特集　間質性肺炎と肺がんの MDD―専門家チームで進める "最適化"

表1　IPF ガイドラインにおける病理診断基準

	UIP	Probable UIP	Indeterminate for UIP	Alternative diagnosis
原文（※文献 3-5）	・肺の構造改変を伴う密な線維化病変 ・胸膜直下および/または小葉辺縁優位の線維化病変 ・斑状に分布する線維化病変 ・線維芽細胞巣 ・他の疾患を示唆する所見がない	・ある程度の UIP 所見があるものの，IPF/UIP と断定できない ・他の疾患を示唆する所見がない または ・蜂巣肺のみ	・UIP パターン以外の線維化病変，二次性の UIP パターンを支持する線維化病変（肉芽腫，著明な気道中心性変化など） ・ある程度の UIP 所見があるが，副所見として異なる診断を示唆する病理所見を有する（胚中心を含む著明なリンパ濾胞形成，明瞭な細気管支中心性病変など）	・全生検検体で UIP 以外の組織学的パターンを示す（線維芽細胞巣が全くない，全体が loose な線維化よりなるものなど） ・異なる疾患を示す組織学的病変（過敏性肺炎，LCH，サルコイドーシス，LAM など）
参考事項（※専門家の経験に基づく解釈の一例であり，あくまで参考事項であることに注意）	**IPF 以外の疾患を疑う所見がない**		**IPF とは異なる疾患や二次性間質性肺炎の原因を示唆する所見を有する**	
	UIP/P 陽性所見 ①肺の構造改変を伴う密な線維化病変 ②胸膜直下および/または小葉・細葉辺縁優位の線維化病変 ③斑状に分布する線維化病変 ④線維芽細胞巣 **IPF 陰性所見** ⑤IPF 以外の疾患を示唆する所見がない 上記 5 項目全てを満たす	・UIP/P 陽性所見のうち，①②のいずれかを含む 2～3 項目を満たし，かつ⑤IPF 以外の疾患を示唆する所見がない ・蜂巣肺のみ	1 項目以上の UIP/P 陽性所見があり，かつ以下のいずれかに該当する ・UIP，Probable UIP に該当しない ・UIP/P 以外の IIPs 組織学的パターンが併存する ・副所見として IPF とは異なる疾患や二次性間質性肺炎の原因を示唆する所見を有する（肉芽腫，著明な小葉中心性線維化，胚中心を有する著明なリンパ濾胞形成など）	・全生検検体で UIP/P 以外の IIPs 組織学的パターンのみ ・全生検検体で UIP/P の陽性所見が一つもみられない ・IPF とは異なる疾患を示す組織学的病変（LCH，サルコイドーシス，LAM，UIP/P 陽性所見を一つも満たさない過敏性肺炎など）のみ

たさない IPF 症例，UIP（様）所見を呈する非 IPF 疾患，すなわち二次性間質性肺炎症例など多彩なケースが診断対象に含まれる．そこで，IPF を疑うべき程度に応じて 4 段階の分類（UIP，Probable UIP，Indeterminate for UIP，Alternative diagnosis）が設けられた．これが IPF ガイドラインである[3,5]．

病理医が間質性肺炎の診断報告書に記載すべき項目は，IPF ガイドライン分類，および推定される病因の提示であり，これらは MDD にて議論され，最終的な臨床診断が下されることとなる[4]．

2　UIP/P の組織像

UIP/P は組織学的に以下の 4 つの陽性所見：①構造改変を伴う密な線維化病変（しばしば蜂巣肺を伴う），②小葉・細葉辺縁優位の病変分布，③斑状

の線維化，④線維芽細胞巣，によって定義されている[1]．

1）構造改変を伴う密な線維化病変（しばしば蜂巣肺を伴う）

構造改変とは「正常肺胞構築の消失」を指す．肺胞管～肺胞は弾性線維によって支持されているため Elastica-Masson（EM）染色や Elastic van Gieson（EvG）染色などの弾性線維染色を用いた評価が有用であり，弾性線維の凝集や断裂，消失などをもって構造改変があるものと判断する．また，UIP/P の線維化巣は平滑筋増生や細気管支上皮化生，炎症性細胞浸潤などを伴い，密な様相を呈することが多い．

構造改変がさらに進行すると，肺胞隔壁の断裂や牽引による気道・気腔拡張に伴って，しばしば線維

化巣内に囊胞状変化が認められる（**図1**）．蜂巣肺については，概ね直径1～2 mm以上の囊胞状構造を伴う線維化が肉眼所見・放射線画像と対応可能な蜂巣肺として認識されることが多いが（**図1a**），実際は明確な組織学的定義はなく，「蜂巣肺」が指すものは診断者によって異なるのが現状である．さらに，直径1 mm程度以下の囊胞状構造が「顕微鏡的蜂巣肺」と表現されることがあるが（**図1b**），肉眼的・放射線画像的な蜂巣肺とは対応しない場合が多くMDDの際に混乱を招くため，「顕微鏡的蜂巣肺」を用語として使用することは推奨されていない[6]．

2）小葉・細葉辺縁優位の線維化

小葉内不均一な線維化分布（斑状分布）を示す箇所で評価を行う．小葉・細葉辺縁の目印となる胸膜や小葉間隔壁，静脈，膜性細気管支・気管支，およびこれらに伴走する肺動脈などが線維化巣内にみられる場合は，小葉・細葉辺縁性の線維化と判断可能である（**図1c,d**）[7]．同時に，小葉中心すなわち呼吸細気管支周囲の線維化が乏しいことの確認も重要である（**図1c,d**）[6]．ただし，小葉・細葉辺縁性の線維化が存在している場合において，何をもって「優位」とするかについては明確な定義がなく，診断者間一致率が低いのが現状である．

3）斑状の線維化

線維化巣と非線維化領域が特に小葉内で不均一に混在する状態を指し，その境界はしばしば急峻である（**図1c,d**）．多彩な時相の混在を意味する所見である．

4）線維芽細胞巣

線維化巣と非線維化領域の境界部にみられることが多く，線維芽細胞と幼若な膠原線維よりなり，線維化が現在進行中であることを意味している．

3　問題点

IPFガイドラインの各分類の定義には，しばしば客観性に乏しい表現が用いられている．これは，本ガイドラインがevidence-basedな分類とは異なり，専門家による議論により作成されているためである．したがって4分類の診断者間一致率は低く[8,9]，

標準化に向けた客観的指標の確立が望まれている．

他方，臨床上の重要性は特に"UIP & Probable UIP"，"Indeterminate for UIP & Alternative diagnosis"の2群間の境にあり，前者は「組織学的にUIP/Pらしさが高くIPFをより考えたい一群」，後者は「IPF以外の疾患（二次性間質性肺炎を含む）をより考えたい一群」と捉えることができる[8~10]．したがって，4分類の一致率の低さを考慮すると，まずはこの2群に適切に分類するという意識をもって診断に取り組むことが現実的かつ重要と思われる．ただし**図1**に示す通り，病理でAlternative diagnosisと分類された症例はMDDでは非IPFと解釈されるため，Alternative diagnosisは高い確信度がない限り非常に敷居が高いものと考えるべきである．

診断における問題点・経験則

1　評価項目の重要度

基本的には**表1**に準じ，該当する陽性項目数およびIPF以外の疾患を示唆する所見の有無に応じて分類を行う[11]．4つの陽性所見すべては満たさないが，ある程度の所見（日本呼吸器学会では2つ以上と記載あり）[5]を満たし，かつ他の疾患を示唆する所見がない場合，ガイドライン上はProbable UIPとなる．しかし，4つの陽性所見の重みづけが考慮されていない点がIPFガイドラインの大きな問題の一つである．

間質性肺炎を専門とする病理医の意見を総合すると，まず4所見のなかでUIP/Pを特徴づける最も重要な所見は「小葉・細葉辺縁優位の線維化」である．また，構造改変・蜂巣肺も特異度は下がるものの，UIP/Pに比較的頻度の高い特徴的所見と言える．したがって，間質性肺炎の診断時には最初にこの2所見の有無を確認することが重要である．いずれも認められない場合は，仮に他の2つの陽性所見（斑状の線維化・線維芽細胞巣）を認めたとしても，両者は特異性の劣る所見であるため，Indeterminate for UIPかAlternative diagnosisとすべき

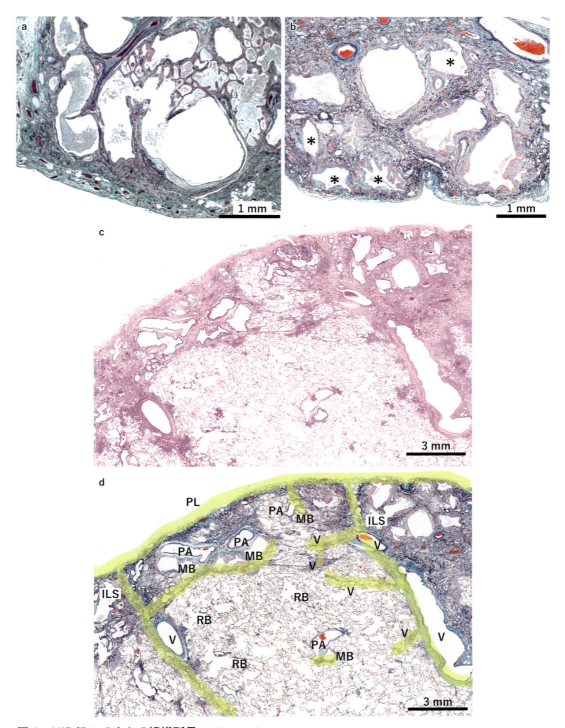

図1 UIP/P にみられる組織所見（文献11より）

a：蜂巣肺〔Elastica-Masson（EM）染色〕．密な線維化巣内に 2 mm 以上の囊胞の集簇が認められる．
b：EM 染色．大小の囊胞形成による穴あき構造が認められるが，小型の囊胞（＊）は肉眼的・放射線画像的な蜂巣肺とは対応しない場合が多い．
c，d：UIP/P のルーペ像〔**c**：Hematoxylin and Eosin（HE）染色，**d**：EM 染色〕．HE 染色よりも EM 染色において小葉内分布がより明瞭となる．小葉・細葉辺縁を黄色で示す．ここには胸膜（PL），小葉間隔壁（ILS），静脈（V），膜性細気管支（MB），これらに伴走する肺動脈（PA）が観察される．なお，小葉中心に相当する呼吸細気管支（RB）周囲に線維化は乏しく，小葉・細葉辺縁優位の線維化であることが示唆される．

であろう[11].

2 Alternative diagnosis に相当する「他の疾患」の有無の評価

「他の疾患」に相当するものが具体的に何を指しているのか，原文では曖昧である．また，原文では例として「線維芽細胞巣が全くない症例」を挙げているが，他の3つの陽性所見のいずれかを認める場合はIndeterminate for UIP以上になりうるため，適切とは言えない例が記載されている．これらの点が診断者間不一致の一因と考えられるため，間質性肺炎専門病理医の意見・経験則を基に，下記のように考える[11].

1) UIP/P 以外のパターンのみがみられる場合

ここではUIP/P以外のパターンのみがみられる場合，4つの陽性所見のいずれも認められない場合などとの認識で十分であろう．なお，UIP/P（または類似）の所見にUIP/P以外のパターンが併存するケース〔例：一部はUIP/P，また一部に線維性非特異性間質性肺炎（fibrotic non-specific interstitial pneumonia；fNSIP）がみられる場合など〕については，Indeterminate for UIP あるいは Probable UIP とし，IPFについての検討の余地をMDDに残している場合がほとんどである．

2) 特異な像を呈する疾患

不適切な Alternative diagnosis 分類を避け，IPFの診断機会を逃さないためにも，ここでは肺ランゲルハンス細胞組織球症（pulmonary Langerhans cell histiocytosis；PLCH），サルコイドーシス，リンパ脈管筋腫症（lymphangioleiomyomatosis；LAM）のような特異な組織像を呈する疾患が該当すると捉えることが推奨される．

原文では過敏性肺炎（hypersensitivity pneumonitis；HP）も記載されており，塵肺や膠原病などを挙げている文献もみられるが，これらは疾患名のみによって単純に Alternative diagnosis とすべきものではない．線維性過敏性肺炎（fibrotic HP；fHP）を例に挙げると，「線維化が小葉中心性のみであるfHP疑い例はAlternative diagnosis」「fHP疑い例であっても，小葉中心性線維化に小葉辺縁性線維化や

構造改変・蜂巣肺を伴う線維化がある程度併存している場合はIPFの可能性も否定できないためIndeterminate for UIP」のように，所見に応じて判断すべきである．

3 二次性間質性肺炎を示唆する所見の有無の評価

1) 喫煙関連間質性肺疾患（SR-ILD）に関する注意点

喫煙関連間質性肺疾患（smoking-related interstitial lung disease；SR-ILD）と総称される疾患群の病理所見としては，呼吸細気管支炎（respiratory bronciolitis；RB），剥離性間質性肺炎（desquamative interstitial pneumonia；DIP），airspace enlargement with fibrosis（AEF），smoking-related interstitial fibrosis（SR-IF）などが紹介されている[12]．個々の組織像の説明は割愛するが，これらを積極的に疑う代表的所見としては，小葉中心性の線維化および色素含有マクロファージの集簇，気腫化を伴う線維性囊胞の小葉中心分布などが挙げられる[12,13]．しかし，喫煙はIPFの危険因子であり，IPF患者の50〜70%が喫煙歴を有するため，IPFに喫煙関連の変化が併存する頻度は高く[14,15]，SR-ILDの所見や気腫の存在をもって直ちに喫煙による二次性間質性肺炎を疑う必要はない．実際には，UIP/P（または類似）の所見があれば，SR-ILDの所見を合併していたとしても偶発所見と捉えて，UIPおよびProbable UIPをも選択肢に入れて分類を行う．一方，SR-ILDの所見がみられ，UIP/P（または類似）の所見が全くあるいはほとんどみられない場合は，IPF以外の疾患（すなわち喫煙を原因とする二次性間質性肺炎）を示唆する所見があると考え，Indeterminate for UIP もしくは Alternative diagnosis のいずれかに分類することが多い．

2) 蜂巣肺のみの場合

Probable UIPの定義の一つに「蜂巣肺のみ」が挙げられている．しかし，「検体全体が蜂巣肺のみより成るが二次性間質性肺炎を示唆する所見（多くは炎症や肉芽腫）が併存する場合」についてはProbable UIP と Indeterminate for UIP のどちらに

すべきか意見が分かれている．ただし，本ガイドラインに関連した種々の文献において「蜂巣肺はIPFに限らずどの間質性肺炎の終末期にもみられうるため，たとえ蜂巣肺のみであっても二次性間質性肺炎を示唆する所見を検索することが重要」と記載されている[10,16]．したがって，基本的にはProbable UIPとするが，顕著な炎症や多数の肉芽腫などがみられた場合は，Indeterminate for UIPとしてMDDに判断を委ねるなどの対応も必要と考える．

3）二次性間質性肺炎を示唆する所見がみられた場合の分類

原文では，ある程度のUIP/Pの陽性所見を満たしていても，二次性間質性肺炎を示唆する所見が併存する場合はIndeterminate for UIPに分類するよう記載がある[3]．しかし，二次性を示唆する所見が高度である場合はAlternative diagnosisへの分類を促すような文献もあり[17]，見解が一定していない．実際，間質性肺炎専門病理医の間でも「臨床的に原因疾患が確定していればAlternative diagnosis，未確定の場合や組織所見と臨床像が一致しない場合はIndeterminate for UIP」「ガイドライン通りIndeterminate for UIPとし，あとはMDDに委ねる」という2つの意見に半数ずつ分かれた．

結局，臨床的に原因疾患が確定している場合に，いずれに分類すべきかが問題となるわけであるが，このような症例は最終的にはMDDにて高確率で非IPFと判断されることになるため，病理がどちらに分類しようとも臨床上大きな影響はないと予想される．ただし，MDDにて十分に議論できる環境が整っていること，二次性を示唆する所見を正しく判断していることが前提であり，高い確信度がない限りは安易なAlternative diagnosis分類は避け，Indeterminate for UIPと分類し，推定される病因を明示するべきと考えられる．いずれにしても，各施設で臨床医，放射線科医と相談し，基準を共有することが大切である．

4）有意な所見の基準

二次性間質性肺炎を考慮すべきものとして報告されている所見には，肉芽腫，線維化から離れた領域における高度の間質内炎症性細胞浸潤，小葉中心優

位の線維化などが挙げられる．しかしいずれも軽微であればIPFにもみられうる非特異的な所見であり，どの程度から二次性を示唆する有意な所見と言えるのかを知る必要がある．昨今，客観的指標が少しずつ報告されつつあるが，いまだ十分とは言えず，診断者の主観に任されているのが現状である[8]．現段階では軽微な所見をもってIPFの診断機会を逃すことがないよう十分注意し，MDDでの議論を大切にすべきである．

おわりに

IPFガイドラインの病理組織学的分類の問題点，それらに対する解決策としての経験則など，MDDの重要性について要点を述べた．また，大々的なMDDの開催がかなわない施設においても，少なくとも個別に主治医や画像診断医と情報を共有しながら診断につなげることが望まれる．

文献

1) Travis WD, Costabel U, Hansell DM, et al. An official American Thoracic Society/European Respiratory Society statement : Update of the international multidisciplinary classification of the idiopathic interstitial pneumonias. Am J Respir Crit Care Med 2013 ; 188 : 733-48.

2) Flaherty KR, Wells AU, Cottin V, et al. Nintedanib in Progressive Fibrosing Interstitial Lung Diseases. N Engl J Med 2019 ; 381 : 1718-27.

3) Raghu G, Remy-Jardin M, Myers JL, et al. Diagnosis of Idiopathic Pulmonary Fibrosis. An Official ATS/ERS/JRS/ALAT Clinical Practice Guideline. Am J Respir Crit Care Med 2018 ; 198 : e44-68.

4) Raghu G, Remy-Jardin M, Richeldi L, et al. Idiopathic Pulmonary Fibrosis (an Update) and Progressive Pulmonary Fibrosis in Adults : An Official ATS/ERS/JRS/ALAT Clinical Practice Guideline. Am J Respir Crit Care Med 2022 ; 205 : e18-47.

5) 日本呼吸器学会 びまん性肺疾患診断・治療ガイドライン作成委員会（編）．特発性間質性肺炎 診断と治療の手引き2022, 改訂第4版. 南江堂, 2022

6) 蛇澤 晶, 木谷匡志, 田村厚久, 他. Usual interstitial pneumonia（UIP）pattern. 病理と臨床 2014 ; 32 : 970-5.

7) 松本武四郎. 肺. 飯島宗一, 入沢 宏, 岡田節人（編）. 岩波講座 現代生物科学 10. 岩波書店, 1977

8) Camp R, Smith ML, Larsen BT, et al. Reliability of histo-

pathologic diagnosis of fibrotic interstitial lung disease : an international collaborative standardization project. BMC Pulm Med 2021 ; 21 : 184.
9) Hashisako M, Tanaka T, Terasaki Y, et al. Interobserver Agreement of Usual Interstitial Pneumonia Diagnosis Correlated With Patient Outcome. Arch Pathol Lab Med 2016 ; 140 : 1375-82.
10) Smith ML. The histologic diagnosis of usual interstitial pneumonia of idiopathic pulmonary fibrosis. Where we are and where we need to go. Mod Pathol 2022 ; 35 : 8-14.
11) 小山涼子. 特発性肺線維症（IPF）ガイドラインの病理診断. 病理と臨床 2023 ; 41 : 703-10.
12) Kumar A, Cherian SV, Vassallo R, et al. Current Concepts in Pathogenesis, Diagnosis, and Management of Smoking-Related Interstitial Lung Diseases. Chest 2018 ; 154 : 394-408.
13) Yamada T, Nakanishi Y, Homma T, et al. Airspace enlargement with fibrosis shows characteristic histology and immunohistology different from usual interstitial pneumonia, nonspecific interstitial pneumonia and centrilobular emphysema. Pathol Int 2013 ; 63 : 206-13.
14) Bellou V, Belbasis L, Evangelou E. Tobacco Smoking and Risk for Pulmonary Fibrosis : A Prospective Cohort Study From the UK Biobank. Chest 2021 ; 160 : 983-93.
15) Raghu G, Amatto VC, Behr J, et al. Comorbidities in idiopathic pulmonary fibrosis patients : a systematic literature review. Eur Respir J 2015 ; 46 : 1113-30.
16) Smith ML, Hariri LP, Mino-Kenudson M, et al. Histopathologic Assessment of Suspected Idiopathic Pulmonary Fibrosis : Where We Are and Where We Need to Go. Arch Pathol Lab Med 2020 ; 144 : 1477-89.
17) Lynch DA, Sverzellati N, Travis WD, et al. Diagnostic criteria for idiopathic pulmonary fibrosis : a Fleischner Society White Paper. Lancet Respir Med 2018 ; 6 : 138-53.

特集　間質性肺炎と肺がんの MDD―専門家チームで進める "最適化"

間質性肺炎―B.　各論：疾患別の MDD の実際

線維性過敏性肺炎の MDD
―臨床医の立場から

岡本　師

KEY WORDS　線維性過敏性肺炎，問診票，抗原曝露評価，抗原回避，ガイドライン

POINT

- ガイドラインおよび診療指針を参考に診断し，確信度を評価する.
- 原因抗原の有無については，抗体検査陽性のみではなく抗原曝露前後の臨床的な変動を評価する.
- 過敏性肺炎においては抗原同定および抗原回避が重要であり，臨床医の果たす役割は大きい.

はじめに

　過敏性肺炎（hypersensitivity pneumonitis ; HP）は，原因抗原を反復吸入することによって生じるアレルギー性の間質性肺炎である.　2020 年に発表された ATS（American Thoracic Society）/JRS（Japanese Respiratory Society）/ALAT（Asociación Latinoamericana de Tórax）ガイドラインでは，従来の急性/慢性という分類から，画像上の線維化の有無が予後に重要であることから線維性 HP と非線維性 HP に分類することとなった.　特に線維性 HP は特発性肺線維症（idiopathic pulmonary fibrosis ; IPF）と鑑別が難しい症例が存在し，原因抗原が不明な症例では IPF と同様予後不良である.　本稿では，線維性 HP に注目し多職種合議（MDD）に関わるトピックについて概説する.

国際ガイドライン

　2020 年に ATS/JRS/ALAT より，2021 年に CHEST（American College of Chest Physicians）より HP のガイドラインが相次いで発表された[1,2].　いずれも画像所見，病理所見，気管支肺胞洗浄（bronchoalveolar lavage ; BAL）所見のみではなく，原因抗原の有無について評価することになっている.　HP の診断および診療にはこの抗原同定，さらに抗原回避が最も重要である.　この点については CHEST ガイドラインのほうがより原因抗原の同定について記載が多く，原因抗原の特定についても確信度に基づき診断確信度を規定している.　さらに原因抗原が不明の場合，毎回の診察で詳細に問診をすること，原因抗原が特定された場合でも，毎回の診察で抗原回避が有効になされているか確認することが述べられている.

　CHEST ガイドラインに記載されている原因抗原に対するアプローチおよび対応は，日本における実

おかもと　つかさ　東京科学大学呼吸器内科/長寿・健康人生推進センター（〒113-8519 東京都文京区湯島 1-5-45）

2432-3268/25/紙：¥800/電子：¥1200/論文/JCOPY

	Typical for HP		Compatible with HP		Indeterminate for HP	
曝露歴および/あるいは血清 IgG 検査	曝露あり	曝露なし	曝露あり	曝露なし	曝露あり	曝露なし
BAL を実施していない，あるいは BAL 液でリンパ球増多を認めない，かつ，病理組織検査なし，あるいは病理組織所見が indeterminate	中確診例	低確診例	低確診例	除外できない	除外できない	除外できない
BAL 液リンパ球増多，かつ，病理組織検査なし	高確診例	中確診例	中確診例	低確診例	低確診例	除外できない
BAL 液でリンパ球増多，かつ，病理組織検査所見で indeterminate	確実例	高確診例	中確診例	中確診例	低確診例	除外できない
病理組織検査所見で probable HP	確実例	高確診例	高確診例	中確診例	中確診例	低確診例
病理組織検査所見で typical HP	確実例	確実例	確実例	確実例	確実例	高確診例*

図 1　画像所見，曝露評価，BAL 液リンパ球増多，組織所見に基づく過敏性肺炎の診断

確信度による診断は以下に分類される：確実例（definite）（>90%の確信度），高確診例（high confidence）（確信度 80～89%），中確診例（moderate confidence）（70～79%），および低確診例（low confidence）（51～69%）．すべての確信度で MDD を行う．
*追加の臨床情報あるいはエキスパートのセカンドオピニオンでの再評価で病理所見が変わらなければ確信度は確実例（definite）となる．
（Raghu G, Remy-Jardin M, Ryerson CJ, et al. Diagnosis of hypersensitivity pneumonitis in adults. An official ATS/JRS/ALAT clinical practice guideline. Am J Respir Crit Care Med 2020；202：e36-e69 より改変転載）
日本呼吸器学会過敏性肺炎診療指針 2022 作成委員会（編）．過敏性肺炎診療指針 2022．日本呼吸器学会，2022

地診療と合致していると思われる．間質性肺炎の診断の過程において環境因子を詳細に聴取することは，鑑別診断を検討するうえで必須の情報であり，いったん HP と診断された場合でも，治療の原則は抗原回避であることから，原因抗原の同定および回避を徹底することが重要である．

この 2 つのガイドラインでは，診断確信度の分類が少し異なる．ATS/JRS/ALAT ガイドラインでは 5 つに分けているが，CHEST ガイドラインでは ATS/JRS/ALAT ガイドラインの高確診例と中確診例を合わせて高確診例と定義している．この 2 つの国際ガイドラインの確信度を比較した研究が 2021 年すぐに報告された[3]．両方のガイドラインで HP と診断された 144 例において，確信度が 70% 以上となる割合は ATS/JRS/ALAT ガイドラインで 94%，CHEST ガイドラインで 92% であり類似性を認めた．しかしながら，確実例に注目すると，ATS/JRS/ALAT ガイドラインは 18% であったものの，CHEST ガイドラインでは 65% と大きな違いが認められた．この違いは病理診断の位置づけに影響されている．ATS/JRS/ALAT ガイドライ

ンでは，肺病理所見がない場合は，最高の確信度は高確診例となる．一方，CHEST ガイドラインでは，抗原が特定され，胸部 HRCT 所見が typical HP であれば確実例となり，肺病理診断が不要となる．日本の過敏性肺炎診療指針 2022 は ATS/JRS/ALAT ガイドラインに準拠している（図 1）．

抗原同定方法

原因抗原を同定することは，HP の診断において診断確信度がより確かなものとなること，治療としての有効な抗原回避につながることから極めて重要である．抗原が同定された症例では，原因抗原が不明である症例と比較し予後が良好であった[4,5]．原因抗原が同定されることで，適切に治療としての抗原回避を指導することが可能となる．ただし，抗原が同定されても抗原回避ができていない症例では，抗原不明であった症例と同様の予後を示したことから，抗原回避の標準化も今後の課題として重要である．

抗原同定においては，疫学情報も参考になる．急

性HPでは原因抗原として真菌が多く，慢性HPでは鳥関連抗原が多い．また夏～秋にかけては真菌によるものが多く，冬は鳥関連HPや加湿器肺が多い[6,7]．

抗原の特定には，病歴聴取，抗原問診票，抗原特異的抗体やリンパ球刺激試験による免疫学的評価，抗原回避試験，誘発試験，環境調査などがある．HPの過去のコホート研究において，原因抗原は30～50%の症例で特定されていない[1]．急性発症する非線維性HPにおいては原因抗原の同定は比較的容易だが，慢性発症する，特に潜在性発症型のHPにおいて原因抗原の特定が難しい症例をよく経験する．同定方法についてATS/JRS/ALATガイドラインでは明確な説明はなく，抗原曝露の有無を陽性・陰性で評価し，問診，抗原特異的抗体検査などで判断するとある．問診や抗体検査のみで原因抗原を特定とすると，過大評価していることになると考えられるため，原因と考えられる抗原による曝露前後で臨床的にどのように変化しているかを評価することが重要である．

抗原の同定法については，施設によって様々な手法をとっているのではないかと考えられる．過敏性肺炎診療指針2022に取り上げられている検査において，それぞれの同定法について概説する．

1　抗原問診票

ATS/JRS/ALATガイドラインでは，ガイドラインで抗原問診票を提案することはせず，地域や文化に合った特有の問診票を使用すべきとある．わが国において網羅するよう作成された抗原問診票が東京科学大学呼吸器内科のホームページに掲示されているので参考にしていただきたい．疑いのある曝露抗原に関しては，曝露期間，曝露量，頻度，症状への関与も聴取し，さらに季節性の変化や特定の活動による曝露の変化に関しても聴取することが診断につながることがある．抗原問診票についてのシステマティックレビューでは，抗原問診票は抗体検査よりも抗原特定に有用であり，抗体検査と吸入誘発試験を組み合わせた場合と同等であったとされる[8]．さらに，問診票の質問項目が多ければ多いほど抗原特

定に有用であった．

2　環境調査

住居環境や職場を写真で撮影してもらう，あるいはウェブ上で地理検索を行い周囲の環境を確認することも参考になる．環境調査は，実際に自宅や職場に赴き，問診のみでは得られない環境曝露を検索するために行われる．しかし，どこをどのように調べるのか，環境のサンプリングの方法も含め標準化されていないため，今後の課題といえる．

3　抗原曝露評価票

先述の通り，抗体検査陽性のみで原因抗原とすることは過大評価となるリスクがあることから，スクリーニングした抗原問診票あるいは環境調査の情報から，それぞれの抗原の臨床的な影響を評価すべきである．その一つの指標として，東京科学大学呼吸器内科で作成した評価基準がある（表1）[9]．疑われる抗原，抗体検査結果，曝露時期に一致した悪化あるいは抗原回避による改善の有無，誘発試験の4点で評価する．CHESTガイドラインを参考に，これらの結果から確定，強い疑い，疑い，弱い疑いの4つに分類している．

4　抗体検査

HPの原因抗原としては300種以上知られているが，商業化され抗体測定が可能な抗原は，*Trichosporon asahii*と鳥抗原のみである．生活環境中に存在するその他の原因抗原に対する抗体検査などは，今後取り組むべき課題である．抗*Trichosporon asahii*抗体は夏型HPの診断において感度・特異度ともに90%程度と良好である[10]．一方，鳥特異的IgG抗体検査は，急性鳥関連HPの診断においては感度・特異度ともに良好だが，慢性においては特異度は80%と良好である一方で感度は50%程度と低い[11,12]．繰り返しになるが，抗体陽性であることは抗原に感作されていることを示しているにすぎないため，本検査陽性のみで原因抗原と判断することはできない点は注意してほしい．

表1　抗原曝露評価票（第2版）

過敏性肺炎・抗原曝露評価票（第2版）　　　評価日＿＿＿＿＿　記載者＿＿＿＿＿					
評価する抗原			**C. 抗原と疾患の関連**	**D. 抗原と疾患の強い関連**	**疑いの強さ**
抗原名	A. 曝露歴	B. 免疫学的所見			
真菌	場所 （　　　　　　） □臭いのみ □日当たり悪い □湿気多い □雨漏り・浸水あり □木造20年以上 □その他	□抗 *T.asahii* 抗体 抗体価 □その他 （　　　　　）	**C1 曝露量増加による悪化** □曝露量増加に伴うデータ悪化 □データの季節性変動，職場や趣味に関連した変動あり □環境誘発試験陽性 **C2 曝露量減少による改善** □抗原除去後にデータ改善	□個別の誘発試験陽性	□確定 □強い疑い □疑い □弱い疑い
鳥類	□飼育歴あり □近隣の飼育・小屋・巣 □散歩時の接触・餌付 □庭の飛来・羽毛・鳥糞 □その他	□鳥特異的 IgG 抗体 抗体価 （ハト） （インコ）	**C1 曝露量増加による悪化** □曝露量増加に伴うデータ悪化 □データの季節性変動，職場や趣味に関連した変動あり □環境誘発試験陽性 **C2 曝露量減少による改善** □抗原除去後にデータ改善	□個別の誘発試験陽性	□確定 □強い疑い □疑い □弱い疑い
羽毛製品 （　　　）	□本人が使用 □家族のみ使用 □保管のみ □その他				
鶏糞肥料	□自宅で使用 □近所で使用 □その他				
加湿器	□超音波型 □加熱型 □その他の型 （　　　　　）	□その他	**C1 曝露量増加による悪化** □曝露量増加に伴うデータ悪化 □データの季節性変動，職場や趣味に関連した変動あり □環境誘発試験陽性 **C2 曝露量減少による改善** □抗原除去後にデータ改善	□個別の誘発試験陽性	□確定 □強い疑い □疑い □弱い疑い
その他 （　　　）	詳細 （　　　　　　）	□その他	**C1 曝露量増加による悪化** □曝露量増加に伴うデータ悪化 □データの季節性変動，職場や趣味に関連した変動あり □環境誘発試験陽性 **C2 曝露量減少による改善** □抗原除去後にデータ改善	□個別の誘発試験陽性	□確定 □強い疑い □疑い □弱い疑い

疑いの強さ・判定

G4：（B＋C1＋C2）or D　→確定　　　　　　　　　　（ATS/JRS/ALAT：positive，CHEST：identified）
G3：（B＋C1）or（B＋C2）or（C1＋C2）→強い疑い　（ATS/JRS/ALAT：positive，CHEST：indeterminate）
G2：B or C1 or C2　→疑い　　　　　　　　　　　　（ATS/JRS/ALAT：negative，CHEST：indeterminate）
G1：A のみ（B〜D まで該当なし）→弱い疑い　　　（ATS/JRS/ALAT：negative，CHEST：unidentified）

*データの悪化・変動は，「症状（熱，咳，息切れ）」，「血液検査（KL-6, SP-D, LDH, CRP, WBC, A-aDO$_2$）」，「肺機能（VC, FVC, DLco）」，「6分間歩行（最低 SpO$_2$，歩行距離）」，「画像所見（すりガラス影，consolidation）」などの複数項目で判断をする.

特集　間質性肺炎と肺がんの MDD―専門家チームで進める"最適化"

5　リンパ球刺激試験

Suhara らは鳥関連 HP において，急性症例 10 例，慢性症例 35 例を対象に，ハト血漿を抗原としたリンパ球刺激試験を評価した[11]．急性症例では感度・特異度はそれぞれ 50%・100%，慢性症例では，46%・91% であった．特異度は高く診断には有用であることが示されたが，感度は低く陰性であっても除外することはできない結果となった．ATS/JRS/ALAT ガイドラインでは，準備する抗原および検査方法の標準化が不十分であることから推奨しない検査として位置づけられている．

6　抗原回避試験

急性発症する症例においては，原因抗原からの回避を行うことで比較的速やかに自覚症状や検査データが改善することから，HP であることが診断しやすい．一方，慢性経過を示す症例においては原因抗原の特定も難しく，有効な抗原回避を行うことが困難であることが経験される．当科では 2 週間入院し生活環境を変えることで抗原回避検査を実施している．入院時と 2 週間後の自覚症状，検査データを比較することで評価している．Tsutsui らは 196 例の慢性過敏性肺炎と 43 例のコントロールで比較し，2 週間の抗原回避試験で VC の 3% 以上の増加，KL-6 の 13% 以上の低下，白血球の 3% 以上の低下を陽性とした[13]．この場合，特異度は 81% と良好だが，感度は 50% と不十分であるため，特に慢性経過を示す線維性 HP において抗原回避試験陰性であっても HP の除外にはならない．

7　誘発試験

環境誘発試験と吸入誘発試験があるが，誘発方法や評価基準に画一化したものがない．そのため，ATS/JRS/ALAT ガイドラインでは行わないことを弱く推奨している．2018 年に報告された慢性 HP の診断基準 Modified Delphi survey において，診断に重要度が高い 49 項目が抽出され吸入誘発試験も選ばれたが，最重要検査の 18 項目には選出されなかった[14]．近年，加湿器肺の症例が増加傾向にある

が，加湿器の使用で悪化するかどうか検討することは有用である．環境誘発試験においても標準化された方法はないものの，日常診療上診断の参考になる．自宅や職場に原因があると考えた場合，数時間～数日環境に曝露しその前後で変化があれば重要な所見となる．ただし，慢性経過の症例において，短時間の曝露による変化がない場合でも原因抗原として否定されるものではない．

BAL・クライオ・VATS の適応

BAL および肺生検を実施するかどうかは MDD で決定する．2018 年の IPF 国際ガイドラインにおいては，IPF の診断のためには BAL は実施すべきでないといわれていたが，HRCT で UIP パターンではない症例に対しては BAL の実施が提案された[15]．免疫学的な評価，画像所見から MDD〔CR（臨床医・放射線科医による集学的検討）診断〕を実施しても十分な確信度をもった診断がなされない場合に，BAL や肺生検が適応となる．しかし原因抗原が明らかで HRCT 所見が典型的であれば，ルーティンな BAL の実施は推奨されない．

クライオ生検とビデオ下胸腔鏡手術（video-assisted thoracoscopic surgery；VATS）のどちらを選択するかは HP に限らず問題となるが，症例の背景因子を踏まえたうえで，どちらを選択するか，あるいは両方実施するのか，MDD で議論する点となる．HP は IPF と比較し外科的肺生検（surgical lung biopsy；SLB）と経気管支クライオ肺生検（transbronchial lung cryobiopsy；TBLC）の診断一致率が高くないことや，TBLC は胸膜下の病変が評価できないことなどには留意し，MDD 診断を下すこととなる[16]．

IPF との鑑別

IPF および線維性 HP の診断ガイドラインについてそれぞれ独立して作成されているため，鑑別が難しい患者に対してガイドラインをどのように適用すべきかについての指針が示されていない．IPF と線

維性 HP の鑑別は臨床上頻繁に直面する課題であり，より実用的なアプローチが求められている．Marinescu らは診断アルゴリズムを提唱し，MDDの重要性を強調している[17]．MDD を行うことで，IPF と診断されていた症例の約 2 割が線維性 HP へ変更となったという報告もあり，多職種で診断を下していくプロセスは精度を上げるものと考える[18]．

　画像所見や病理所見のほかに，日本では KL-6 やSP-D の測定が可能であり，過敏性肺炎診療指針2022 では国際ガイドラインに記載のないバイオマーカーについても触れている．自覚症状や KL-6およびSP-D，呼吸機能検査データが季節性に変動することは参考になる[19]．また，KL-6 およびSP-D においては，IPF やそのほかの間質性肺疾患と比較し HP 症例では高値をとることが多い[20]．これらの血液バイオマーカーも鑑別の一助となる．

MDD の最後に

　MDD では，疾患挙動と合わせ治療方針についても協議される．HP の治療の基本はあくまで抗原回避であるが，その抗原回避の手法，評価時期について課題もある．線維性 HP は慢性経過を示すため短期の抗原回避では変化を認めないこともあり，適切な評価時期が不明である点，抗原回避が完全に成功しているか評価法が確立されていない点，適切な抗原回避を継続するための患者支援方法がない点などが挙げられる．完全な抗原回避ができない場合や原因抗原が特定できない場合は薬物治療を検討することになるが，線維性 HP では抗炎症薬の限界が報告されている一方で，筆者らは propensity score matching により背景因子をそろえた検討では，ステロイドは予後および努力肺活量（forced vital capacity；FVC）の低下を抑制するという報告をした[21]．HP は環境因子も含め予後に関連することから，解析には工夫が必要である．

文献

1) Raghu G, Remy-Jardin M, Ryerson CJ, et al. Diagnosis of Hypersensitivity Pneumonitis in Adults. An Official ATS/JRS/ALAT Clinical Practice Guideline. Am J Respir Crit Care Med 2020 ; 202 : e36-69.

2) Fernández Pérez ER, Travis WD, Lynch DA, et al. Diagnosis and Evaluation of Hypersensitivity Pneumonitis : CHEST Guideline and Expert Panel Report. Chest 2021 ; 160 : e97-156.

3) Buendia-Roldan I, Aguilar-Duran H, Johannson KA, et al. Comparing the Performance of Two Recommended Criteria for Establishing a Diagnosis for Hypersensitivity Pneumonitis. Am J Respir Crit Care Med 2021 ; 204 : 865-8.

4) Fernández Pérez ER, Swigris JJ, Forssén AV, et al. Identifying an inciting antigen is associated with improved survival in patients with chronic hypersensitivity pneumonitis. Chest 2013 ; 144 : 1644-51.

5) Petnak T, Thongprayoon C, Baqir M, et al. Antigen identification and avoidance on outcomes in fibrotic hypersensitivity pneumonitis. Eur Respir J 2022 ; 60 : 2101336.

6) Okamoto T, Miyazaki Y, Ogura T, et al. Nationwide epidemiological survey of chronic hypersensitivity pneumonitis in Japan. Respir Investig 2013 ; 51 : 191-9.

7) Ando M, Arima K, Yoneda R, et al. Japanese summer-type hypersensitivity pneumonitis. Geographic distribution, home environment, and clinical characteristics of 621 cases. Am Rev Respir Dis 1991 ; 144 : 765-9.

8) Jenkins AR, Chua A, Chami H, et al. Questionnaires or Serum Immunoglobulin G Testing in the Diagnosis of Hypersensitivity Pneumonitis among Patients with Interstitial Lung Disease. Ann Am Thorac Soc 2021 ; 18 : 130-47.

9) Iijima Y, Ejima M, Yamana T, et al. Assessment of clinical relevance of antigen improves diagnostic accuracy of hypersensitivity pneumonitis. BMC Pulm Med 2024 ; 24 : 84.

10) 三宅修司，浜岡　章，吉澤靖之．マウス抗 Trichosporon asahii モノクローナル抗体 D-8 を用いた抗原接合 ELISA 法による夏型過敏性肺炎診断の有用性について．日呼吸会誌 2001 ; 39 : 7-11.

11) Suhara K, Miyazaki Y, Okamoto T, et al. Utility of immunological tests for bird-related hypersensitivity pneumonitis. Respir Investig 2015 ; 53 : 13-21.

12) Shirai T, Tanino Y, Nikaido T, et al. Screening and diagnosis of acute and chronic bird-related hypersensitivity pneumonitis by serum IgG and IgA antibodies to bird antigens with ImmunoCAP®. Allergol Int 2021 ; 70 : 208-14.

13) Tsutsui T, Miyazaki Y, Okamoto T, et al. Antigen avoidance tests for diagnosis of chronic hypersensitivity pneumonitis. Respir Investig 2015 ; 53 : 217-24.

14) Morisset J, Johannson KA, Jones KD, et al. Identification of Diagnostic Criteria for Chronic Hypersensitivity Pneumonitis : An International Modified Delphi Survey. Am J Respir Crit Care Med 2018 ; 197 : 1036-44.

15) Raghu G, Remy-Jardin M, Myers JL, et al. Diagnosis of Idiopathic Pulmonary Fibrosis. An Official ATS/ERS/JRS/ALAT Clinical Practice Guideline. Am J Respir Crit Care Med 2018 ; 198 : e44-68.

16) Fortin M, Liberman M, Delage A, et al. Transbronchial

Lung Cryobiopsy and SurgicAl LuNg Biopsy: A Prospective MultI-CEntre Agreement Study (CAN-ICE). Am J Respir Crit Care Med 2023; 207: 1612-9.

17) Marinescu DC, Raghu G, Remy-Jardin M, et al. Integration and Application of Clinical Practice Guidelines for the Diagnosis of Idiopathic Pulmonary Fibrosis and Fibrotic Hypersensitivity Pneumonitis. Chest 2022; 162: 614-29.

18) Jo HE, Glaspole IN, Levin KC, et al. Clinical impact of the interstitial lung disease multidisciplinary service. Respirology 2016; 21: 1438-44.

19) Okamoto T, Tsutsui T, Suhara K, et al. Seasonal variation of serum KL-6 and SP-D levels in bird-related hypersensitivity pneumonitis. Sarcoidosis Vasc Diffuse Lung Dis 2015; 31: 364-7.

20) Okamoto T, Fujii M, Furusawa H, et al. The usefulness of KL-6 and SP-D for the diagnosis and management of chronic hypersensitivity pneumonitis. Respir Med 2015; 109: 1576-81.

21) Ejima M, Okamoto T, Suzuki T, et al. Efficacy of treatment with corticosteroids for fibrotic hypersensitivity pneumonitis: a propensity score-matched cohort analysis. BMC Pulm Med 2021; 21: 243.

特集　間質性肺炎と肺がんの MDD—専門家チームで進める "最適化"

間質性肺炎—B.　各論：疾患別の MDD の実際

線維性過敏性肺炎の MDD
—放射線科医の立場から

江頭玲子

KEY WORDS　線維性過敏性肺炎，間質性肺炎，高分解能 CT，画像診断，three-density pattern

POINT

- 線維性過敏性肺炎の画像所見は，慢性線維化性間質性肺炎と細気管支病変，活動性炎症性病変が種々の程度で組み合わさったものである．
- 国際ガイドラインにおける Typical HP パターンは，IPF との比較において特異性が高いが，頻度は高くなく，膠原病関連間質性肺炎との鑑別は考慮されていない．
- 画像診断に "絶対" はなく，画像のみで線維性過敏性肺炎の決定や否定をすることはできない．

はじめに

　過敏性肺炎（hypersensitivity pneumonitis；HP）という疾患は "厄介" である．アレルギー性疾患という側面，間質性肺疾患という側面の両方を有する．すべての疾患がそうであるように，アレルギー性疾患も間質性肺疾患もそれぞれ反応の個人差が大きく，そこに抗原の種類や曝露量・期間の多彩さ，受診や画像検査のタイミングが加わり，さらなるバリエーションを生じることとなる．

　急性発症のものや鳥飼病のように臨床的に誘因が明らかな場合を除き，多くの線維性過敏性肺炎は臨床的にも画像的にも特異的な所見を呈することは少ない．病理組織を取ってさえも，典型的な所見が揃う頻度は決して高いわけではない．この "厄介さ" ゆえ，MDD が真価を発揮する疾患と言える．

　本稿は，線維性過敏性肺炎の MDD がテーマであるが，HP とわかったうえで MDD をするわけでは決してない．よって，放射線科医が MDD で何を考え，HP の可能性を考慮するにあたりどのようなアプローチをするか，その過程において何が問題になるのかを論じることとし，近年発刊となった国際ガイドラインについても言及する．

MDD における放射線画像診断医の役割

　間質性肺炎の画像診断において最も大事なことは，思い込まず，公平な目で見て，細かくすべての所見を取ることと言えよう．具体的には，線維化の有無，組織構築としての通常型間質性肺炎（usual interstitial pneumonia；UIP）パターンの有無，全体としてどんなパターンが優勢か，UIP パターン優勢の場合には特発性肺線維症（idiopathic pulmonary fibrosis；IPF）としては非典型的な要素や炎症

えがしら りょうこ　佐賀大学医学部放射線医学講座（〒849-8501 佐賀県佐賀市鍋島 5-1-1)/Satsuma Lab, Centre for Medical Image and Computing, University College London

性病態や細気管支病変を示唆する所見はあるのか，を見ていくことになる．そのうえで，どのような病態を考え，どんな疾患が鑑別の上位になるか，と進む．最初に画像を見たとき，目立つ所見を中心に"印象"で判断してしまうと，軽い所見を見落とすことにより，鑑別疾患を減らしてしまうことにつながる．主治医が自身では認識していなかった病態を画像所見から想起する場合もあるため，所見は網羅的に取ることが望ましい．同様の理由でガイドライン診断（現行ではIPFおよびHP）は最後にすべきと考える．IPFないしHPガイドラインは，いずれも，どのくらいIPFないしHPらしいか，という尺度のみを測る分類である．

また，忘れてはいけない役割として，画像のクオリティ評価が挙げられる．吸気不十分の影響は一般的に考えられる以上に大きい．他院からの持ち込み画像においては，撮影条件やwindow値，再構成関数などの違いも考慮しなければならない．

肺生検を行う場合には部位の選定に関わることが望まれ，生検しない場合には画像診断が最後の形態診断であること，肺癌，肺高血圧など同一領域の合併症を含め，間質性肺炎以外の重要所見についてのコメントも必要で，（当たり前ではあるが）肺のみではなく全体として患者を診断するという認識が必要である．

線維性過敏性肺炎の画像所見と2つの国際ガイドライン

1 線維性過敏性肺炎でみられる画像所見と可能性が高いと考える画像所見

"線維性過敏性肺炎でみられる画像所見"と"可能性が高いと考える画像所見"，この両者は大きく異なることを認識しておく必要がある．"線維性過敏性肺炎でみられる画像所見"は，慢性線維化性間質性肺炎の所見と種々の程度の細気管支病変ないし活動性炎症性病変が複合されたものである．「はじめに」で述べたように，個体の反応性の違いに，抗原の種類や曝露量・期間の多彩さ，受診や画像検査

のタイミングが加わり，画像に捉えられる所見のバリエーションは無限大に近い．IPFに近い画像所見を呈するものもある（図1）．線維性過敏性肺炎であるからと言って，CT撮影時に曝露からの時間が短く，"可能性が高いと考える画像所見"に該当する活動性の炎症や細気管支病変があるとは限らない．特に日本では検診発見例に加え，諸外国に比しCT撮影のハードルが低く，他の目的で撮影されたCTで指摘の間質性肺炎にも線維性過敏性肺炎は見いだされる．

線維性過敏性肺炎では，他の慢性線維化性間質性肺炎同様，線状網状影やすりガラス影，牽引性気管支・細気管支拡張，時に蜂巣肺といった所見が認められる．分布に関しては，"可能性が高いと考える画像所見"に該当する"全肺野びまん性の分布"（図2）に加え，頭尾方向ではIPF様の胸膜直下かつ肺底部優位の分布，上・中肺野優位の分布，下肺野優位でも肺底部のスペアリングがみられるなどのバリエーション，水平方向では末梢優位，気管支血管束周囲優位，中枢側優位などのバリエーションが存在する[1]．また，細気管支病変に相当するびまん性の小葉中心性粒状影，モザイクパターン，呼気CTでのair trappingが一定の頻度でみられ，特にthree-density patternは鑑別に有用とされるが，常に頻度が高いと限らない[2,3]．

これらを踏まえ，ガイドラインにおける記述を理解し，活用する必要がある．

2 2つの国際ガイドライン

2020年にHP診断において初の国際ガイドライン〔ATS（American Thoracic Society）/JRS（Japanese Respiratory Society）/ALAT（Asociación Latinoamericana de Tórax）〕が発刊され[4]，翌2021年にはACCP（American College of Chest Physicians）よりもう1つの国際ガイドラインが発刊された[5]．ガイドライン診断をする，という作業があるだけで，HPの可能性について常に考える機会が生まれる．内容に言及する前に，不顕性のHPは想定以上に多いため，実はこの事実こそが非常に重要と考えられる．

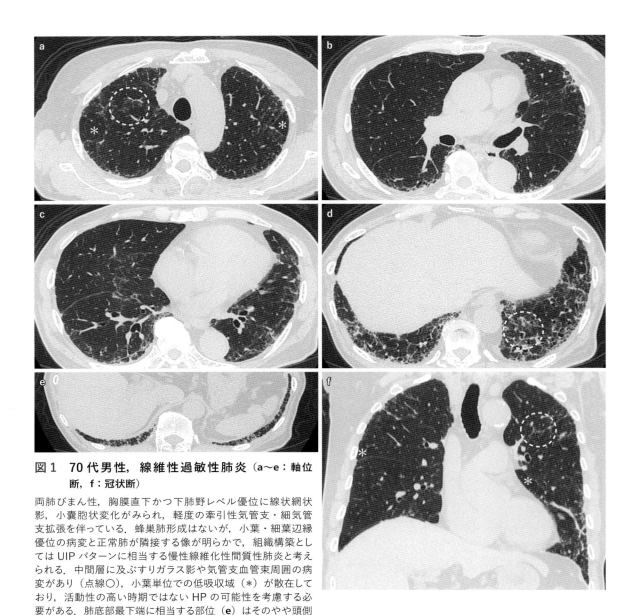

図1 70代男性，線維性過敏性肺炎（a〜e：軸位断，f：冠状断）

両肺びまん性，胸膜直下かつ下肺野レベル優位に線状網状影，小囊胞状変化がみられ，軽度の牽引性気管支・細気管支拡張を伴っている．蜂巣肺形成はないが，小葉・細葉辺縁優位の病変と正常肺が隣接する像が明らかで，組織構築としてはUIPパターンに相当する慢性線維化性間質性肺炎と考えられる．中間層に及ぶすりガラス影や気管支血管束周囲の病変があり（点線○），小葉単位での低吸収域（*）が散在しており，活動性の高い時期ではないHPの可能性を考慮する必要がある．肺底部最下端に相当する部位（e）はそのやや頭側（d）に比しやや所見が乏しい．

2つの国際ガイドラインにおける線維性過敏性肺炎の画像パターン分類の共通点1つ目は，Typical，Compatible，Indeterminateの3つに分類しAlternativeが存在しないことで，これは前述のバリエーションを考慮し，画像所見からHPを否定することが困難という事実に起因する．2つ目は，Typicalは生検をしないとしても臨床的に一定以上の可能性があれば画像所見から強くHPを疑える，つまり"可能性が高いと考える画像所見"に相当することだ．画像を見て過敏性肺炎だという印象をもった際，「画像パターンをTypicalに分類したい」と思いがちだが，Typicalの意味は決して頻度が高いことではないので注意が必要である．3つ目は，いずれも比較対象をIPFと位置づけていることで，膠原病肺との鑑別には有用性が乏しい（考慮されていない）．4つ目はthree-density pattern（2021年版ではsign）を有用視していることである．Three-density patternという用語は2020年版作成時に過去の論文でのhead-cheese sign[6]を言い換えたもので，モザイクパターンの一種である[4]．正常濃度，炎症によるすりガラス影，過膨張による低吸収の3つの異なる濃度がパッチワーク状に認められる"模

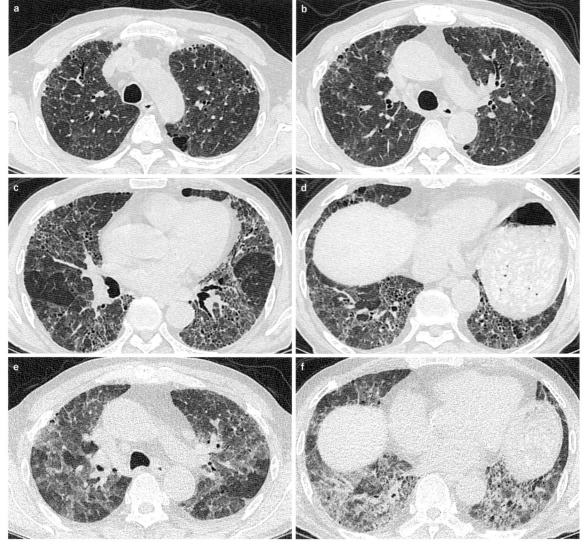

図2 70代男性, 線維性過敏性肺炎 (a〜d：吸気CT軸位断, e, f：b, dに相当する部位の呼気CT軸位断)

両肺に広範なすりガラス影および線状網状影，小嚢胞状変化を認め，炎症性要素を慢性線維化性間質性肺炎が疑われる．線維化病変に相当する所見は，上肺野レベルでは胸膜直下の小嚢胞状変化および線状網状影が主体でUIPパターン様（a, b），中下肺野レベルでは気管支血管束周囲主体に線状網状影，小嚢胞状変化を認め，牽引性気管支拡張を伴いNSIPパターン様（c, d）の分布と言える．炎症性要素に相当する所見は，びまん性，上肺野優位の淡い小葉中心性粒状影〜すりガラス影として認められる．また，モザイク状に低吸収領域が混在し，同部は周囲に対して過膨張となっている（three-density pattern）．呼気CT（e, f）ではモザイク状の所見が強調され，air-trappingが示唆される．

様"を指す．

　Typical，Compatibleの分類における両ガイドラインの違いを簡潔に言い表すと，2020年版は線維化病変の分布を重視し，2021年版は細気管支病変の性状を重視している．また，2021年版では，びまん性でない細気管支病変，斑状のすりガラス影があるもの，がCompatibleに含まれるため，Compatible以上に分類される症例は2021年版のほうが多くなりうる．2020年版で重視された線維化病変の分布は，evidenceが少ないため，いわゆるexpert opinion主体となっている．ただし，昨年，本邦からも線維性過敏性肺炎とIPFの鑑別をターゲットにした診断基準作成を試み[7]，偏りのない分布に加え，牽引性気管支拡張を伴うすりガラス影，上肺野における気管支血管束周囲の病変が独立したHP予測因子として認められ，やはり線維化病変の分布も重要と考えられる．しかしながら線維性過敏性肺炎における肺野病変すべてが線維化病変に該当する

わけではなく，種々の程度で炎症性病変が含まれており，線維化病変の分布についての判断は非常に難しい．

個人的な見解にはなるが，両ガイドラインの両方の要素を取り入れ，線維化病変の分布，細気管支病変の性状や分布，いずれも考慮した分類が理想的と考えられる．

2つのガイドラインを比較検証した報告があり[8]，HRCT画像における両ガイドラインの診断能は異なり，疾患の有病率が精度に影響を及ぼすとしている．また，2020年版は特異度および陽性的中率（positive predictive value；PPV）が高く，2021年版は感度が高く，高い有病率を仮定した場合には陰性的中率（negative predictive value；NPV）も高かった．低有病率環境では2020年版，高有病率環境では2021年版を用いた場合に，より高い精度が得られたと報告されている．HPは個体差に加え，環境の地域差が非常に大きいため，"適切な分類基準"は状況によって大きく異なると考えられる[4]．

IPFとの鑑別ポイント

典型例間における鑑別は容易である．つまり，胸膜直下かつ肺底部優位に不均一性を有する慢性線維化性間質性肺炎で，すりガラス影や細気管支病変がみられなければIPF，頭尾方向，水平方向ともにびまん性分布を呈し，three-density patternを伴っていれば線維性過敏性肺炎という具合である．しかし，現実は甘くない．おそらく現行のIPFガイドラインでUIP（つまりIPF）と診断され，組織学的検証がない症例の中にHPは一定数存在する可能性がある．また，IPFであっても，粘液分泌によるすりガラス影や，喫煙の影響による粒状影，モザイクパターンを伴う症例はやはり一定数存在する[9]．つまり画像診断のみで，IPFやHPかの最終診断を下してはいけない．

MDDで線維性過敏性肺炎と判断するに際し気を付けているポイント

病理組織診断がない場合，画像所見は最終的な形態学的診断の役割を担う．しかし，われわれには細胞を見ることができず，形質細胞と通常のリンパ球を見分けることも，線維化病変の中に埋もれた肉芽腫を検出することもできない．慢性線維化性間質性肺炎と細気管支病変の組み合わせに活動性炎症を伴えば，リウマチ関連間質性肺炎はHPの典型例に酷似する．また，微細な粒状影が，細気管支領域のものであるか，細葉辺縁部に位置するものかを判断することも難しい．多発する低吸収小葉がありモザイクパターンと判断した場合には，知られていない気管支喘息に起因する場合もあれば，幼少期の感染に起因することもある．すりガラス影に至っては，急性増悪の始まりなのか，不顕性のCOVID-19肺炎なのか，HPの炎症なのか，病的意義の乏しい粘液なのか，完全にお手上げである．

つまり，画像ではわかることとわからないことがある．最初に触れたように，思い込まず，公平な視点で所見を取る．典型例はあっても"絶対"はない．これが線維性過敏性肺炎診断，ならびにすべての間質性肺炎診断において，気を付けている，そしていつも反省しているポイントと言える．

本稿では述べなかったが，線維性過敏性肺炎の診断に有用な所見と，予後不良に関与する所見[10〜12]はまた別の問題であり，実際の診療におけるMDDでは，これらにも注意を払う必要がある．

文献

1) Silva CI, Müller NL, Lynch DA, et al. Chronic hypersensitivity pneumonitis : differentiation from idiopathic pulmonary fibrosis and nonspecific interstitial pneumonia by using thin-section CT. Radiology 2008 ; 246 : 288-97.

2) Tateishi T, Johkoh T, Sakai F, et al. High-resolution CT features distinguishing usual interstitial pneumonia pattern in chronic hypersensitivity pneumonitis from those with idiopathic pulmonary fibrosis. Jpn J Radiol 2020 ; 38 : 524-32.

3) Okabayashi H, Fukuda T, Iwasawa T, et al. The new useful

high-resolution computed tomography finding for diagnosing fibrotic hypersensitivity pneumonitis : "hexagonal pattern" : a single-center retrospective study. BMC Pulm Med 2022 ; 22 : 76.
4) Raghu G, Remy-Jardin M, Ryerson CJ, et al. Diagnosis of Hypersensitivity Pneumonitis in Adults. An Official ATS/JRS/ALAT Clinical Practice Guideline. Am J Respir Crit Care Med 2020 ; 202 : e36-69.
5) Fernández Pérez ER, Travis WD, Lynch DA, et al. Diagnosis and Evaluation of Hypersensitivity Pneumonitis : CHEST Guideline and Expert Panel Report. Chest 2021 ; 160 : e97-156.
6) Barnett J, Molyneaux PL, Rawal B, et al. Variable utility of mosaic attenuation to distinguish fibrotic hypersensitivity pneumonitis from idiopathic pulmonary fibrosis. Eur Respir J 2019 ; 54 : 1900531.
7) Sumikawa H, Komiya K, Egashira R, et al. Validation of a computed tomography diagnostic model for differentiating fibrotic hypersensitivity pneumonitis from idiopathic pulmonary fibrosis. Respir Investig 2024 ; 62 : 798-803.
8) Chelala L, Adegunsoye A, Strek M, et al. Hypersensitivity Pneumonitis on Thin-Section Chest CT Scans : Diagnostic Performance of the ATS/JRS/ALAT versus ACCP Imaging Guidelines. Radiol Cardiothorac Imaging 2024 ; 6 : e230068.
9) 江頭玲子，武井玲生仁.【呼吸器の common disease にみる非典型的画像所見】特発性肺線維症・過敏性肺炎. 画像診断 2024 ; 44 : 910-22.
10) Jacob J, Odink A, Brun AL, et al. Functional associations of pleuroparenchymal fibroelastosis and emphysema with hypersensitivity pneumonitis. Respir Med 2018 ; 138 : 95-101.
11) Salisbury ML, Gu T, Murray S, et al. Hypersensitivity Pneumonitis : Radiologic Phenotypes Are Associated With Distinct Survival Time and Pulmonary Function Trajectory. Chest 2019 ; 155 : 699-711.
12) Choe J, Chae EJ, Kim YJ, et al. Serial changes of CT findings in patients with chronic hypersensitivity pneumonitis : imaging trajectories and predictors of fibrotic progression and acute exacerbation. Eur Radiol 2021 ; 31 : 3993-4003.

特集　間質性肺炎と肺がんの MDD―専門家チームで進める "最適化"

間質性肺炎―B.　各論：疾患別の MDD の実際

線維性過敏性肺炎の MDD
―病理医の立場から

田中伴典

KEY WORDS　線維性過敏性肺炎，慢性過敏性肺炎，病理診断，multidisciplinary discussion，肉芽腫

POINT

- 幼若な非壊死性肉芽腫は過敏性肺炎に特異性が高い．
- 気道病変の有無および非壊死性肉芽腫の判定で MDD 結果が左右される．
- 喫煙関連や喘息様の気道病変は重視しない．
- MDD 診断が難しい場合でも抗線維化薬や抗炎症薬使用の可否の判断につなげる．

はじめに

本稿では線維性過敏性肺炎（fibrotic hypersensitivity pneumonitis；fHP）の multidisciplinary discussion（MDD）に関し，病理的な側面から概説を行った．fHP における病理診断の役割，基本的な組織所見，および鑑別疾患，留意点，MDD 時に頻繁に議論となる項目を示した．なお，fHP は組織像が多彩で，限られた紙面では十分な組織像の提示は困難である．本稿では MDD に主眼を置いて解説し，詳細な fHP の病理所見，病理診断，ガイドラインの組織基準に関しては，本誌 2024 年 4 月号[1]や，過敏性肺炎診断指針 2022[2]，ATS（American Thoracic Society）[3]や CHEST（American College of Chest Physicians）[4]のガイドラインも併せてご参照いただきたい．

病理診断の役割

fHP における病理診断の役割を**表 1**に示す．近年，クライオ肺生検が行われるようになり，従来の外科的肺生検での MDD と比較してクライオ肺生検での MDD では，病理の重要性は大きく低下した．クライオ肺生検では，外科的肺生検に比して観察範囲が狭く，感度や特異度が低下するため，MDD に反映される病理の割合/重要性は低下せざるを得ない．ただし，組織学的に幼若な非壊死性肉芽腫がみられた場合は，fHP に特異性が高く，クライオ肺生検でも十分に fHP 診断の決め手となり得る[5]．

表 1　線維性過敏性肺炎における病理診断の役割

- HP ガイドラインの組織基準での確信度判定
- UIP パターンの有無の判定
- 慢性線維化の程度の評価
- 線維芽細胞巣の有無，程度（慢性間質性肺炎の進行速度）の評価
- 炎症の程度，炎症細胞浸潤の種類の評価
- 過敏性肺炎を強く否定する所見の有無の確認
- その他の合併症の有無（肺高血圧症，膠原病，肺胞蛋白症など）の確認
- 悪性腫瘍の除外
- 感染症の除外
- 病態の解明や，臨床・画像所見の解釈の妥当性評価

たなか　とものり　神戸大学医学部附属病院病理診断科（〒650-0017 神戸市中央区楠町 7-5-2）

線維性過敏性肺炎（fHP）の病理所見

fHPの基本的な病理所見や，頻繁に認める所見，頻度の低い所見，fHPを強く否定する所見を**表2**にまとめた．fHPの病理診断基準に関しては，ATS[3]やCHEST[4]のガイドラインをご参照いただきたい．

fHPの基本所見は，①慢性の線維化/間質性肺炎，②気道中心性の線維化，③非壊死性の幼若な肉芽腫の3つである．典型例ではこれら3つの所見がすべてみられる[2]．

しかし，実臨床では，これらの3つの所見がそろわない場合が多く，特に肉芽腫のみられない症例では，病理のみでfHPの診断は困難で，MDDが必須である[1]．

病理医の役割としては，MDDに際して，ガイドラインの組織基準において，どの確信度/カテゴリーに当てはまるかの判断が求められる．なお，過敏性肺炎（hypersensitivity pneumonitis；HP）のガイドラインは，ATS[3]とCHEST[4]のそれぞれから出版されており，それぞれの施設によってどちらかが使用されていると思われるが，両者の違いを病理の項目に関し，簡単に**表3**にまとめた．病理学的に大きな違いは，気道病変の捉え方の違いである．CHESTガイドラインでは，気道病変を厳密に評価し，喫煙に伴う気道病変や不明瞭な気道病変は採用しないというスタンスが読み取れる．

fHPの病理診断の問題点としては，気道中心性の線維化や肉芽腫の有無判定は病理医によって大き

表2 線維性過敏性肺炎の病理所見

線維化性過敏性肺炎の基本的（主要）な病理所見

- 慢性の線維化/間質性肺炎[#]
- 気道中心性の病変（主にリンパ球浸潤，気道中心性線維化）
- 非壊死性の幼若な肉芽腫

線維化性過敏性肺炎のその他の所見（しばしば合併する所見）

- Peribronchiolar metaplasia（PBM）
- Bridging fibrosis
- 間質内多核巨細胞
- 組織学的な器質化肺炎（いわゆる Masson 体）

線維化性過敏性肺炎を否定はしないが，頻度の低い所見

- 好酸球浸潤（喘息の合併を鑑別する必要がある）
- 胚中心を有するリンパ濾胞（より膠原病を考える）
- 形質細胞浸潤（より膠原病を考える）
- 胸膜炎（抗原が胸膜に達すれば胸膜炎を生じうる）
- Pigmented macrophages
  （喫煙の変化を合併した間質性肺炎を考える）
- Dust の沈着（塵肺が鑑別となる）
- サルコイド様肉芽腫（サルコイドーシスが鑑別となる）
- 多数の多核巨細胞（誤嚥性肺炎が鑑別となる）
- 気道のびらん（感染症や誤嚥性肺炎が鑑別となる）

線維化性過敏性肺炎を強く否定する所見

- 悪性腫瘍（fHPに肺癌が合併することはよくある）
- 感染症
- 血管を巻き込んだ肉芽腫
  （サルコイドーシスや抗酸菌症が鑑別となる）
- 血管炎
- 大きな壊死性肉芽腫や多数の壊死性肉芽腫
  （感染症を鑑別する必要がある）
- 粉じん曝露が非常に目立つ
  （塵肺などの何らかの吸入による病態が鑑別となる）

[#]Usual interstitial pneumonia パターン，Fibrotic nonspecific interstitial pneumonia パターン，Pleuroparenchymal fibroelastosis パターン，Bronchocentric interstitial pneumonia パターン．

表3 ATS ガイドラインと CHEST ガイドラインの比較

	ATS ガイドライン	CHEST ガイドライン
確信度/カテゴリー	HP，Probable HP，Indeterminate for HP，Alternative diagnosis の4段階（ガイドラインに掲載されている表では3段階しかないが）	Typical fibrotic HP，Compatible with Fibrotic HP，Indeterminate for Fibrotic HP，Alternative diagnosis の4段階
Airway centered fibrosis（ACF）	PBM や Bridging fibrosis が合併し得る．	明瞭な ACF であると記載されている
Respiratory bronchiolitis の扱い	記載がなく，Respiratory bronchiolitis が Airway centered fibrosis と認識されてしまう可能性がある．	Respiratory bronchiolitis は喫煙に伴う変化であり ACF から除外する
Alternative diagnosis の基準	形質細胞がリンパ球より多い場合，リンパ濾胞形成が目立つ場合，サルコイド肉芽腫や壊死性肉芽腫が目立つ場合．ガイドラインの表には記載がないが，本文中に誤嚥性肺炎の除外に関し記載されている．	サルコイドーシス，誤嚥物，膠原病や，薬剤性肺障害，免疫不全（GL-ILD），Langerhans cell histiocytosis

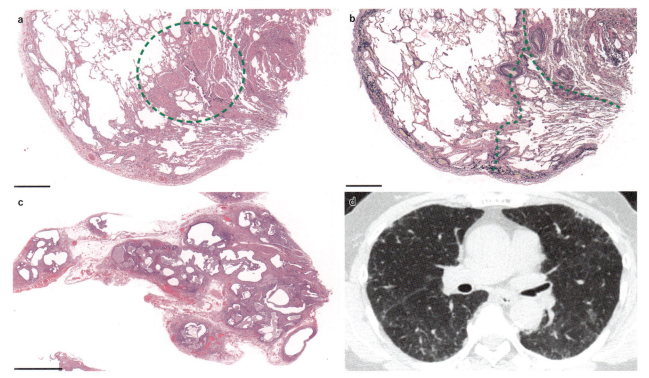

図1 病理像のみでは特発性肺線維症（IPF）と区別不可能だが臨床・画像的に線維性過敏性肺炎（fHP）として典型的でMDDにてfHPとなった症例

a：外科的肺生検（上葉）の弱拡大像．胸膜からやや内側に線維化性病変（緑点円内）がみられる．
b：a のEVG像．a の矢印部は，一見して気道中心性線維化にも見えるが，EVG染色を行うと小葉辺縁部（緑点）上の線維化であることがわかる．小葉辺縁部の線維化でUIPパターンの病理所見であった．
c：外科的肺生検（下葉）の弱拡大像．下葉では蜂巣肺形成を示す慢性線維化がみられた．ATSのHPガイドライン組織基準でIndeterminate for HPに相当する．なお，IPFガイドラインでは（definite）UIP patternに相当し，病理像のみではfHPとIPFとの区別は困難．
d：画像では小葉辺縁性の微細な陰影（UIPパターンの早期像）に加え，小葉中心性の粒状影やthree density patternがみられ末梢気道病変が強く疑われ，鑑別としてfHPが最も考えやすい．なお，下肺野有意の間質性肺炎でATSのHPガイドラインのCT画像基準でCompatible with HPに相当する．
組織ではIndeterminate for HP，画像はCompatible with HPに相当し，臨床的に鳥への抗原曝露あり，BALではリンパ球が19％と上昇していた．fHPを強く否定する臨床・画像・病理所見はみられず，MDDにて中確信度の線維性過敏性肺炎となった．

く異なり，MDD診断に大きな影響を与える点が挙げられる．現実問題として，明瞭な気道中心性線維化病変に出くわすことは稀で，炎症細胞浸潤のみで線維化を欠く場合（non-fHP），非常に線維化が軽度な場合や，repspiratory bronchiolitisと見分けがつかない場合，小葉辺縁部の線維化と見分けにくい場合（図1 a, b）がほとんどである．また，クライオ肺生検などでは末梢気道が含まれていない場合もあり，CT画像による末梢気道病変の有無の情報があると大変参考となる．

反対に，fHPを強く否定する病理所見も重要である．否定的な所見がみられれば，どんなに臨床・画像的に強くHPを疑う症例であってもfHPとの診断には慎重になるべきである．

fHPの最も重要な組織学的鑑別疾患は特発性肺線維症（idiopathic pulmonary fibrosis；IPF）であるが，fHPとIPFは組織像に類似点も多く，一部の症例ではIPFと見分け困難とされる（図1）．fHPとIPFとの組織学的鑑別を表4に示す．なお，エビデンスの少ない領域で，一部筆者の私見も含めて記載した．

MDDの進めかた

図2にfHPのMDDにおいて，病理医サイドで行うべき鑑別のプロセスを一例として示した．臨

特集 間質性肺炎と肺がんの MDD―専門家チームで進める "最適化"

表4　線維性過敏性肺炎と特発性肺線維症（IPF）との組織所見の違い

	線維性過敏性肺炎	特発性肺線維症（IPF）
気道中心性の炎症	リンパ球浸潤がみられることが多いが，炎症細胞浸潤に乏しい症例もある．	基本的に炎症性変化は乏しい．
気道中心性線維化	軽い病変も含めれば，多くの fHP にみられる基本的な病理所見だが，慢性線維化と Non-fibrotic HP の組み合わせの症例では，気道中心性の線維化がみられない場合もある．fNSIP パターンの場合気道中心性線維化がわかりにくい場合も多い．	基本的にみられないが，重喫煙者ではみられることも多い．この場合，炭分を貪食したマクロファージが目立つため鑑別に役立つ．また，中枢側では末梢気道が隣接する小葉の辺縁部であることにも留意が必要．
Peribronchiolar metaplasia（PMB）	PBM がみられる場合が多く，50% 以上の細気管支に PBM がみられる場合は fHP をより考える．	みられるが fHP よりは頻度が少ない．特に喫煙者では PBM が出現し得る．
慢性線維化	みられるが，IPF より軽いことが多い．模様が細かい（細葉・亜細葉辺縁部の線維化）．	厚い線維化もみられ，蜂巣肺形成に至りやすい
蜂巣肺	みられるが，IPF より軽いことが多い．	fHP より目立つ
線維芽細胞巣	みられる．胸膜直下に特に目立って認める症例がある．気道周囲にみられた場合は，より fHP を疑う所見である．	fHP より目立つことが多い．小葉辺縁性の分布が基本．
間質内の多核巨細胞	みられる場合が多い．肉芽腫を欠き，多核巨細胞のみの症例もある．	みられるが fHP よりは頻度が少ない
肺気腫	喫煙者では過敏性肺炎になりにくいとされ，気腫が目立たない場合が多い（私見）．	喫煙者では目立つ場合も多い．
Fibroelastosis	肺尖部や S6 ではみられることもある（私見）．	みられるが fHP よりは頻度が少ない（私見）．
平滑筋増生	目立たない場合が多い（私見）．	目立つ症例も多い（私見）．
胞隔炎	みられる場合も多い．	基本的にみられないが，急性増悪では出現する．
器質化病変（Masson 体）	慢性線維化と Non-fibrotic HP の組み合わせの症例ではみられる．	基本的にみられないが，急性増悪では出現する．
胚中心を有するリンパ濾胞	基本的にみられないとされるが，目立たないものであれば出現し得る．	基本的にみられないが，IPAF のカテゴリーを満たす症例ではみられる場合もある．
フィブリンの析出	慢性線維化と Non-fibrotic HP の組み合わせの症例では末梢気道にみられる（私見）．	基本的にみられないが，急性増悪では出現する．

床・画像的に典型的な fHP の MDD では，病理像が fHP としては非典型的でも，病理所見で HP を強く否定する根拠（例えば悪性腫瘍や多数のサルコイドーシス型肉芽腫など）がなければ，基本的にHP として考え，HP を否定する組織所見がないかの議論が中心となる．また，複数の研究で非壊死性肉芽腫の存在が有意に，HP とそれ以外を分けると報告されており，肉芽腫の有無が MDD 診断および MDD の方向性に大きく影響する．肉芽腫がみられる場合は，肉芽腫を形成する疾患を除外していくことが議論の中心となる（図3）．

その一方で，臨床・画像的に fHP に典型的ではなく，肉芽腫もみられない場合は，鑑別疾患が多岐にわたり，組織学的に可能性のある鑑別疾患をリストアップし，優先順位をつけて MDD の議論に臨む．これは，一般的な間質性肺疾患の MDD ではあるが，専門的な知識および経験が必要である．

また，クライオ肺生検などで，検体のサイズが小さい場合，病変が十分含まれていない場合は，臨床・画像から想起した病態を否定する病理所見がないかが議論の中心となり，否定する病理所見がない場合は，基本的に臨床・画像所見に基づいて MDD

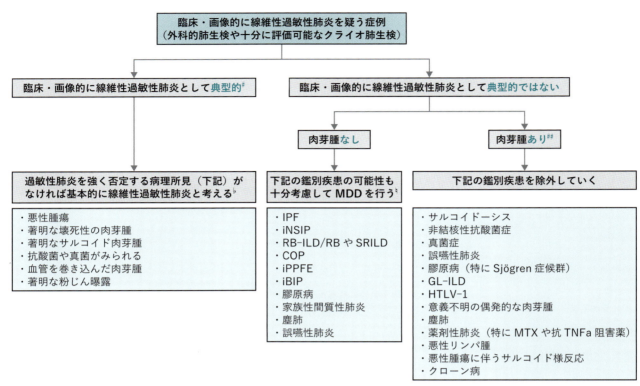

図2 線維性過敏性肺炎における病理サイドでの鑑別プロセスの一例
\# 画像が typical HP で，臨床的に抗原曝露があるような症例．
\#\# 肉芽腫の数が多いほうが過敏性肺炎に特異性が高くなる．ただし，肉芽腫が多すぎる場合は非結核性抗酸菌症やサルコイドーシスの可能性が高くなる．
♭ 基本的に臨床・画像の診断を覆すような所見がないかを病理学的に検索し，覆す所見がなければ線維性過敏性肺炎と考える．
♮ 多くの症例がこのカテゴリーに当てはまる．鑑別疾患が多岐にわたり，MDDの難易度が高く，エキスパートをもってしても施設間での診断一致率が低い．病理像から考えられる鑑別疾患を整理（ここが難易度高い！）してMDDにて議論する必要がある．

診断を行う．

なお，fHPを疑う症例でのMDDにおける留意点を**表5**に示した．

線維性過敏性肺炎（fHP）のMDD
─こんな時どうする!?

以下にfHPのMDDにおいて頻繁に遭遇するおきまりの議論を列挙し，筆者の個人的な考え・私見を述べる．なお，fHPに対する考え方は人それぞれ異なっており，また症例ごとに微妙に条件が異なるため，必ずしも下記の回答のようにはならない場合もあるが，割り切って以下に示した．

1）画像では慢性の線維化が疑われるが，病理では慢性の線維化が含まれていないときは？

回答：画像の線維化を有意に判断して線維性過敏性肺炎と診断する．

2）抗線維化薬を使うか否かの病理組織での判断は？

回答：まず大前提として，fHPの場合，抗原隔離が重要となるが，抗原が不明な場合や抗原隔離でも進行が止められない場合，抗炎症薬で進行が止められない場合で，かつ，臨床画像的に進行性肺線維症（progressive pulmonary fibrosis；PPF）/進行性線維化を伴う間質性肺疾患（progressive fibrosing Interstitial lung diseases；PFILD）の基準[6,7]を満たす症例が抗線維化薬使用の対象となる．PPF/PFILDの基準を満たせば，病理組織のいかんにかかわらず，基本的に抗線維化薬の適応となるが，抗炎症治療から治療を始めるか，抗線維化薬から始めるか，もしくは，抗炎症治療と抗線維化薬を併用するかの判断を行う場合に，病理組織が有用な場合がある．組織

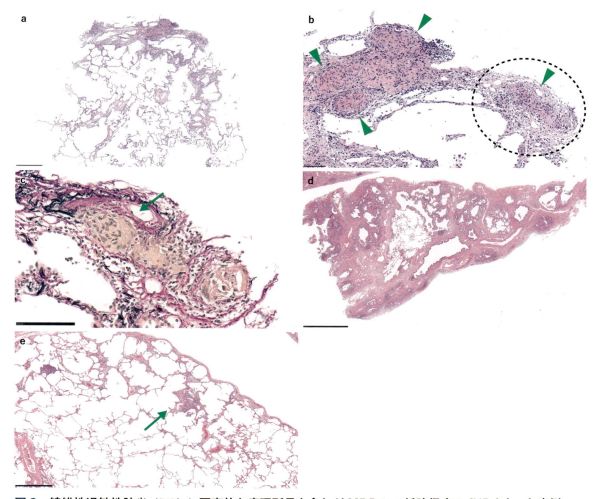

図3 線維性過敏性肺炎（fHP）に否定的な病理所見を含むが MDD にて低確信度の fHP となった症例
a：クライオ肺生検の弱拡大像．Cellular interstitial pneumonia がみられた．
b：a の強拡大像．非壊死性類上皮肉芽腫が複数みられる（矢頭）．
c：b の点円部の EVG 染色．わずか 1 個だが，肉芽腫が血管の弾性線維（黒色）を破壊しており，過敏性肺炎に否定的な病理所見．
d：本症例ではクライオ肺生検時の MDD にて最終診断に至らず，外科的肺生検が行われた．図はその弱拡大像．小葉辺縁部に慢性の線維化がみられ，UIP パターンの骨格を示す．
e：外科的肺生検の別部位．小葉中心性の気道病変（緑矢印）がみられる．外科的肺生検では肉芽腫はみられなかった．
血管を巻き込む肉芽腫は，サルコイドーシスや非結核性抗酸菌症が鑑別となるが，本症例では，いずれも臨床，画像的に否定的であったため，クライオ肺生検と外科的肺生検を併せて ATS の HP ガイドラインの組織基準にて（typical）fHP と判断した．臨床的に抗核抗体が 1,280 倍，抗 ARS 抗体陽性で，皮膚筋炎の診断基準を満たす．画像は Indeterminate for HP であった．皮膚筋炎としては頻度の低い組織パターンである点や，肉芽腫の存在が大きく，MDD にて肺病変は低確信度の fHP（UIP パターン）との結論となった．なお，本症例は MDD にて肺の fHP と皮膚筋炎を別々に捉える施設，分類不能型間質性肺炎（fHP と皮膚筋炎の合併した間質性肺炎）と判断する施設や，皮膚筋炎の表現型（HP pattern を示す皮膚筋炎）と判断する施設など，判断が大きく別れうる難解な症例である．いずれにせよ，抗原回避が治療の選択肢に挙がり，組織評価が治療法決定に大きな役割を果たした．

学的に通常型間質性肺炎（usual interstitial pneumonia；UIP）パターンがみられた場合や構造改変が強い場合に抗線維化薬の使用の動機づけとなる．特に線維芽細胞巣が目立つ場合は予後不良であることが知られており，かつ急性増悪のリスクになる可能性も指摘されている．

3）抗炎症薬を使うか否かの病理組織での判断は？
回答：慢性炎症細胞浸潤が目立つ場合や組織学的な器質化病変が目立つ場合に抗炎症治療が効く可能性がある．その一方で慢性炎症細胞浸潤が少ない場合は，抗炎症治療の効果が期待できない可能性がある．

表5 線維性過敏性肺炎の MDD における留意点

・臨床・画像的に典型的であれば，病理像が fHP として非典型的でも，病理で過敏性肺炎を強く否定する根拠（例えば悪性腫瘍や多数のサルコイドーシス型肉芽腫など）がなければ，fHP として考える．
・病理が過敏性肺炎として典型的であっても，臨床・画像が過敏性肺炎に典型的ではない場合もある．
・fHP 否か判断がつかない場合でも，抗線維化薬を使うか否か，抗炎症治療を行うか否かの判断を行う．
・喫煙者では気道病変が出現しやすいため，喫煙によると思われる気道病変は重視しない．
・病理にて喘息様の気道病変がみられる場合は，CT 画像で air trapping や three density pattern を生じやすいため，慎重に画像診断する．
・気道病変の有無判定は，病理医によって大きく異なる（診断一致率/再現性が低い）．
・病理標本にて気道病変がハッキリしない場合でも，CT 画像にて小葉中心性の気道病変があればより過敏性肺炎を示唆する所見と判断する（喫煙に伴う変化は除外）．
・fHP の病理解剖例では肉芽腫が消失してしまっていることがほとんどである．
・幼若な類上皮肉芽腫のみられない症例では，病理の重要度は低下するため，臨床および画像に重きを置いて診断する．
・典型例でも生検のタイミングを逃すと肉芽腫が見つからない（診断が途端に難しくなる）．
・（特にクライオ肺生検では）複数個所から生検するほうが診断の精度が上昇する（肉芽腫が見つかりやすい）．
・fHP では病理医間での診断一致率が低く，肉芽腫のみられない症例では，病理診断に左右されすぎない．
・幼若な類上皮肉芽腫の有無判定は病理医によって大きく異なる（診断一致率/再現性が低い）．
・CT 画像（特に上肺野）にて，一見，小葉中心性の粒状影に見える場合に，病理組織で小葉辺縁部，細葉/亜細葉辺縁部の離散的な線維化（要するに早期の UIP 病変）を見ている可能性がある．
・画像でみられた GGO が炎症細胞浸潤を反映しているのかの確認（抗炎症薬の使用の有無判断に重要）．喫煙に伴う粘液貯留が GGO に見えている場合も多い．

4）HP ガイドラインと IPF ガイドライン[8] の使い分けは？

回答：基本的に HP ガイドラインは HP を疑った場合に使用するが，現実問題として，fHP の MDD では，両者の評価を行っているのが現状と思われる．

5）組織で HP ガイドラインが Probable HP かつ IPF ガイドライン[8] が Indeterminate for UIP であった場合，HP がより可能性が高いと考えてよいか？

回答：気道中心性線維化があれば Probable HP のカテゴリーに当てはまるが，喫煙者では気道病変が容易に出現するため，必ずしも HP が優位に鑑別の上位に上がるというわけではなく，結局総合的な判断が必要となる．

6）クライオ肺生検での UIP パターンの有無判定はどうしたらよいか？

回答：クライオ肺生検を用いた COLDICE study にて，慢性の線維化，斑状の線維化，線維芽細胞巣，および UIP パターンを否定する所見がないことをもって UIP パターンありと判断することが提案されている[9]．

7）CT 画像で GGO がみられるのに病理組織では炎症細胞浸潤がみられないときは？

回答：CT 画像でみられるすりガラス陰影（ground glass opacity；GGO）は必ずしも炎症細胞浸潤だけではなく，粘液貯留や細かい線維化を反映している場合も多く，組織での評価が炎症の評価に役立つ．したがって，GGO のみを根拠として抗炎症治療をするのは慎重になるべきである．

8）CT 画像で粒状影がみられたのに，同部位の組織では軽度の UIP パターンで，気道病変がみられなかったのはなぜか？

回答：早期の UIP パターンでは（特に上肺野において）小葉辺縁部に離散的に線維化が出現し，CT 画像で粒状影様に見えることも多い（図 1 a, b）．

9）臨床・画像で全く過敏性肺炎を疑っていないのに，HP ガイドラインの組織基準で（typical）HP となった場合は？

回答：ATS ガイドラインの組み合わせ表（200 ページの図 1 参照）に従うと高確診例となるが，クライオ肺生検の場合は，low confidence と捉えるのが現実的と思われる．また，肺癌切除検体などで，偶然に気道病変や非壊死性肉芽腫が見つかる場合もあるが，偶発的な肉芽腫形成が肺癌背景肺の

10%程度にみられる点を考慮すれば，少なくとも呼吸器症状がある場合や，画像にて間質性陰影がみられる場合に初めてHPのガイドラインに沿って診断をするということを考える．

おわりに

日々のMDDでは，ややもすると診断や治療方針の決定ばかりに意識が行きがちである．しかし，MDDでは臨床所見の解釈や画像読影上の疑問を病理像と合わせて検討することで，病態から疾患を理解する貴重な機会である．また，若手医師にとっては議論を通して診断に至る思考過程を学ぶことができ，教育効果は大きい．MDDを通して多くのびまん性肺疾患のエキスパートが育つことを願っている．

文献

1) 木谷匡志．過敏性肺炎の病理診断．呼吸器ジャーナル 2024；72：593-600．
2) 日本呼吸器学会過敏性肺炎診療指針2022作成委員会（編）．過敏性肺炎診療指針2022．pp 44-54，日本呼吸器学会，2022
3) Raghu G, Remy-Jardin M, Ryerson CJ, et al. Diagnosis of Hypersensitivity Pneumonitis in Adults. An Official ATS/JRS/ALAT Clinical Practice Guideline. Am J Respir Crit Care Med 2020 ; 202 : e36-e69.
4) Fernández Pérez ER, Travis WD, Lynch DA, et al. Executive Summary : Diagnosis and Evaluation of Hypersensitivity Pneumonitis : CHEST Guideline and Expert Panel Report. Chest 2021 ; 160 : 595-615.
5) Fortin M, Liberman M, Delage A, et al. Transbronchial Lung Cryobiopsy and Surgical Lung Biopsy : A Prospective Multi-Centre Agreement Clinical Trial (CAN-ICE). Am J Respir Crit Care Med 2023 ; 207 : 1612-9.
6) Flaherty KR, Wells AU, Cottin V, et al. Nintedanib in Progressive Fibrosing Interstitial Lung Diseases. N Engl J Med 2019 ; 381 : 1718-27.
7) Raghu G, Remy-Jardin M, Richeldi L, et al. Idiopathic Pulmonary Fibrosis (an Update) and Progressive Pulmonary Fibrosis in Adults : An Official ATS/ERS/JRS/ALAT Clinical Practice Guideline. Am J Respir Crit Care Med 2022 ; 205 : e18-47.
8) Raghu G, Remy-Jardin M, Myers JL, et al. Diagnosis of Idiopathic Pulmonary Fibrosis. An Official ATS/ERS/JRS/ALAT Clinical Practice Guideline. Am J Respir Crit Care Med 2018 ; 198 : e44-68.
9) Cooper WA, Mahar A, Myers JL, et al. Cryobiopsy for Identification of Usual Interstitial Pneumonia and Other Interstitial Lung Disease Features. Further Lessons from COLDICE, a Prospective Multicenter Clinical Trial. Am J Respir Crit Care Med 2021 ; 203 : 1306-13.

特集 間質性肺炎と肺がんの MDD─専門家チームで進める "最適化"

間質性肺炎─B. 各論：疾患別の MDD の実際

分類不能型特発性間質性肺炎の MDD ─臨床医の立場から

山野泰彦

KEY WORDS 分類不能型 IIP，診断確信度，暫定診断

Point

- MDD で，診断確信度が 50% 以下の症例は分類不能型特発性間質性肺炎と診断する．
- 分類不能型特発性間質性肺炎の症例では，なぜ分類不能と判断されたのか，その理由を明確に意識して管理することが重要である．

分類不能型特発性間質性肺炎とは？

　分類不能型特発性間質性肺炎（unclassifiable idiopathic interstitial pneumonia；unclassifiable IIP）とは，その名の通り「既存の特発性間質性肺炎（idiopathic interstitial pneumonias；IIPs）の分類カテゴリーのいずれにも当てはまらない症例」を指す．特発性間質性肺炎（IIP）は原因不明の間質性肺炎の総称で，歴史的には 2002 年の国際分類〔American Thoracic Society/European Respiratory Society（ATS/ERS）声明〕で 7 種類に分類された．症例によっては，臨床所見，画像，病理を総合しても，既存の病型に明確に当てはまらないことがあり，多職種カンファレンス（multidisciplinary discussion；MDD）を経ても最終診断に至らない症例に対して，「分類不能型」とするカテゴリーの必要性が訴えられた．2013 年の ATS/ERS 国際分類アップデートでは，主要な IIP，稀な IIP に加えて，Unclassifiable IIP（分類不能型 IIP）が正式にカテゴリーとして追加された（**表 1**）[1].

　分類不能型 IIP に至る背景には，**表 2** のように様々な状況がある[2].

分類不能型特発性間質性肺炎の概要

　分類不能型 IIP は，決して稀な存在ではなく，文献上，全間質性肺疾患（interstitial lung diseases；ILD）症例の約 10〜20% が該当しうると報告されている[3]．2018 年の系統的レビューでも，複数のコホートのメタ解析から分類不能 ILD の有病率は約 11.9%（95% 信頼区間 8.5-15.6%）と推計されている[4]．興味深いことに，正式な MDD を導入している施設では，分類不能とされる割合は低下する傾向が示される（9.5% vs. 14.5%）ことから[4]，診断体制によって分類不能例の頻度は左右されると考えられる．

　本邦の MDD の研究では[5]，合計 465 症例が適切なデータを有し，MDD により評価が行われた．このうち，分類不能型 IIP と診断された患者は全体の 23.4% であった．この結果は，多職種連携による診断の実施後であっても，本邦の実臨床では依然として一定割合（約 4 分の 1）の患者が明確な分類

やまの やすひこ　公立陶生病院呼吸器アレルギー疾患内科（〒489-8642 愛知県瀬戸市西追分町 160）

表1 特発性間質性肺炎の分類

主要な特発性間質性肺炎
- 特発性肺線維症（IPF）
- 特発性非特異性間質性肺炎（NSIP）
- 呼吸細気管支炎を伴う間質性肺疾患（RB-ILD）
- 剥離性間質性肺炎（DIP）
- 特発性器質化肺炎（COP）
- 急性間質性肺炎（AIP）

稀な特発性間質性肺炎
- 特発性リンパ球性間質性肺炎（LIP）
- 特発性胸膜肺実質線維弾性症（PPFE）

分類不能型特発性間質性肺炎（Unclassifiable IIP）

表2 分類不能型IIPに至る背景

【評価が不完全なケース】

臨床的評価が不十分である場合
- 詳細な病歴が得られない，必要な検査が行えない．特に患者が軽度の症状や比較的良好な肺機能を有し，積極的な診断手技（外科的肺生検など）が避けられる場合など

多職種検討後も診断が困難な場合
- 異なるILDのサブタイプの特徴的所見を併せもつ場合（複数の異なるILD疾患（IPF，NSIP，HPなど）の特徴を併せもつ場合など）や臨床・病理・画像の不一致など

非特異的な所見しか認められない場合
- 特定の疾患に特徴的な所見がなく，画像所見や病理所見が非特異的である場合

に至らないことを示している．

重要なことは，分類不能型IIPは一様な疾患ではなく，非常に多様な症例の集合であるということである．各症例は何らかの既知のIIPに"似て非なる"所見を呈しており，しばしば鑑別診断（differential diagnosis）として複数の候補疾患が挙げられる．Ryersonらの報告では，分類不能ILD症例にはMDDにおいて最大3つまでの「鑑別診断となる疾患名」を挙げることを推奨している[6]．つまり分類不能型IIPは診断が確定しないまでも，「特発性肺線維症（idiopathic pulmonary fibrosis；IPF）の可能性が高いが確証に欠ける」「過敏性肺炎（hypersensitivity pneumonitis；HP）の疑いも捨てきれない」「膠原病（connective tissue disease；CTD）かもしれない」といった形で，いくつかの疾患候補が残存した状態といえる[6]．

分類不能となる原因としては多岐にわたるが，特に「高齢や合併症で生検ができず診断確証が得られない例」が多いことが報告されている．実際のRyersonらの前向き研究では，分類不能ILDの理由として「患者が生検には高リスク」が最多（全体の約54%に相当）であり，次いで「臨床・放射線・病理の所見が矛盾する」例が約19%，そのほか「疾患が安定で生検を見送った」例や「生検組織不足」「生検拒否」などが挙げられた．分類不能ILD症例の約半数近く（46.4%）が，臨床・画像・病理情報の不一致によるものだったとの報告もあり[3]，MDDを行うチームごとの方針によって分類不能の頻度や理由は異なるものと考えられる（コンセンサスの得られた見解があるわけではない）．

さらに，分類不能型IIPの中には，既存の病型のオーバーラップや新しいパターンを示す症例もある．例えば「非特異性間質性肺炎（non-specific interstitial pneumonia；NSIP）と閉塞性肺炎（obstructive pneumonia；OP）が混在したILD」や，「喫煙関連の肺傷害は明らかだが剥離性間質性肺炎（desquamative interstitial pneumonia；DIP）やRB-ILD（respiratory bronchiolitis associated with interstitial lung disease）には典型的でない症例」などが挙げられる．日本の全国ILDレジストリ研究（PROMISE研究）では，こうした症例に対応すべく「NSIP with OP overlap」や「喫煙関連ILD（SR-ILD）」といった新たな診断カテゴリを設定し検討されている[7]．これは分類不能例を可能な限り細分類し，診断の精度向上と共有を図る試みといえる．

分類不能型特発性間質性肺炎のMDDの実際

MDDはILDの診断におけるゴールドスタンダードであり，分類不能型IIPの診断にも不可欠である[7]．MDDでは，臨床医・放射線科医・病理医が一堂に会し（あるいはオンラインで連携し），患者の臨床情報・HRCT所見・病理所見を総合して診断を議論する．この過程で重要な概念が「診断確信度（diagnostic confidence）」と「暫定診断（working diagnosis / provisional diagnosis）」である．

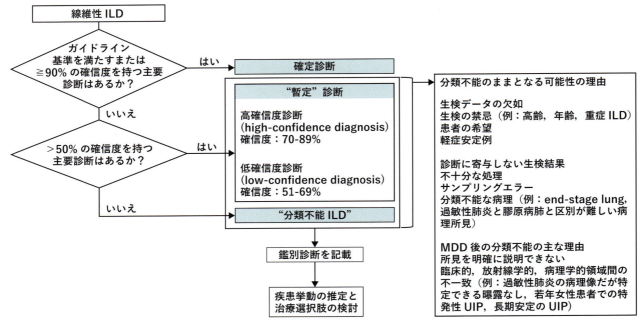

図1 診断確信度を用いた線維性間質性肺疾患（ILD）の分類に関する提案（文献2表1を一部改変）
診断確信度がDefinite（90％以上）の場合は確定診断，High-confidence（70〜89％）およびLow-confidence（51〜69％）の場合は暫定診断，Very low-confidence（30〜50％）など50％以下の場合は分類不能型ILDとする．

1 診断確信度の概念

MDDでは，単に疾患名を決定するだけでなく，「その診断がどれほど確からしいか」という信頼度を評価する．具体的には，ある疾患が確実と考えられる場合（診断確信度90％以上）は"確定診断"とみなし，有力だがまだ不確実な場合（概ね51〜89％の可能性）の場合は"暫定診断"[2]，そしてどの鑑別候補疾患も「50％以上の可能性がある」と言えない場合，すなわち「最も可能性が高い診断ですら五分五分以下」のケースは分類不能型IIPと定義される（図1）．言い換えれば，MDDを行ってなお「最もありそうな診断」が絞り込めない状態が分類不能ILDである．

2 暫定診断の概念

臨床現場では，確定診断を得られなくとも診断なしで放置するわけにはいかない．治療方針を決め経過を追うために，最も可能性の高い疾患を"暫定的な診断"として設定することが一般的である[2]．暫定診断を設定することで，臨床医はひとまずの治療戦略と予後予測を立てることができる．一方，分類不能型IIPの場合は，その中で可能性がより高い診断を意識して治療戦略を立てることになる．暫定診断はあくまで仮の診断である．分類不能型IIPでも同様に長期フォローアップで診断が確定するケースもあるため[2]，診断を適宜見直す姿勢が重要である．

特定の疾患を疑う分類不能型特発性間質性肺炎の状況と治療戦略

分類不能型IIPの中でも，「ある疾患を強く疑うが確診できない」というケースは少なくない．典型的なのはIPF疑い，fibrotic HP（線維性過敏性肺炎）疑い，膠原病関連ILD（CTD-ILD）疑いといった状況である．それぞれのシナリオで，診断がつかないまま治療にあたる際の戦略とポイントを解説する．

1 IPFを疑うも分類不能型IIPの場合

IPFはIIPの中で最も予後不良な疾患であり，抗線維化薬という明確な治療手段が存在するため，診

断の確からしさが治療選択に大きく影響するといえる[2]．IPFは，HRCT所見で典型的な通常型間質性肺炎（usual interstitial pneumonia；UIP）パターンを示す場合には，確定診断に外科的肺生検（surgical lung biopsy；SLB）は必要ではない．またHRCTでprobable UIPの場合でも，SLBを実施せずに診断を確定することも許容されている[8]．HRCT所見でindeterminate for UIPパターンの場合でも，病理所見との組み合わせによってはIPFの診断をえる可能性があるが，生検がリスクや患者希望で実施できないケースでは，IPFを疑いながらも，分類不能に陥ることがある．このようなケースでは，IPFである可能性の高さと他の疾患である可能性とを天秤にかけて治療方針を決定する必要がある．ポイントは，IPF誤診のリスクと治療の利害を慎重に検討することである．すなわち，IPFなのに免疫抑制剤を投与してしまうリスクと，実は他疾患なのに抗線維化薬のみ投与して炎症を放置するリスクの両方を考慮する[2]．

近年では，IPF以外の慢性進行性線維化性間質性肺疾患に対しても抗線維化薬の疾患抑制効果が報告され[9]，使用されるようになっている．特に，UIPパターンの存在は分類不能型IIPにおいても疾患進行の予測因子でもあるため[6]，「IPFを疑う根拠（UIPパターン，炎症所見の乏しさ，自己免疫学的特徴がない，進行性の経過など）」がある分類不能型IIPにおいては，抗線維化薬を積極的に導入する治療戦略が一般的となっている[2]．

2　fibrotic HPを疑うも分類不能型IIPの場合

慢性fibrotic HPは，しばしばIPFとの鑑別が問題になる．抗原曝露の証明が困難な症例や，病理組織がUIP様に高度線維化している症例では，HPとIPFのどちらか決めかねて分類不能となることがある．こうしたケースでは，臨床的にHPを示唆する所見〔上葉優位の線維化，モザイクパターンや細気管支病変を示すCT所見，若年発症，鳥飼育歴やカビ曝露歴，気管支肺胞洗浄（bronchoalveolar lavage；BAL）でのリンパ球増多など〕を総合的に評価する必要がある．

HPの可能性が鑑別に挙がる場合には，まずは原因抗原の同定と曝露回避の徹底を図る．原因が不明のままでも，HPを疑う以上は環境整備の指導を行う．

薬物療法としては，HPを疑い，炎症が残存していると判断すれば，ステロイドや免疫調節薬の投与を検討する．特に亜急性〜慢性HPでは，線維化に加え炎症性細胞浸潤や肉芽腫形成がみられることが多く，治療反応性を試みる価値がある．ただし線維化が高度な例ではステロイド単独では改善が乏しく，副作用リスクが上回ることも多いため，漫然と長期投与しないよう注意が必要である．

一方で，HP疑い例であっても線維化が進行性であれば，抗線維化薬の適応を検討する．前述のIN-BUILD試験では，慢性HPを含む様々な線維化性ILDでニンテダニブが有効であった[10]．国内外の専門家は「HPとIPFの鑑別がつかない線維化性ILDでは，抗線維化薬を先行させ，必要に応じて免疫抑制療法を併用または切り替える」というアプローチを取る場合もある[2]．

3　CTD-ILDを疑うも分類不能型IIPの場合

CTD-ILDが疑われるが基礎疾患の診断基準を満たさない場合，IPAF（interstitial pneumonia with autoimmune features）というカテゴリーが提唱された[11]．この概念は，「明らかな膠原病とは言えないが臨床的・血清学的・形態学的に自己免疫徴候を有する特発性間質性肺炎」を指す．IPAFは診断名でなく研究のためのカテゴリーとして認識されている．IPAFの基準を満たす症例は分類不能型IIPと診断されることが多いが，IPFやNSIPの診断となるケースも存在する．

CTD疑い（IPAF含む）の分類不能型IIPでは，UIPパターンでなければ基本的には，免疫抑制療法を考慮する．治療する免疫抑制剤やステロイドの投与量は，想定するCTDに応じて決定する．ただし注意すべきは，自己免疫的特徴を有する症例でもUIPパターンではIPFと同様の予後をたどる報告も複数あり[12]，抗線維化薬を優先する状況がありえることである．UIPパターンのIPAFに対して初期

治療を免疫抑制治療で開始した群と抗線維化薬で開始した群では，肺の組織に炎症細胞が目立つ症例は，抗炎症治療で開始群が予後が良好であった[13]．ただし同研究ではいずれで開始しても約半数は両者の併用を要しており，UIP パターンでは進行のリスクが高いことを念頭に置いて follow-up することが重要であるといえる．

CTD を疑う分類不能 IIP を扱う際に気をつける点は，経過中の全身症状発症であり，疑う CTD の臨床像を念頭に置いて，時に，自己抗体の再検なども行いながら follow-up することが重要である．

分類不能 ILD のリアルワールドデータ

日本では分類不能型 IIP の報告頻度が比較的高い．本邦の全国レジストリでは全特発性間質性肺炎の[14] 外科的生検症例の検討では，38.4% もの患者が MDD を経ても既知の病型に当てはまらず分類不能と診断された．日本で分類不能型 IIP が多いことには，いくつか考えられる要因がある．第一に，患者背景（高齢者の割合）と侵襲的検査への慎重さである．日本は間質性肺炎の患者も高齢者が多くを占める．高齢患者では外科的肺生検が躊躇されることが多く[6]，結果として病理確定診断がつかず，分類不能となる割合が増える可能性がある．第二に，専門的な MDD の普及度が影響している可能性がある．専門施設間の連携や，多職種チームによる診断プロセスが十分でない場合，経験の浅い医師が判断に迷い，確信度を上げられず分類不能型 IIP を選択している可能性がある．第三に，疾患概念や分類の変遷も考慮すべきと考える．特に日本は細部までこだわり MDD を行うため，新たな疾患概念に注目し分類不能型 IIP が増えている可能性がある．疾患概念のアップデートに伴い，過去の分類不能例の一部は再分類可能となってくる可能性がある．

では，分類不能型 IIP は予後的にどのような振る舞いをするのだろうか．いくつかのコホート研究から，分類不能 ILD 全体の予後は IPF と非 IPF の中間くらいと報告されている．Guler らのメタ解析では，分類不能 ILD の生存率は 1 年 84〜89%，5 年で 46〜70% とされ，症例によりバラツキが大きいものの，半数前後が 5 年以内に亡くなっていた[4]．また Ryerson らの報告では，分類不能型 IIP の中でも鑑別診断に IPF が含まれる症例では予後不良であることが示されている．一方，鑑別に NSIP や CTD-ILD が含まれる症例では予後は悪くなかったため，分類不能型 IIP と一口に言っても中身は様々で，特に IPF 様の病態を秘めた症例は，IPF に近い経過をたどる可能性を示唆しているといえる．

さらに，日本からの報告では，分類不能型 IIP の中で進行性肺線維症（progressive pulmonary fibrosis ; PPF）を示す症例が約 45.5% を占め，PPF へ進んだ群では，進まなかった群に比べ予後が明らかに悪かったとされている．この結果から著者らは，分類不能型 IIP においても PPF の早期同定と介入が重要であると結論している[14]．

分類不能型特発性間質性肺炎の診療の際に気をつけていること

分類不能型 IIP の診療は不確実性との戦いであり，日々試行錯誤しながら対応が必要である．臨床現場で分類不能型 IIP と向き合う際のポイントを列挙する．

- 実際のカルテや MDD 診断の際の記載：分類不能型 IIP だけでなく，鑑別診断を記入する．CTD が疑われる場合は，どの CTD を疑うかわかれば記載する．確定診断，暫定診断に至らない理由があれば記載しておく．

【例】
- 分類不能型 IIP（very low confidence IPF＞fibrotic HP），ILD pattern : UIP
- 分類不能型 IIP（IPAF：リウマチ因子陽性, 組織にリンパ球浸潤あり），ILD pattern : probable UIP
- 分類不能型 IIP（fibrotic HP を画像で疑う．抗原曝露なし，BAL でのリンパ球上昇なし）

- 診断の再評価と情報アップデート：分類不能とされた後も，定期的に患者の情報をアップデートし診断仮説を見直すことが重要．分類不能型 IIP の中でも想起する疾患があると，この過程が行いや

すい.

- **治療方針の見直し**：複数のILDの性質を持ち合わせている可能性があることや，想定する診断と異なっていることも，分類不能型IIPの治療の現場ではありえる．その際には治療方針の見直しを行う．抗線維化薬，抗炎症治療の変更・追加の選択肢がないか再考する.

- **患者・家族への丁寧な説明**：分類不能型IIPと伝えると，患者・家族が困惑することがしばしばある．分類不能型IIPという診断名であるが，想定する疾患と治療方針があることを伝えておくことが重要である.

文献

1) Travis WD, Costabel U, Hansell DM, et al. An official American Thoracic Society/European Respiratory Society statement : Update of the international multidisciplinary classification of the idiopathic interstitial pneumonias. Am J Respir Crit Care Med 2013 ; 188 : 733-48.

2) Ryerson CJ, Corte TJ, Myers JL, et al. A contemporary practical approach to the multidisciplinary management of unclassifiable interstitial lung disease. Eur Respir J 2021 ; 58 : 2100276.

3) Krauss E, El-Guelai M, Pons-Kuehnemann J, et al. Clinical and Functional Characteristics of Patients with Unclassifiable Interstitial Lung Disease (uILD) : Long-Term Follow-Up Data from European IPF Registry (eurIPFreg). J Clin Med 2020 ; 9 : 2499.

4) Guler SA, Ellison K, Algamdi M, et al. Heterogeneity in Unclassifiable Interstitial Lung Disease. A Systematic Review and Meta-Analysis. Ann Am Thorac Soc 2018 ; 15 : 854-63.

5) Fujisawa T, Mori K, Mikamo M, et al. Nationwide cloud-based integrated database of idiopathic interstitial pneumonias for multidisciplinary discussion. Eur Respir J 2019 ; 53 : 1802243.

6) Ryerson CJ, Urbania TH, Richeldi L, et al. Prevalence and prognosis of unclassifiable interstitial lung disease. Eur Respir J 2013 ; 42 : 750-7.

7) Kondoh Y, Furukawa T, Hozumi H, et al. The providing multidisciplinary ILD diagnoses (PROMISE) study - study design of the national registry of Japan facilitating interactive online multidisciplinary discussion diagnosis. BMC Pulm Med 2024 ; 24 : 511.

8) 日本呼吸器学会 びまん性肺疾患診断・治療ガイドライン作成委員会（編）．特発性間質性肺炎 診断と治療の手引き 2022（改訂 第4版）．南江堂，2022

9) Maher TM, Corte TJ, Fischer A, et al. Pirfenidone in patients with unclassifiable progressive fibrosing interstitial lung disease : a double-blind, randomised, placebo-controlled, phase 2 trial. Lancet Respir Med 2020 ; 8 : 147-57.

10) Wells AU, Flaherty KR, Brown KK, et al. Nintedanib in patients with progressive fibrosing interstitial lung diseases-subgroup analyses by interstitial lung disease diagnosis in the INBUILD trial : a randomised, double-blind, placebo-controlled, parallel-group trial. Lancet Respir Med 2020 ; 8 : 453-60.

11) Fischer A, Antoniou KM, Brown KK, et al. An official European Respiratory Society/American Thoracic Society research statement : interstitial pneumonia with autoimmune features. Eur Respir J 2015 ; 46 : 976-87.

12) Oldham JM, Adegunsoye A, Valenzi E, et al. Characterisation of patients with interstitial pneumonia with autoimmune features. Eur Respir J 2016 ; 47 : 1767-75.

13) Yamano Y, Kataoka K, Takei R, et al. Interstitial pneumonia with autoimmune features and histologic usual interstitial pneumonia treated with anti-fibrotic versus immunosuppressive therapy. Respir Investig 2023 ; 61 : 297-305.

14) Kono M, Enomoto N, Inoue Y, et al. Prevalence and clinical features of progressive pulmonary fibrosis in patients with unclassifiable idiopathic interstitial pneumonia : A post hoc analysis of prospective multicenter registry. Respir Investig 2025 ; 63 : 216-23.

初版から **10年** 経ちました

プラマニュはこれからも現場の変化とともに

新刊

感染症プラチナマニュアル Ver.9 2025-2026

著 岡 秀昭　埼玉医科大学教授／総合医療センター 病院長補佐

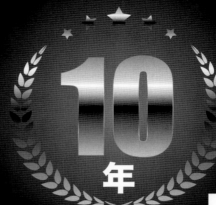

感染症診療に必要かつ不可欠な内容をハンディサイズに収載。必要な情報のみに絞ってまとめ、臨床における迷いを払拭する。Dr.岡+執筆協力者31名による大改訂、全体で40ページ増。新型コロナウイルス感染症（COVID-19）の記述を刷新（ワクチン、予防の項目もアップデート）。新規ガイドライン（敗血症、感染性心内膜炎など）と、臨床に直結する新旧の主要論文約300本の情報を更新。『微生物プラチナアトラス　第2版』と『ASM臨床微生物学プラチナレファランス』とのリンク継続。拡大版（Grande）も同時発売。職種・年代問わず、すべての医療者のみなさまに。

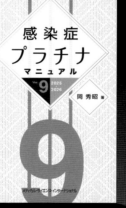

通常版
定価 2,750円（本体2,500円＋税10%）
三五変 頁676 図9 2色 ISBN 978-4-8157-3123-6
2025年2月発行

グランデ版
定価：4,180円（本体3,800円＋税10%）
A5変 頁676 図9 2色 ISBN978-4-8157-3124-3
2025年2月発行

好評　情報は弱く、原則は強い。教科書は強い。

シュロスバーグの臨床感染症学 第2版
Schlossberg's Clinical Infectious Disease, Third edition

監訳 **岩田健太郎**　神戸大学大学院医学研究科
微生物感染症学講座感染治療学分野教授

A4変 頁1328 写真336 図87 4色＋2色 ISBN978-4-8157-3117-5　2024年9月発行
定価 25,850円（本体23,500円＋税10%）

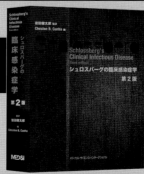

MEDSi　メディカル・サイエンス・インターナショナル

113-0033　東京都文京区本郷1-28-36
TEL 03-5804-6051　FAX 03-5804-6055
http://www.medsi.co.jp
E-mail info@medsi.co.jp

特集 間質性肺炎と肺がんの MDD—専門家チームで進める "最適化"

間質性肺炎—B. 各論：疾患別の MDD の実際

分類不能型特発性間質性肺炎の MDD —放射線科医の立場から

岩澤多恵・澤住知枝・小倉高志

KEY WORDS pulmonary fibrosis, interstitial pneumonia, unclassifiable interstitial pneumonia

POINT

- 複数の画像パターンが混在する場合には，画像は分類不能型間質性肺炎となる.
- 小葉レベルでの UIP と NSIP あるいは DIP の混在は，よくみられる.
- 分類不能型間質性肺炎の画像診断には限界があり，MDD が重要である.

はじめに

画像で分類不能とせざるを得ない理由としては，①複数パターンの混在，②微細な病変で判別困難，③ごく軽度の病変，④ガイドラインに定義されていない，の 4 つが代表的な理由と考える．本稿では，これらについて具体的な症例を挙げて解説する.

複数パターンの混在による分類不能

現在の間質性肺炎の画像の分類は，2013 年の分類がもとになっている[1]．このステートメントの表からは，特発性肺線維症（idiopathic pulmonary fibrosis；IPF）では画像も病理も通常型間質性肺炎（usual interstitial pneumonia；UIP），非特異性間質性肺炎（nonspecific interstitial pneumonia；NSIP）では画像も病理も NSIP といった具合に，臨床・画像・病理が 1 対 1 対応のような印象を受ける．しかし実際には，間質性肺炎の症例では，一つの症例の中に複数の画像パターン・病理パターンがあるこ

とが多い[2]．その場合は，画像も分類不能とせざるを得ない.

図 1 に UIP と上葉優位型の間質性肺炎（pleuro-parenchymal fibroelastosis；PPFE）が混在した症例を示す．PPFE は，病変の主座が両側の上肺野にある慢性の線維化性の間質性肺炎である．画像では，上葉の容積減少があり，上葉の胸膜直下に牽引性気管支拡張を伴う consolidation が多発する[3]．PPFEの典型例（図 1 a）は，病変の主座が肺底部にある IPF（図 1 c）とは容易に区別できる．しかし，PPFE 様の線維化は，IPF などのほかの間質性肺炎の部分像としてみられることがよくあり[4]（図 1 b），上葉，下葉の両方に同程度に病変がある場合には，分類不能となる．澄川らは IPF で PPFE が重なった場合，IPF より予後不良と報告している[4].

膠原病に伴う間質性肺炎

UIP，NSIP などのパターンは特発性間質性肺炎に対する用語であり，膠原病肺にはうまく当てはま

いわさわ たえ　神奈川県立循環器呼吸器病センター放射線科（〒236-0051 神奈川県横浜市金沢区富岡東 6-16-1）
さわずみ ともえ　神奈川県立循環器呼吸器病センター病理診断科
おぐら たかし　神奈川県立循環器呼吸器病センター呼吸器内科

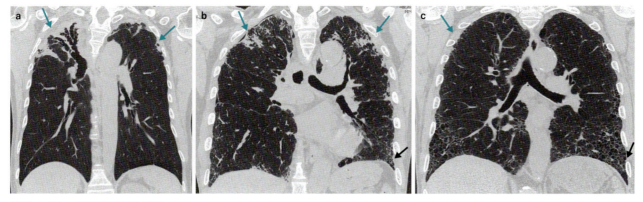

図1 CTの冠状断再構成像
a：50代男性，PPFE.
非喫煙者．10年前から胸部異常陰影両側上葉の胸膜に張り付くように広がるconsolidation内部に牽引性気管支拡張がみられる（矢印）．上葉の容積減少があり，肺門は挙上している．
b：70代男性，分類不能型の間質性肺炎．
20～55歳，30本/日の喫煙．上葉の胸膜直下には**a**と同様にconsolidationが広がる（色矢印）．右気胸あり．一方，肺底部には網状影あり（黒矢印）．下葉ではUIPパターンの線維化が疑われる．
c：70代男性，IPF.
10本/日×50年以上の喫煙者．肺底部には網状影あり．また蜂巣肺もみられる（黒矢印）．上葉の胸膜直下にも胸膜に直行するような短い線状構造があり（色矢印），UIPパターンである．

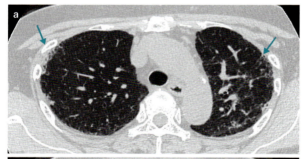

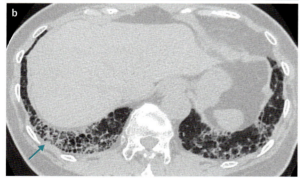

図2 70代女性，リウマチ肺，CT軸位断像
上葉では胸膜直下に不整像あり（**a**，矢印）．肺底部には網状影にconsolidationが重なる（**b**，矢印）．外科的肺生検でUIPパターンの線維化にリンパ球・形質細胞浸潤あり．このCTの4年後に関節症状出現し，リウマチと診断されているが，このCTの段階では分類不能型の間質性肺炎とせざるをえない．

らず，結果として膠原病肺の画像は分類不能型間質性肺炎となる症例が多い．

図2に示した症例は，関節リウマチに合併した間質性肺炎の症例である．関節リウマチではUIPパターンを示す症例が多く[5]，本症例でも上葉の胸膜直下に不整像があり，UIPパターンの線維化はあると考えられる．一方下葉では，画像では牽引性気管支拡張を伴う網状影に重なり，consolidationがみられ，全体としては分類不能となる．図3のIPF/UIPの症例と比較すると，consolidationが目立つことがわかる．外科的肺生検で，このconsolidationの領域はUIPパターンの線維化にリンパ球・形質細胞浸潤が重なっていた．芳賀らは，外科的肺生検の病理組織像と局所のCT画像のRadiomicsを比較して，組織像で細胞浸潤が多い症例では，Radiomicsで局所のCTの中央値が高いことを示した[6]．筆者らは，病変部分のCT値は細胞浸潤の一つの目安になりうると考えている．

図4に分類不能の膠原病肺の例として，NSIP with organizing pneumonia（OP；器質化肺炎）の症例を示す[7]．NSIP＋OPパターンは抗ARS（aminoacyl-tRNA synthetase；アミノアシルtRNA合成

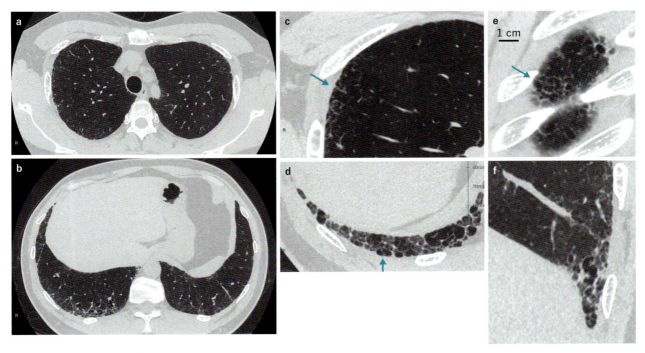

図3　50代男性，IPF/UIP（家族性間質性肺炎）
1,024×1,024×0.25 mm 厚のCT軸位断像（**a**，**b**）とその拡大像（**c**，**f**）と斜位断像（**d**，**e**）．
c，**d**：上葉　**e**，**f**：下葉．
17 pack-yearの喫煙歴あり．若年のため，外科的肺生検を実施し，病理でもUIPパターンであった．CTでは小葉細葉辺縁構造が顕在化している．上葉胸膜直下の短い線状構造は（**c**，矢印），胸膜に平行な斜位断像でみると，小葉間隔壁に対応することがわかる（**d**，矢印）．肺底部には，牽引性気管支拡張を伴う網状影と蜂巣肺もみられる（**e**，矢印）．Reidの2次小葉は正常では1 cm前後の大きさと言われているが，病変部分の2次小葉は明らかに小さく，病変部分で肺の縮みがあることがわかる．

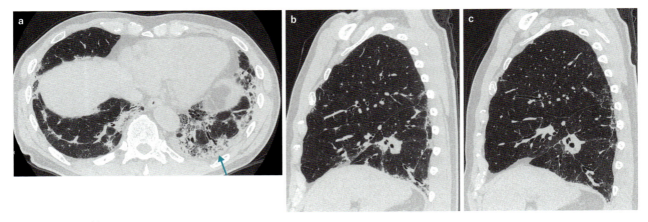

図4　70代男性，NSIP+OP
1,024×1,024×0.25 mm 厚のCT軸位断像（**a**）と矢状断像（**b**，**c**）．**c**は5年後（治療後）．
2カ月前からの呼吸苦で受診，CTでは下葉優位にconsolidationがあり，内部に牽引性気管支拡張もみられる（**a**，矢印）．葉間胸膜の位置から下葉の容積減少がわかる（**b**，矢印）．治療後，consolidationは消失するが，牽引性気管支拡張や下葉の容積減少は残る（**c**）．本症例は膠原病の症状はなく，抗ARS抗体を含む自己抗体も陰性だった．

酵素）抗体症候群などでよくみられるパターンではあるが[8,9]，現状まだガイドラインには記載されていないため，現時点では分類不能となる．本症例のクライオ生検による病理組織像は，上皮傷害の高度なNSIP+OPだった．画像はconsolidationが主体ではあるが，内部に牽引性気管支拡張があり，これを単なるOPとはできない．経過を見ると，consolidationが消失しても，局所の容積減少や牽引性

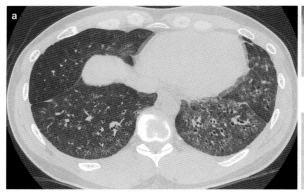
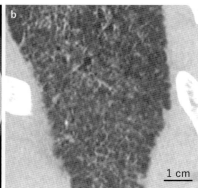

図5 30代男性，特発性のNSIP

1,024×1,024×0.25 mm 厚のCT軸位断像（**a**）と冠状断像（**b**）．外科的肺生検でNSIPが証明されている．膠原病の症状なく，自己抗体も陰性．CTでは細かい網状影にすりガラス影が重なっている．図3のUIPと異なり，胸膜直下は比較的保たれる．

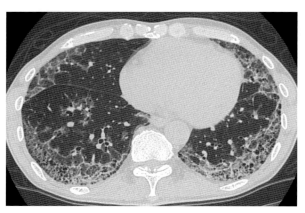

図6 50代男性，DIP

31 pack-yearの喫煙歴あり．CTでは辺縁優位にすりガラス状，網状の病変が広がり，内部に囊胞の形成あり．病変と正常肺の境界が明瞭で，DIPとしては典型例と考える．

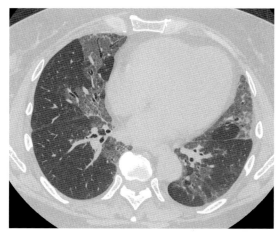

図7 50代女性，DIP

1,024×1,024×0.25 mm 厚のCT軸位断像．非喫煙者．外科的肺生検でDIPが証明されている．画像では気管支血管束沿いに細かい網状影にすりガラス影が重なる．画像のみでのNSIPとの区別は困難と思われる．

気管支拡張は残り，肺末梢構造の破壊や線維化を伴う病変が示唆される．本症例も皮膚筋炎などの診断基準は満たさず，自己抗体も陰性であり，現時点では分類不能型間質性肺炎である．

CTの空間分解能を超えているため診断が困難な症例

従来のCTのマトリックスサイズは512×512だったが，近年1,024×1,024，スライス厚0.25 mmのCTが登場し，今後はこうした高精細CTが主流となると思われる[10]．しかし，肺胞1個の大きさは250 μmと言われており，新たな高精細CTでも，肺胞の壁の線維化やリンパ球浸潤主体のNSIPなのか，肺胞腔内にマクロファージがみられる剝離性間質性肺炎（desquamative interstitial pneumonia；DIP）かの区別はできない．図5にNSIP，図6，7にDIPの症例を示す．特に図7の症例はNSIPとの鑑別は困難と考える．DIPの診断には病理学的検索が必要である．

小葉内部での病変の混在

図3に示すように，UIPは小葉細葉辺縁の線維化を特徴とし，かつ線維化に正常肺が接するために小葉細葉辺縁構造が顕在化して見える．一方で，NSIPは小葉内部に起こる病変なので，UIPとNSIPが同一の肺葉内，あるいはごく近接した小葉に混在しうる（図8）[11]．また，喫煙者の場合，小葉中心性の気腫，喫煙に関連した呼吸細気管支炎，肺胞腔内へのマクロファージ滲出（DIP reaction）は普通に起こり，これらも小葉内部の病変なので，

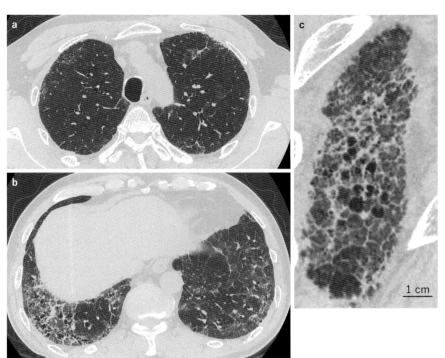

図8 70代男性，分類不能型間質性肺炎

1,024×1,024×0.25 mm 厚の CT 軸位断像（a, b）と右下葉の胸膜下の斜位断像（c）.
46 pack-year の喫煙歴あり．外科的肺生検の病理組織像では NSIP と UIP の混在だった．CT では，小葉間隔壁の顕在化があり，それにすりガラス影が重なる．

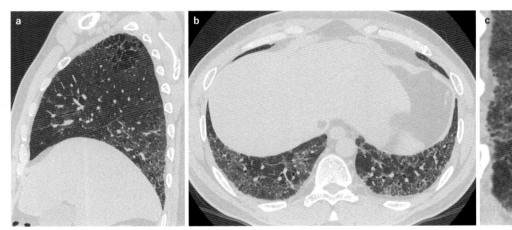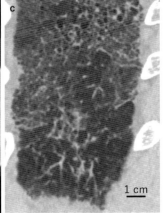

図9 50代男性，分類不能型間質性肺炎

1,024×1,024×0.25 mm 厚の CT 矢状断（a），軸位断像（b）と，右下葉の胸膜下の斜位断像（c）.
50 pack-year の喫煙歴あり．外科的肺生検の病理組織像では UIP はあるが，小葉中心性の気腫化やコラーゲンタイプの線維化，肺胞腔内へのマクロファージの滲出（DIP reaction）があり，分類不能とされた．
CT 矢状断では上肺野に気腫化，下肺野にすりガラス影，網状影がみられる（a, b）．CT の斜位断像では小葉間隔壁の顕在化，小葉の縮みもみられるが，すりガラス影が主体である（c）．この領域が DIP か NSIP かは判別できない．

UIP と同一の小葉内に起こりうる（図9）[11]．

　筆者らの印象としては，こうした小葉レベルでの病変の混在が，日常臨床で最も頻度が高い分類不能型の間質性肺炎と思われる．純粋な UIP であれば抗線維化薬が適応となるが，NSIP や DIP との混在，あるいは，UIP に細胞浸潤を伴う場合（図2）は，ステロイドや抗炎症治療に一部でも反応する可能性がある．したがって，治療法の選択という観点からも，UIP パターンの線維化に対応する顕在化した小葉間隔壁に，小葉内の病変に対応するすりガラス影が重なった所見は記載すべきである．

　一方で，UIP の症例で，小葉内細気管支上皮化生と粘液貯留のために小葉内の CT 値が上昇して，画像ではいかにも NSIP や細胞浸潤があるように見

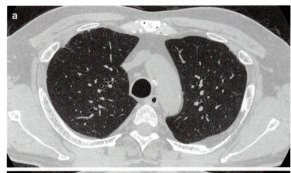
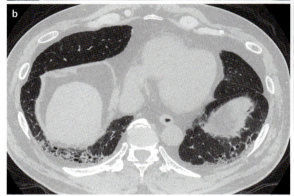
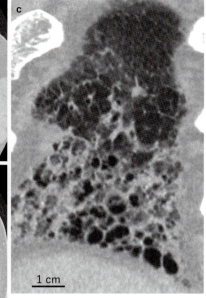

図10　60代男性，IPF/UIP

1,024×1,024×0.25 mm 厚の CT 軸位断像（**a**，**b**）と右下葉の胸膜下の斜位断像（**c**）．40 pack-year の喫煙歴あり．CT では，上葉の胸膜直下に不整像あり．肺底部には網状影に consolidation が重なり，図2 の症例に類似するが，外科的肺生検の病理組織像では UIP パターンであり，小葉内細気管支上皮化生と粘液貯留が，CT で consolidation に見えていたと考えられた．

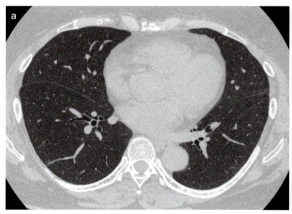
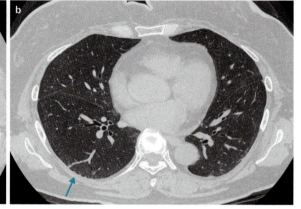

図11　60代女性，家族性間質性肺炎

1,024×1,024×0.25 mm 厚の CT 軸位断像（**a**：初診時，**b**：5年後）．息子さんが SPC 遺伝子異常に伴う間質性肺炎で肺移植を実施され，スクリーニング目的で来院．初診時 CT で異常を指摘することは難しい．5年後の CT では肺容積の減少，胸膜直下のわずかな不整像，肺内の細かい粒状病変がみられる．この粒状病変はクライオ生検で，線維化であることが証明された．

える場合があるので，注意が必要である（図10）．画像だけでは，どちらの病態か正確な判断は困難で，こうした症例では積極的にクライオ生検などを勧めるべきと思われる．

軽症のため分類できない症例

　検診などで CT を撮影すると，間質性肺炎を予期しない状況でも軽微な間質性変化を示す症例が多数見つかる．これらを interstitial lung abnormality（ILA）と呼んでいる[12]．ILA は non-subpleural ILA，subpleural nonfibrotic ILA，subpleural fibrotic ILA に分けられており，特に subpleural fibrotic ILA は将来的に進行して UIP になる可能性が報告されている[13]．あまりに軽症なものは，画像パターンを分類することは困難で（図11），間質性肺炎と診断す

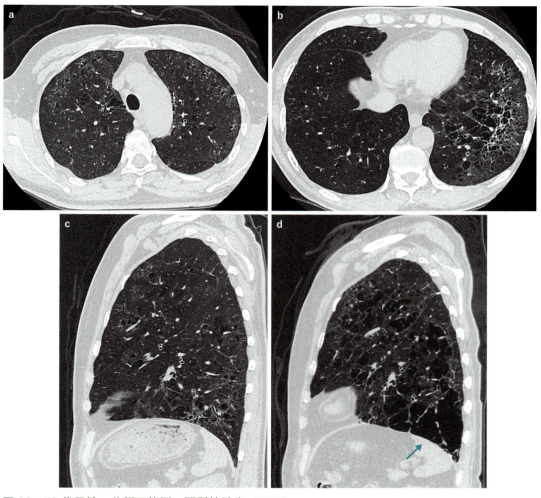

図12 70代男性，分類不能型の間質性肺炎（CPFE）

初診時のCT（**a**，**b**：軸位断，**c**：矢状断）と16年後のCT矢状断像（**d**）．
49 pack-yearの喫煙歴あり．両側の肺に網状影内部に囊胞形成があり，経過で囊胞は増大する（**d**）．不整形の大きな囊胞が横隔膜に接して認められ（**d**，矢印），thick-wall large cysts patternと考える．病理組織像では，気道に連なる囊胞と周囲の線維化があり，線維芽細胞巣もみられた．

る場合には分類不能とせざるを得ない．

　海外の論文を見ると，ILAとして報告されている症例の中には，日本なら間質性肺炎として診断するレベルの症例も多く含まれる[14]．本邦は，CT装置の保有台数が諸外国と比較しても多く[15]，諸外国に比較して比較的軽い時期に間質性肺炎が見つかっている結果，分類不能が多い可能性もある．

名称が定まっておらず分類不能になる場合

　図12に気腫合併肺線維症（combined pulmonary fibrosis and emphysema；CPFE）の症例を示す．以前より上肺野に気腫化，下肺野に間質性肺炎がみられる症例では，肺高血圧症や肺癌の合併が多いことが報告され，2022年にCPFEとしてステートメントが出された[16]．ただし，この中では，CPFEはあくまで，気腫と間質性肺炎が両方みられる症候群と定義され，特発性だけでなく，強皮症などの膠原病肺も含まれるとされた．そのため，現時点ではCPFEを独立した疾患名として日常的には使用できないと思われる．

　2022年のステートメントでは，網状病変内部の囊胞（traction emphysema）や，横隔膜面に接する

ような壁の厚い不整形の囊胞（thick-wall large cysts pattern）が，経時的に増大することが，CPFE に特徴的な画像所見として報告されている[16]．図 12 に，筆者らがこれらの所見の典型例と考えている症例を示す．囊胞が，肺の内部から形成され，徐々に増大し，肺の表面は比較的保たれ，UIP を示唆する胸膜直下の所見に乏しい．筆者らは，これらの囊胞性病変は，猪俣らが剖検例で報告した air-way-centered cystic lesion with fibrosis[17] に対応する所見であり，UIP や NSIP と同様，間質性肺炎を構成する要素の一つと考えている．ただし，現時点では上記のように CPFE は正式な病名ではなく，分類不能とせざるを得ない．

おわりに

以上，画像で分類不能とせざるをえない症例の画像所見を述べた．間質性肺炎の治療では，現在，IPF だけでなく，2 次性も含めた進行性肺線維症（progressive pulmonary fibrosis；PPF）でも抗線維化薬が推奨されている[18,19]．したがって，分類不能型間質性肺炎では，放射線科医はまず画像における UIP パターンの有無，そして病変の進行の有無を評価する必要がある．これと同時に，画像で UIP パターンに重なるすりガラス影や consolidation がみられる場合には，抗炎症治療が適応となる症例もあるので[20]，それらの所見も指摘する．分類不能の間質性肺炎では，画像診断には限界がある点をよく理解し，臨床・病理とともに MDD を行うことが重要である．

文献

1) Travis WD, Costabel U, Hansell DM, et al. An official American Thoracic Society/European Respiratory Society statement : Update of the international multidisciplinary classification of the idiopathic interstitial pneumonias. Am J Respir Crit Care Med 2013 ; 188 : 733-48.

2) Flaherty KR, Travis WD, Colby TV, et al. Histopathologic variability in usual and nonspecific interstitial pneumonias. Am J Respir Crit Care Med 2001 ; 164 : 1722-7.

3) Watanabe K, Ishii H, Kiyomi F, et al. Criteria for the diagnosis of idiopathic pleuroparenchymal fibroelastosis : A proposal. Respir Investig 2019 ; 57 : 312-20.

4) Sumikawa H, Johkoh T, Egashira R, et al. Pleuroparenchymal fibroelastosis-like lesions in patients with interstitial pneumonia diagnosed by multidisciplinary discussion with surgical lung biopsy. Eur J Radiol Open 2020 ; 7 : 100298.

5) Kadura S, Raghu G. Rheumatoid arthritis-interstitial lung disease : manifestations and current concepts in pathogenesis and management. Eur Respir Rev 2021 ; 30 : 210011.

6) Haga A, Iwasawa T, Misumi T, et al. Correlation of CT-based radiomics analysis with pathological cellular infiltration in fibrosing interstitial lung diseases. Jpn J Radiol 2024 ; 42 : 1157-67.

7) Egashira R. High-Resolution CT Findings of Myositis-Related Interstitial Lung Disease. Medicina（Kaunas）2021 ; 57 : 692.

8) Aoki R, Iwasawa T, Utsunomiya D, et al. Interstitial lung disease associated with anti-aminoacyl-tRNA synthetase syndrome : quantitative evaluation of CT after initial treatment and long-term follow-up. Acta Radiol 2024 ; 65 : 1332-40.

9) Waseda Y, Johkoh T, Egashira R, et al. Antisynthetase syndrome : Pulmonary computed tomography findings of adult patients with antibodies to aminoacyl-tRNA synthetases. Eur J Radiol 2016 ; 85 : 1421-6.

10) Gaillandre Y, Duhamel A, Flohr T, et al. Ultra-high resolution CT imaging of interstitial lung disease : impact of photon-counting CT in 112 patients. Eur Radiol 2023 ; 33 : 5528-39.

11) Katzenstein AL. Idiopathic interstitial pneumonia. In : Katzenstein AL, ed. Katzenstein and Askin's surgical pathology of non-neoplastic lung disease, 4th ed. pp 51-84, Philadelphia : Saunders Elsevier ; 2006

12) Hatabu H, Hunninghake GM, Richeldi L, et al. Interstitial lung abnormalities detected incidentally on CT : a Position Paper from the Fleischner Society. Lancet Respir Med 2020 ; 8 : 726-37.

13) Hata A, Hino T, Yanagawa M, et al. Interstitial Lung Abnormalities at CT : Subtypes, Clinical Significance, and Associations with Lung Cancer. Radiographics 2022 ; 42 : 1925-39.

14) Araki T, Putman RK, Hatabu H, et al. Development and Progression of Interstitial Lung Abnormalities in the Framingham Heart Study. Am J Respir Crit Care Med 2016 ; 194 : 1514-22.

15) Urikura A, Yoshida T, Matsubara K, et al. Number of computed tomography scanners and regional disparities based on population and medical resources in Japan. Radiol Phys Technol 2023 ; 16 : 355-65.

16) Cottin V, Selman M, Inoue Y, et al. Syndrome of Combined Pulmonary Fibrosis and Emphysema : An Official ATS/ERS/JRS/ALAT Research Statement. Am J Respir Crit Care Med 2022 ; 206 : e7-41.

17) Inomata M, Ikushima S, Awano N, et al. An autopsy study of combined pulmonary fibrosis and emphysema : correlations among clinical, radiological, and pathological features. BMC Pulm Med 2014 ; 14 : 104.

18) Raghu G, Remy-Jardin M, Richeldi L, et al. Idiopathic

Pulmonary Fibrosis (an Update) and Progressive Pulmonary Fibrosis in Adults : An Official ATS/ERS/JRS/ALAT Clinical Practice Guideline. Am J Respir Crit Care Med 2022 ; 205 : e18-47.
19) Selman M, Pardo A, Wells AU. Usual interstitial pneumonia as a stand-alone diagnostic entity : the case for a paradigm shift? Lancet Respir Med 2023 ; 11 : 188-96.
20) Ryerson CJ, Urbania TH, Richeldi L, et al. Prevalence and prognosis of unclassifiable interstitial lung disease. Eur Respir J 2013 ; 42 : 750-7.

特集　間質性肺炎と肺がんの MDD─専門家チームで進める "最適化"

間質性肺炎─B.　各論：疾患別の MDD の実際

分類不能型特発性間質性肺炎の MDD
─病理医の立場から

木谷匡志

KEY WORDS　分類不能型間質性肺炎，びまん性肺疾患，MDD（multidisciplinary discussion）

POINT

- "分類不能型パターン" なる特定の組織像があるわけではなく，既知の組織学的分類に当てはめ難い病変や複数種類の間質性肺炎の病変が組織学的にみられるなどにより，分類不能型間質性肺炎と病理診断される.
- 分類不能型間質性肺炎の最終的な診断のためには，臨床・画像・病理医間で MDD を行うことは必要不可欠である.

病理診断における
分類不能型特発性間質性肺炎

　分類不能型特発性間質性肺炎とは，2024 年現在のところ，以下のような症例とされている[1,2,3].

①臨床・画像・病理診断のためのデータが不適切な場合. 病理で言えば採取組織片が小さい，ないし肺組織が含まれておらず，診断困難な場合などである.
②治療の影響で画像・病理の所見に影響があり，臨床・画像・病理の診断が一致しない場合.
③既存の間質性肺炎の分類に当てはまらないような新しい病変や，既存の間質性肺炎における稀な variant 病変のために，臨床・画像・病理の診断が一致しない場合.
④画像または病理において複数種類の間質性肺炎の病変がみられたために，臨床・画像・病理の診断が一致しない場合.

　①に関しては，採取部位に関しては線維化が高度に進行し肺虚脱・荒廃した箇所のみを採取することは避けること，特にクライオ肺生検では気管支壁の厚い箇所を避けて少し末梢側で採取するなどして肺胞組織を十分に採取すること，採取した組織へ十分にホルマリンを注入し肺を拡張させてから固定すること，部分切除組織の場合はペッツを外して固定することなどを意識すると，情報量の多い標本になりやすいと考えている.

　②に関しては，病理組織像のみで治療歴を推定することは困難である. ②に限った話ではないが，病態診断だけでなく，より正確な所見の把握のためにも，臨床医による病理医への必要十分量の臨床情報提供は重要である.

　③に関しては，喫煙者にみられるような小葉中心性の線維化＋肺気腫病変や，膠原病肺ないし膠原病の存在が疑われる症例にみられるような濾胞性細気管支炎＋慢性間質性肺病変などが含まれる. 既知の間質性肺炎病変に分類しがたい病変の場合がこの項

きたに　まさし　国立病院機構東京病院臨床検査科（〒204-0023 東京都清瀬市竹丘 3-1-1）

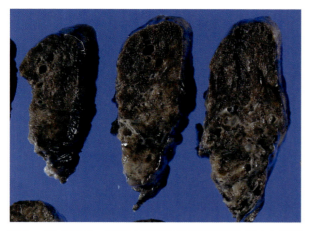

図1 60代男性：喫煙の影響を伴う間質性肺炎の肉眼像

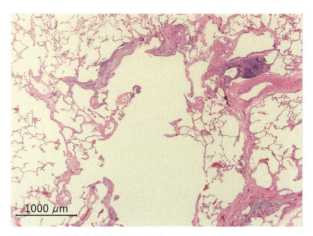

図2 小葉中心性気腫性変化

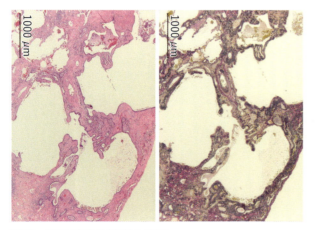

図3 UIP様慢性線維化病変

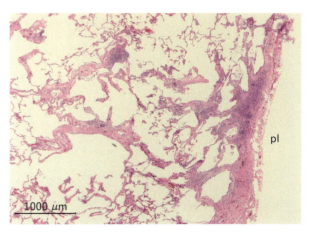

図4 胸膜下まで連なるように分布する線維化病変
pl：胸膜．

目に含まれる．

④における複数種類の間質性肺炎の病変というのは，ガイドライン[2]における特発性間質性肺炎〔通常型間質性肺炎（usual interstitial pneumonia；UIP），非特異性間質性肺炎（non-specific interstitial pneumonia；NSIP），閉塞性肺炎（obstructive pneumonia；OP），呼吸細気管支炎を伴う間質性肺疾患（respiratory bronchiolitis associated with interstitial lung disease；RB-ILD），剝離性間質性肺炎（desquamative interstitial pneumonia；DIP），びまん性肺胞傷害（diffuse alveolar damage；DAD），リンパ球性間質性肺炎（lymphocytic interstitial pneumonia；LIP），胸膜肺実質線維弾性症（pleuroparenchymal fibroelastosis；PPFE）〕のいずれかの病変が複数種類確認されることを指す．例えば上葉でNSIP病変，下葉でUIP病変が病理組織上確認された場合などである．

適切な検体が採取され，かつ病理医への情報が必要十分である場合，現在のガイドラインでは病理診断で分類不能型間質性肺炎と診断されるのは③④の場合である．"分類不能型パターン"なる特定の組織像があるわけではなく，既知の組織学的分類に当てはめ難い病変や複数種類の間質性肺炎の病変が組織学的にみられるなどにより，分類不能型間質性肺炎と病理診断される．この組織学的な分類不能型間質性肺炎とされるものには，特発性以外にも膠原病・過敏性肺炎（hypersensitivity pneumonitis；HP）・喫煙の影響・薬剤性などの二次性病変の可能性が含まれているので，これらの鑑別と分類不能型"特発性"間質性肺炎の診断に至るためには，臨

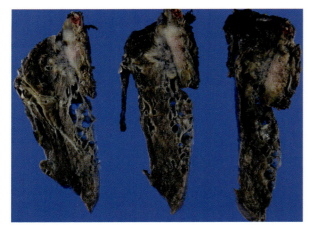

図5 70代女性：関節リウマチの既往のある間質性肺炎

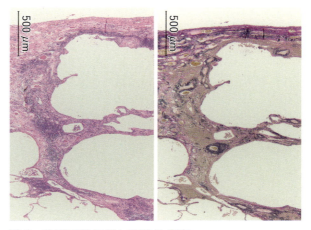

図6 胸膜下肺組織に囊胞性病変

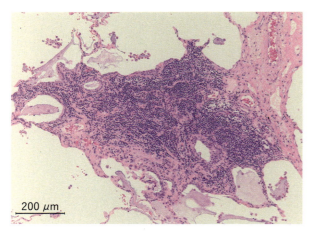

図7 病変内にはリンパ球・形質細胞浸潤が目立つ

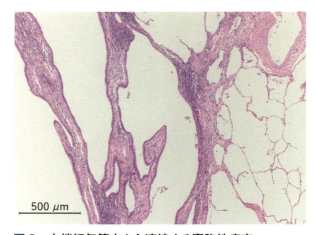

図8 末梢細気管支から連続する囊胞性病変

床・画像・病理医間でMDDを行うことが必要不可欠である．間質性肺炎の中で分類不能型間質性肺炎として診断される症例は，海外の文献だとおよそ4.8〜25%程度[4〜7]で10%台の報告が主のようである．近年の日本からの報告だと36〜38%程度[8,9]と，海外の報告と比べ分類不能型間質性肺炎と診断される割合が高く報告されている．現在では間質性肺炎で最も高い割合を占める特発性肺線維症（idiopathic pulmonary fibrosis；IPF）症例では臨床画像で診断が明らかであると生検がなされないことや，報告間で病理診断を行った症例の割合が異なること，報告間で分類不能型間質性肺炎の基準が異なることから，一概に比較することは困難であると考えている．ただし，MDDを行っている施設はそうでない施設より分類不能型間質性肺炎と診断される割合が低いとの指摘[7]もあり，MDDにより診断正確性の向上がなされる[9,10]ことにも矛盾しない．

病理診断では分類不能型間質性肺炎と診断した実例

今回は肺癌のために肺切除された症例を用いて，背景肺について組織像からは分類不能型間質性肺炎とした症例を提示・解説する．

症例1

60代男性：喫煙の影響を伴う間質性肺炎（図1〜4）

肉眼像（図1）では，肺内の気腫性変化とともに胸膜下末梢肺組織において線維化病変を認める．組織学的には，小葉中心性気腫性変化（図2）とともに胸膜下肺組織において構

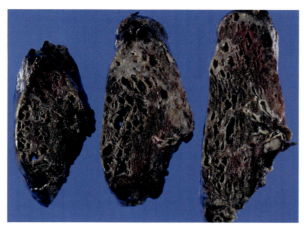

図9 70代男性：抗CCP抗体陽性，現喫煙者の間質性肺炎

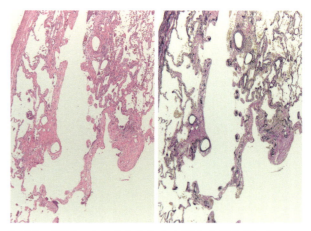

図10 喫煙の変化とみられる小葉中心性気腫+線維化病変

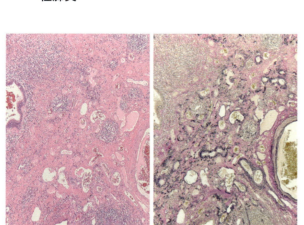

図11 リンパ球・形質細胞浸潤を伴う，無気肺硬化型の線維化病変

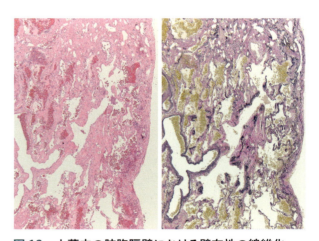

図12 小葉内の肺胞隔壁における壁在性の線維化

造改変を伴う小葉辺縁主体のUIP様慢性線維化病変を認める（図3）．また図1に示す気腫肺にも肺胞隔壁に沿って線維化がみられ，図4に示すように小葉内の線維化が胸膜下まで連なるように分布する箇所も認められた．線維化を伴う小葉中心性気腫性変化および胸膜下のUIP様慢性線維化病変からなる間質性肺炎である．病理組織像からは，特発性ないし喫煙関連の変化のほかに，肉芽腫は認められないものの，線維化病変の分布から慢性HPなどの経気道性二次性間質性肺炎が鑑別に挙がった．

> **症例2**
>
> **70代女性：関節リウマチの既往のある間質性肺炎（図5～8）**

割面では側方の胸膜下肺組織に嚢胞性病変が認められる（図5）．組織学的には小葉内〜胸膜下まで連なる嚢胞性病変で，嚢胞壁は小葉辺縁性のUIP様慢性線維化病変からなる（図6）．リンパ球・形質細胞浸潤が目立つ箇所を伴い（図7），嚢胞の一部は末梢細気管支から連続して見える箇所も存在する（図8）．UIP様の慢性線維化病変ではあるが，リンパ球・形質細胞浸潤が目立つこと，末梢細気管支から胸膜下まで嚢胞病変が分布することから，UIP patternの間質性肺炎のみとし

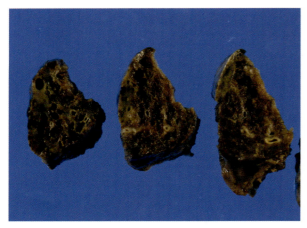

図13　80代女性：乳癌ケモ後，喫煙歴のある鳥飼病の疑いの間質性肺炎

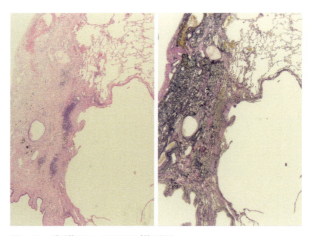

図14　胸膜下のPPFE様所見

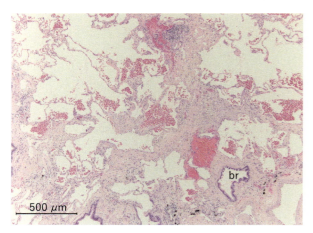

図15　細気管支周囲の器質化
br：細気管支．

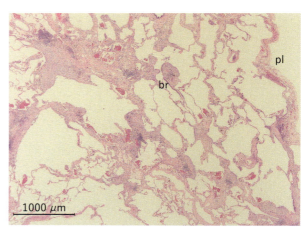

図16　気腫性変化とともに細気管支周囲から胸膜下まで連なる線維化
br：細気管支，pl：胸膜．

てでは組織学的に説明がつかない病変であった．

症例3

70代男性：抗CCP抗体陽性，現喫煙者の間質性肺炎（図9〜12）

肉眼的には，肺内の多数の囊胞性変化とともに，主に胸膜下肺組織における線維化・虚脱像を認める（図9）．組織学的には，囊胞病変は**症例1**で示したような小葉中心性の気腫性変化および肺胞隔壁に沿った壁在性の線維化病変からなる（図10）．肺組織の虚脱がみられた箇所では，肺胞組織の弾性線維が保たれたまま線維化を示す，いわゆる無気肺硬化型の線維化を呈していた（図11）．このような場所にはリンパ濾胞を含むリンパ球・形質細胞浸潤も認められた．胸膜直下の肺組織では**症例1**ないし**2**でみられたようなUIP様所見もみられた一方で，図12のように小葉内の肺胞隔壁における壁在性の線維化が主体で胸膜直下の肺胞組織が保たれた箇所も存在した．多彩な形態の線維化病変を示す分類不能型間質性肺炎症例であった．喫煙の影響に加え，膠原病の診断はついていないものの，リンパ球・形質細胞浸潤の存在や抗CCP抗体陽性であることから，組織像からは膠原病肺の可能性も考慮された．

> **症例 4**
>
> **80 代女性：乳癌ケモ後，喫煙歴のある鳥飼病の疑いの間質性肺炎（図 13〜16）**
>
> 肉眼的には，これまでに挙げたような肺胞内の囊胞性変化に加え，胸膜下肺組織の線維性虚脱病変を認める（図 13）．組織学的には胸膜肥厚と胸膜下肺組織における elastosis，無気肺硬化型の線維化像などからなる PPFE 様病変（図 14）を呈するとともに，小葉内では気腫性変化とともに細気管支周囲性の線維化病変を示していた（図 15）．この線維化病変の一部は胸膜まで連なるように分布していた（図 16）．2020 年の HP の ATS（American Thoracic Society）ガイドライン[11]における probable fibrotic HP 相当の病変である．肉芽腫はみられなかったものの慢性 HP が疑われる病変であるが，喫煙の影響とみられる所見やケモ後であることなどから，病態推定については慎重になる必要がある．

おわりに

間質性肺炎を含むびまん性肺疾患の診断の基本であったビデオ下胸腔鏡手術（video-assisted thoracoscopic surgery；VATS）肺生検は，昨今の画像診断の進歩，クライオ肺生検の導入などにより減少傾向にある．手術による間質性肺炎急性増悪のリスクもあることから，今回提示したような肺癌の治療目的などがなければ，手術肺のように，複数の小葉構造を十分に評価できる大きさの組織（＝数 cm 大以上の組織）が採取されることは多くないように感じている．それでもなお採取された検体というのは，臨床的に経過や病態が非典型的であるなどだけでなく，形態学的・病理学的にも分類不能としか言いようのない症例であることがよく経験される．分類不能型間質性肺炎の診断において，これまで以上に臨床医・画像医との密な連携を図ることの必要性を感じている．

文献

1) American Thoracic Society, European Respiratory Society. American Thoracic Society/European Respiratory Society International Multidisciplinary Consensus Classification of the Idiopathic Interstitial Pneumonias. This joint statement of the American Thoracic Society (ATS), and the European Respiratory Society (ERS) was adopted by the ATS board of directors, June 2001 and by the ERS Executive Committee, June 2001. Am J Respir Crit Care Med 2002；165：277-304.
2) Travis WD, Costabel U, Hansell DM, et al. An official American Thoracic Society/European Respiratory Society statement：Update of the international multidisciplinary classification of the idiopathic interstitial pneumonias. Am J Respir Crit Care Med 2013；188：733-48.
3) 日本呼吸器学会びまん性肺疾患診断・治療ガイドライン作成委員会（編）．特発性間質性肺炎 診断と治療の手引き，改訂第 3 版．南江堂，2016
4) Jones KD. Unclassifiable interstitial lung disease：a pathologist's perspective. Eur Respir Rev 2018；27：170132.
5) Sangani RG, Deepak V, Ghio AJ, et al. Interstitial lung abnormalities and interstitial lung diseases associated with cigarette smoking in a rural cohort undergoing surgical resection. BMC Pulm Med 2022；22：172.
6) Ryerson CJ, Urbania TH, Richeldi L, et al. Prevalence and prognosis of unclassifiable interstitial lung disease. Eur Respir J 2013；42：750-7.
7) Guler SA, Ellison K, Algamdi M, et al. Heterogeneity in Unclassifiable Interstitial Lung Disease. A Systematic Review and Meta-Analysis. Ann Am Thorac Soc 2018；15：854-63.
8) Nakamura Y, Sugino K, Kitani M, et al. Clinico-radiopathological characteristics of unclassifiable idiopathic interstitial pneumonias. Respir Investig 2018；56：40-7.
9) Fujisawa T, Mori K, Mikamo M, et al. Nationwide cloud-based integrated database of idiopathic interstitial pneumonias for multidisciplinary discussion. Eur Respir J 2019；53：1802243.
10) Walsh SLF, Maher TM, Kolb M, et al. Diagnostic accuracy of a clinical diagnosis of idiopathic pulmonary fibrosis：an international case-cohort study. Eur Respir J 2017；50：1700936.
11) Raghu G, Remy-Jardin M, Ryerson CJ, et al. Diagnosis of Hypersensitivity Pneumonitis in Adults. An Official ATS/JRS/ALAT Clinical Practice Guideline. Am J Respir Crit Care Med 2020；202：e36-69.

特集　間質性肺炎と肺がんの MDD―専門家チームで進める "最適化"

間質性肺炎合併肺がん

間質性肺炎合併肺がんに対する免疫チェックポイント阻害薬
―薬物療法の専門家の立場から

藤本大智

KEY WORDS　間質性肺炎，間質性肺炎合併肺癌，免疫チェックポイント阻害薬

POINT

- 間質性肺炎合併患者への ICI 投与はリスクが高く，慎重な患者選択が必要である．
- HAV クライテリアは，現時点のデータから有用な選択基準である．
- 治療の説明では，リスクと長期生存の可能性を十分に伝えることが重要である．

効果とリスクのジレンマ

免疫チェックポイント阻害薬(immune checkpoint inhibitor；ICI)，特に programmed cell death protein 1（PD-1）/programmed cell death ligand 1（PD-L1）阻害薬により，進行期までの肺癌の薬物療法は特に進行期において大きく躍進した．PD-1/PD-L1 阻害薬の登場以前は特定の分子標的薬の適応とならない進行期肺がん患者において，5 年生存のような長期生存は基本的に達成困難であった．しかしながら，PD-1/PD-L1 阻害薬の登場以降のデータにおいて，5 年生存率は進展型小細胞肺がんで約 10%，IV期非小細胞肺がんでも約 20% を達成している．特に ICI の効果があり，2 年継続できた症例では 80% を超える 5 年生存率も報告されており，ICI の登場により進行期肺がん患者においても長期生存を見込める状況に変化している[1~4]．

一方で，上記臨床試験において間質性肺炎合併患者は肺障害のリスクの点から除外されている．間質

性肺疾患（interstitial lung disease；ILD）症例における肺がん合併割合は，健常者と比較して 7～14 倍と高く，経過中に 4～15% の症例に肺癌の合併が認められる[5]．近年の報告に目を向けると，Omori らは手術症例の検討において，術前の high-resolution CT（HRCT）と臨床所見にて判明する特発性間質性肺疾患が 678 例中 103 例（15.2%）に合併すると報告している[6]．ただし，これらは手術適応患者における検討のため，正確な症例数かどうかは注意が必要であり，ILD 合併患者が手術適応になりにくいことを考えると，実際はより高い合併割合と考えられる．また進行期非小細胞肺がん患者のILD 合併率の報告では，報告によって多少異なるが 10～20% の間で報告されており，日常臨床にて遭遇する無視できない患者集団であると考えられる[7,8]．

一般的に，抗がん薬物療法も含めた医療行為において，第一に患者の安全性が担保されているかどうかは重要であり，その面において薬剤性肺障害は患

ふじもと　だいち　兵庫医科大学病院呼吸器内科（〒663-8501 兵庫県西宮市武庫川町 1-1）

者の performance status（PS）を下げ，かつ致死的になることも多いため[7]，配慮が特に必要な重要な有害事象である．そのような安全面において，複数の研究で間質性肺炎合併は独立した薬剤性肺障害のリスク因子として示されており，抗がん薬物療法を行ううえでハイリスク集団である[9~11]．ガイドラインの言及を見てみても，2024 年版の肺癌診療ガイドラインでは ILD の有無における治療選択の言及はないが，「特発性肺線維症の治療ガイドライン2023」においては間質性肺炎合併肺癌における記載がされており，日本呼吸器学会でも「間質性肺炎合併肺癌に関するステートメント」が出されている．以上から，特に本邦においては，ILD 合併肺癌症例に対する抗癌薬物療法については非合併例と同じエビデンスで治療介入を考えることができないというコンセンサスがあると考えられる．さらに，間質性肺炎合併肺がんに対する薬剤選択により薬剤性肺障害のリスクが変わることが示唆されていることから，間質性肺炎合併例に対してはその集団を対象とした臨床試験におけるエビデンスが必要と考えられている．以上の観点より，ILD 合併例を非合併例とは異なる方法で治療することが妥当と考えられている．

　ICI が日常臨床で使用可能となった当初は，厚生労働省によるニボルマブの「最適使用推進ガイドライン」で，間質性肺炎の合併または既往のある症例は肺障害へのリスク懸念から「投与を推奨されない」と，間質性肺炎合併肺がん患者への使用は禁忌のように扱われていた．しかしながら，ICI 時代以前の治療効果が比較的そこまで大きな改善（少なくとも長期生存においては）のなかった薬剤が中心の時代であれば良かったが，一律に ICI を使用しないということが果たして患者のためになっているのかどうかということには疑問が残る．言葉は悪いが，「抗がん剤治療を受けなければ大多数は短期間しか生存できず，QOL も癌によって阻害されていく」ということをきちんと理解されている患者や患者家族を前にして，「リスクが高いので免疫チェックポイント阻害薬は使用できません」と言った場合に，「投与しないのも生存や QOL に対するリスク

なのにもかかわらず，奏功した際に非常にメリットが高いにもかかわらず，投与した際の肺障害のリスクばかりを考えるのか」というジレンマは薬物療法を行う医師であれば誰しもにあるのではないか．

間質性肺炎合併肺がん患者に対する ICI 投与リスクは？

　本邦の非小細胞肺癌に対する市販後調査や実地臨床下では，非合併症例に関して，ICI による薬剤性肺障害発症割合は全 Grade で約 10～20%，Grade 3 以上で 2～6% と報告されている[12~14]．一方で，本邦における間質性肺炎合併肺がんに対する ICI の多施設後ろ向き調査において，全 Grade で約 30%，Grade 3 以上で約 15% と肺障害のリスクが高いことが示唆されている[15]．また，メタ解析において，非合併症例と比較した間質性肺炎合併症例に対する薬剤性肺障害のオッズ比は，全 Grade で3.23（95% 信頼区間：2.06-5.06），Grade 3 以上で 2.91（95% 信頼区間：1.47-5.74）となっており，間質性肺炎合併症例において，肺障害が増加することが示されている[16]．

許容できないリスクとは？

　リスクが高いと言うのは簡単だが，医療上許容できないリスクというのは難しいものである．当然ながら，肺障害の発症割合が高い（リスクが高い）ことがイコール使用してはいけないということを意味するわけではないのである．もし意味するのであれば，例えば喫煙者や男性は ICI の肺障害のリスクであるため，喫煙者や男性は ICI を使用してはいけないというトンデモナイ主張をする医師となってしまう．その許容できないリスクというある程度のコンセンサスは学会などでなされるべきなのであるが，現状としてはない．そのため，どの程度のリスクを許容するのかというのは実地臨床医や患者に委ねられる問題である．

　このような間質性肺炎合併肺がんへの ICI を議論するときに，許容リスクが違う者同士が議論をし

ても，そもそもの立ち位置が違うため不毛な議論となる．そのため，本稿を書くうえで筆者の主張を記載する必要があると考える．科学的データを基に考察すると，ICI を使用する際に「軽症例を含めた肺障害すべて（Any Grade）を問題視するかどうか」というのが第一の問題である．もともと従来の細胞障害性抗がん剤は，肺障害を起こせば大多数は Grade 3 以上の重症となり，致死的となることから[7]，肺障害全体が問題視されており，その時代に肺障害発症割合が 20% の薬剤であれば許容されない医師が多かったように思われる．しかしながら，ICI は肺障害としても軽症例がほとんどを占め，軽症例では国際的なガイドラインでも再投与が提案されている状況であるように，従来の細胞障害性抗がん剤と ICI を同列に扱うことはできない．例えば，「肺障害発症割合が 20% 以上であれば使用は許容されない」と ICI に対しても主張し，その肺障害が軽症例を含めた Any Grade を指すのであれば，そもそも現在標準治療として用いている治療の肺障害発症割合が日本人治験データで 20% を超えるものもあり，前述の主張は今現在の標準治療を間質性肺炎非合併患者でも行わないという問題発言となるであろう．以上より，筆者は「肺障害としてデータにて問題視すべきは命に関わる重症例（Grade 3 以上）である」と思っており，従来までの間質性肺炎合併肺がんの標準治療であるカルボプラチン/エトポシド療法が間質性肺炎急性増悪率 10% 未満であれば有用な治療と定義し，現在間質性肺炎合併小細胞肺がん治療における標準治療としての市民権を得ていることから，重症肺障害が 10% 未満であれば医学的に許容範囲であるというのが持論である．

患者選択は必要なのか？

前述のように，その当時ニボルマブの最適使用推進ガイドラインがあったことから，間質性肺炎合併肺がんにおける ICI の臨床試験を行うことには倫理的な問題をはらむ可能性もあった．そのため筆者は，そもそも治療効果を非合併群と同様に示すことができる集団なのかということを前段階として検討

することが重要と考えた．症例対照研究を実施し，腫瘍切除検体を用いて腫瘍浸潤 CD8 T 細胞密度と PD-L1 発現を検討する症例対照研究を実施し，間質性肺疾患合併症例と非合併症例でそれらが同等であることを示した[17]．そのため，本患者集団に一律に PD-1/PD-L1 阻害薬が使用不可とすることが患者における重大な機会損失となる可能性があると考えた．

そのうえで，「医学的な許容範囲は重症肺障害が 10% 以内である」という考えから，間質性肺炎合併肺がん全体集団において ICI 使用を行う臨床試験は妥当ではなく，患者選択を行う必要を感じていた．そもそも，特発性肺線維症（idiopathic pulmonary fibrosis；IPF）に対するオフェブとプラセボを比較した INPULSIS 試験において，日本人データにおける IPF 急性増悪の年間発症頻度はプラセボ群で 10% 程度である．また，急性増悪のほとんどは Grade 3 以上にカテゴライズされる重症度である．間質性肺炎合併肺がん患者における肺障害データ解釈の難しい点はここにあり，薬剤使用中に肺障害を起こした場合に，薬剤に関連なく起こった肺障害（間質性肺炎自然史における急性増悪）なのか薬剤関連肺障害なのかは区別がつかない（少なくとも臨床試験上で区別することは恣意的になる）．また，当然ながら，自然史の急性増悪が多い集団は薬剤起因性急性増悪も起こしやすい集団であることが類推される．

まず，蜂巣肺というのは細胞障害性抗がん剤時代から間質性肺炎合併肺がんの肺障害のリスクであり，蜂巣肺の有無によって自然史の急性増悪率が異なるということは明らかであった[18,19]．また，INPULSIS 試験において，拘束性障害の有無によって IPF 急性増悪の年間発症割合は 2 倍程度異なることから，肺機能も重要な因子であると考えていた．また，筆者は呼吸器内科医として病理ローテート中に間質性肺炎に対するビデオ下胸腔鏡手術（video-assisted thoracoscopic surgery；VATS）下肺生検検体を検討し，既報告でも示されているように自己抗体陽性の間質性肺炎においてはリンパ球が有意に浸潤していることを実際に見ていた経験や，その当時

interstitial pneumonia with autoimmune features という概念において自己抗体が重要視されてきたこと，免疫学的有害事象の頻度も自己抗体の有無で大きく変わるという報告や実臨床での実感から，自己抗体陽性間質性肺炎における ICI 投与は肺障害リスクが高いと考えた[20,21]．

　以上から，CT 上蜂巣肺（honeycomb）がない，自己抗体（auto-antibody）が陰性，%VC≧80% といういわゆる HAV クライテリアを提唱し，「間質性肺疾患合併肺癌患者全体には免疫チェックポイント阻害薬は使用できないが，限られた軽度特発性症例には使用可能なのではないか？」というクリニカルクエスチョンに対して，HAV クライテリアを満たした症例を対象に ICI の介入臨床試験を行う方針としたのである．

間質性肺炎合併肺がんに対する ICI 臨床試験データから適応を考える

　PD-1 阻害薬であるニボルマブについて，HAV クライテリアを満たす軽度特発性間質性肺疾患合併非小細胞肺がん症例に対する前向きパイロット試験および第Ⅱ相試験を実施し，報告している[22,23]．パイロット試験では，6 症例を登録し，12 週以内の安全性として薬剤性肺障害を 1 例も認めなかった．また，奏功割合は 50% であり，ILD 合併症例に関しても，安全性および有効性において問題がない可能性が示唆された．次に，多施設第Ⅱ相試験を実施し，主要評価項目として 6 カ月無増悪生存割合，副次評価項目として安全性が検討された．6 カ月無増悪生存割合は 56%，奏効割合は 39% であり，ILD 非合併症例と同等以上の効果を示唆した．また，薬剤性肺障害は，2 症例（11%）で認められたが，いずれも Grade 2 であり，ステロイド治療で改善し，本患者群に対するニボルマブは治療選択肢となりうる可能性が示唆された．その後，一見すると安全性において相反するデータが，ILD 合併非小細胞肺がん症例に対して，PD-L1 阻害薬であるアテゾリズマブを用いた多施設第Ⅱ相試験で報告された．本研究は 36 症例の登録を予定していたが，薬剤性肺

障害が高い割合で出現したため，17 症例登録された時点で早期中止となっている．薬剤性肺障害の発症は，全 Grade で 5 症例（29.4%），Grade 3 以上で 4 症例（23.5%），Grade 5 で 1 症例（5.9%）を認めた[24]．この 2 つの試験による安全性結果が一見異なる理由として，筆者は上記で述べた症例適格基準が重要と考えている．筆者らのニボルマブの試験が HAV クライテリアを満たす患者のみを対象とした一方で，アテゾリズマブの試験では，自己抗体による特発性の確認を行っておらず，蜂巣肺を有する症例を組み入れており，呼吸機能検査も %FVC≧70% と，より進行した間質性肺疾患を許容している．また，事後解析ではあるがアテゾリズマブの試験では，蜂巣肺合併症例で薬剤性肺障害を多く認めており，蜂巣肺非合併症例 10 例では Grade 1 の薬剤性肺障害 1 症例（10%）のみであったのに対して，蜂巣肺合併症例 7 例では，Grade 3 以上の薬剤性肺障害を 4 症例（57.1%）に認めた．また，蜂巣肺の薬剤肺障害に対するオッズ比は，12.0（95% 信頼区間：0.936-154.0，P＝0.056）と高い傾向にあった．以上の両試験結果から，PD-1/PD-L1 阻害薬使用において蜂巣肺の有無は重篤な薬剤性肺障害発症を予想する因子であることが示唆されたと考えている．また，アテゾリズマブの試験においても全生存期間中央値が 15.3 カ月（95% 信頼区間 3.1～未到達）であり，有効性がある可能性は示唆されている．

　さらに，進行期肺がん患者において，初回標準治療が化学療法と PD-1/PD-L1 阻害薬の併用による化学免疫療法に変わったことを受け，本患者群に対して化学免疫療法の有用性を検討することが重要な研究課題であると考えた．以上より，HAV クライテリアを満たす ILD 合併進展型小細胞肺がん患者を対象に，カルボプラチン/エトポシド/デュルバルマブ療法の有用性を検討する介入臨床試験を全国 16 施設で実施した．主要評価項目として severe pneumonitis-free rate（Grade 3 以上の肺障害がなく治療が遂行できた患者割合）を設定し，前述の自身における臨床上許容リスクから 90% 以上であれば安全面が担保されているとし，さらには Grade 5

表1 間質性肺疾患合併進行期非小細胞肺がんに対するPD-1/PD-L1阻害薬の介入試験のまとめ（文献22〜25より）

デザイン	レジメン	対象患者	人数	薬剤性肺障害割合		生存期間中央値（月）
				全Grade	Grade 3以上	
パイロット	Nivolumab	HAVクライテリア満たす* 既治療 非小細胞肺癌	6	0%（12週）	0%（12週）	—
第II相	Nivolumab	HAVクライテリア満たす* 既治療 非小細胞肺癌	18	11.1%	0%	15.6
第II相	Atezolizumab	%FVC≧70% 既治療 非小細胞肺癌	17	29.4%	23.5%	15.3
第II相	CBDCA ETP Durvalumab	HAVクライテリア満たす* 初回治療 小細胞肺癌	21	9.5%	4.8%	10.7

*HAVクライテリア：CT上明らかな蜂巣肺（honeycomb）がない，自己抗体（auto-antibody）が陰性，%VC≧80%のすべてを満たす.

のイベントも2例発症段階で試験を中止するという既定の下で試験を行っている．結果はsevere pneumonitis-free rateが95.2%と安全性を示唆し，無増悪生存期間中央値は5.5カ月（95%信頼区間：3.6-6.4カ月）であり，有効性も示唆した．これらの結果から，化学免疫療法がこの患者群における有望な治療選択肢となり得ることを示した[25].

これらの結果を踏まえて，現段階として筆者はILD合併非小細胞肺がん症例に対するPD-1/PD-L1阻害薬の使用に関しては，蜂巣肺がなく，%VC≧80%である「軽度」で，自己抗体陰性を含む「特発性」を確認できた症例に限定し，ニボルマブ療法が検討可能と考えている．これらのILD合併非小細胞肺がんに対するPD-1/PD-L1阻害薬の介入試験結果を表1にまとめている．

患者への説明をどうするか

間質性肺炎合併として見なすのかどうか，勤務病院としてのコンセンサスを得ておくことは重要である．そうしなければ後々にこれは間質性肺炎ではないのでは？　となった場合に患者から不信感をもた

れる原因となるためである．そのうえで，インフォームドコンセントにおける正解はないと筆者は考える．しかしながら，患者が後から「そのようなことは聞いていない」ということがないように，説明を行うことは重要であると考える．最初の段階から，①間質性肺炎合併であること，②間質性肺炎合併患者は肺障害のリスクが高く，致死的になりうること，③間質性肺炎合併患者は薬物療法の選択肢を非合併患者と異なる方法で考える必要があるというのが少なくともコンセンサスであること，の3点について説明は行っている．そのうえで，筆者は前述したHAVクライテリアについて説明を行い，すべてを満たす患者においては，それでもPD-1/PD-L1阻害薬における肺障害のリスクはあるが，行うかどうかを長期生存メリットとともに説明を行っている．また，HAVクライテリアにおいても科学的データから優先順位を考える必要があるとも考えている．少なくとも蜂巣肺を有する患者においては，現状として途中で安全面の懸念から試験が中止となった原因として同定されていることから，行うことは難しいと説明を行っている．残りの自己抗体と%VCにおいて，単一項目で満たさなかった場

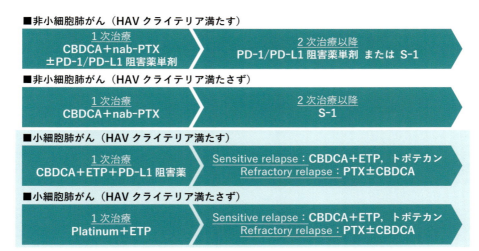

図1 間質性肺疾患合併肺癌の治療戦略（筆者見解）

合には，患者や患者家族が，①安全面の担保ができず，致死的肺障害を発症する可能性が高いこと，②代替治療がない，もしくは代替治療もリスクがある状況であること，③ICIを用いなかった場合の予後やICIのメリット，を十分に理解できる状況であれば使用を検討している．そのような場合に，時に筆者の外来でもPD-1/PD-L1阻害薬を使用できないことについて納得されない患者もいらっしゃるが，そのような場合には医師患者双方のために，「私は使用しないほうが○○さんのためになると考えているが，そのうえで使用したいと言った場合にそれを言い合ったとしてもお互いのためにならないため，セカンドオピニオンでICI使用が可能なのかどうか意見を聞いていただき，使用可能な病院があり，そちらでの治療を希望されるのであれば，そちらに紹介状を書かせていただくことが一番良い形であると考えるため，そのようにしましょう」というように説明を行っている．繰り返しになるが，このあたりは主治医として「許容できないリスク」をどう考えているかということも大きく関係があるため，参考としてとどめていただきたい．また，図1に筆者の考える現段階の標準治療を示す．

最後に

間質性肺炎合併肺癌患者に対するICI治療の現状のエビデンスと実地臨床における立ち位置や私見について述べた．ICIの登場により肺癌治療は大きな進展を遂げたものの，間質性肺炎合併患者では薬剤性肺障害のリスクが高く，特に患者因子によって重症化のリスクが顕著である．このため，患者選択とリスク評価が重要であり，特にHAVクライテリア（蜂巣肺非合併，%VC≧80%，自己抗体陰性）を満たす症例においてICIの安全性が示唆されている．適応を検討する際には，治療による長期生存の可能性と肺障害のリスクを十分に患者へ説明し，慎重なインフォームドコンセントを得ることが不可欠である．筆者らも研究を行っているような医療AIなどのデジタルテクノロジーによって客観的な画像リスク評価も今後可能となっていくと考えられ，テクノロジーの進歩とさらなる臨床データの蓄積により，間質性肺炎合併例におけるICI治療の適応基準が明確になり，安全性と有効性を担保できる選択基準の確立が期待される．

文献

1) Reck M, Dziadziuszko R, Sugawara S, et al. Five-year survival in patients with extensive-stage small cell lung cancer treated with atezolizumab in the Phase Ⅲ IMpower133 study and the Phase Ⅲ IMbrella A extension study. Lung Cancer 2024; 196: 107924.

2) Garassino MC, Gadgeel S, Speranza G, et al. Pembrolizumab Plus Pemetrexed and Platinum in Nonsquamous Non-Small-Cell Lung Cancer : 5-Year Outcomes From the Phase 3 KEYNOTE-189 Study. J Clin Oncol 2023 ; 41 : 1992-8.

3) Novello S, Kowalski DM, Luft A, et al. Pembrolizumab Plus Chemotherapy in Squamous Non-Small-Cell Lung Cancer : 5-Year Update of the Phase III KEYNOTE-407 Study. J Clin Oncol 2023 ; 41 : 1999-2006.

4) Reck M, Rodríguez-Abreu D, Robinson AG, et al. Five-Year Outcomes With Pembrolizumab Versus Chemotherapy for Metastatic Non-Small-Cell Lung Cancer With PD-L1 Tumor Proportion Score ≥ 50. J Clin Oncol 2021 ; 39 : 2339-49.

5) Hubbard R, Venn A, Lewis S, et al. Lung cancer and cryptogenic fibrosing alveolitis. A population-based cohort study. Am J Respir Crit Care Med 2000 ; 161 : 5-8.

6) Omori T, Tajiri M, Baba T, et al. Pulmonary Resection for Lung Cancer in Patients With Idiopathic Interstitial Pneumonia. Ann Thorac Surg 2015 ; 100 : 954-60.

7) Fujimoto D, Kato R, Morimoto T, et al. Characteristics and Prognostic Impact of Pneumonitis during Systemic Anti-Cancer Therapy in Patients with Advanced Non-Small-Cell Lung Cancer. PLoS One 2016 ; 11 : e0168465.

8) Ozawa Y, Akahori D, Koda K, et al. Distinctive impact of pre-existing interstitial lung disease on the risk of chemotherapy-related lung injury in patients with lung cancer. Cancer Chemother Pharmacol 2016 ; 77 : 1031-8.

9) Ando M, Okamoto I, Yamamoto N, et al. Predictive factors for interstitial lung disease, antitumor response, and survival in non-small-cell lung cancer patients treated with gefitinib. J Clin Oncol 2006 ; 24 : 2549-56.

10) Kudoh S, Kato H, Nishiwaki Y, et al. Interstitial lung disease in Japanese patients with lung cancer : a cohort and nested case-control study. Am J Respir Crit Care Med 2008 ; 177 : 1348-57.

11) Gemma A, Kusumoto M, Sakai F, et al. Real-World Evaluation of Factors for Interstitial Lung Disease Incidence and Radiologic Characteristics in Patients With EGFR T790M-positive NSCLC Treated With Osimertinib in Japan. J Thorac Oncol 2020 ; 15 : 1893-906.

12) Suresh K, Voong KR, Shankar B, et al. Pneumonitis in Non-Small Cell Lung Cancer Patients Receiving Immune Checkpoint Immunotherapy : Incidence and Risk Factors. J Thorac Oncol 2018 ; 13 : 1930-9.

13) Fujimoto D, Yoshioka H, Kataoka Y, et al. Efficacy and safety of nivolumab in previously treated patients with non-small cell lung cancer : A multicenter retrospective cohort study. Lung Cancer 2018 ; 119 : 14-20.

14) Fujimoto D, Miura S, Yoshimura K, et al. A Real-World Study on the Effectiveness and Safety of Pembrolizumab Plus Chemotherapy for Nonsquamous NSCLC. JTO Clin Res Rep 2022 ; 3 : 100265.

15) Isobe K, Nakamura Y, Sakamoto S, et al. Immune checkpoint inhibitors in patients with lung cancer having chronic interstitial pneumonia. ERJ Open Res 2024 ; 10 : 00981-2023.

16) Zhang M, Fan Y, Nie L, et al. Clinical Outcomes of Immune Checkpoint Inhibitor Therapy in Patients With Advanced Non-small Cell Lung Cancer and Preexisting Interstitial Lung Diseases : A Systematic Review and Meta-analysis. Chest 2022 ; 161 : 1675-86.

17) Fujimoto D, Sato Y, Morimoto T, et al. Programmed Cell Death Ligand 1 Expression in Non-Small-cell Lung Cancer Patients With Interstitial Lung Disease : A Matched Case-control Study. Clin Lung Cancer 2018 ; 19 : e667-73.

18) Kenmotsu H, Naito T, Kimura M, et al. The risk of cytotoxic chemotherapy-related exacerbation of interstitial lung disease with lung cancer. J Thorac Oncol 2011 ; 6 : 1242-6.

19) Richeldi L, du Bois RM, Raghu G, et al. Efficacy and safety of nintedanib in idiopathic pulmonary fibrosis. N Engl J Med 2014 ; 370 : 2071-82.

20) Fischer A, Antoniou KM, Brown KK, et al. An official European Respiratory Society/American Thoracic Society research statement : interstitial pneumonia with autoimmune features. Eur Respir J 2015 ; 46 : 976-87.

21) Toi Y, Sugawara S, Sugisaka J, et al. Profiling Preexisting Antibodies in Patients Treated With Anti-PD-1 Therapy for Advanced Non-Small Cell Lung Cancer. JAMA Oncol 2019 ; 5 : 376-83.

22) Fujimoto D, Morimoto T, Ito J, et al. A pilot trial of nivolumab treatment for advanced non-small cell lung cancer patients with mild idiopathic interstitial pneumonia. Lung Cancer 2017 ; 111 : 1-5.

23) Fujimoto D, Yomota M, Sekine A, et al. Nivolumab for advanced non-small cell lung cancer patients with mild idiopathic interstitial pneumonia : A multicenter, open-label single-arm phase II trial. Lung Cancer 2019 ; 134 : 274-8.

24) Ikeda S, Kato T, Kenmotsu H, et al. A Phase 2 Study of Atezolizumab for Pretreated NSCLC With Idiopathic Interstitial Pneumonitis. J Thorac Oncol 2020 ; 15 : 1935-42.

25) Shibaki R, Fujimoto D, Miyauchi E, et al. Durvalumab with etoposide and carboplatin for patients with extensive-stage small cell lung cancer and interstitial lung disease : A multicenter, open-label prospective trial. Lung Cancer 2024 ; 196 : 107958.

特集　間質性肺炎と肺がんの MDD─専門家チームで進める "最適化"

間質性肺炎合併肺がん

間質性肺炎合併肺がんに対する免疫チェックポイント阻害薬
─ILD 専門家の立場から

鈴木勇三

KEY WORDS　間質性肺炎合併肺癌（LC-ILD），免疫チェックポイント阻害薬（ICIs）

POINT

- 免疫チェックポイント阻害薬は間質性肺炎合併肺癌に対して，間質性肺炎非合併肺癌と同じように効果が期待できる．
- 一方で薬剤性肺障害は間質性肺炎非合併肺癌と比較すると，約 3 倍・30% と高率である．
- 既知の間質性肺炎増悪リスクや，HAL score，HAV criteria を用いて，正しくリスク評価する．
- 間質性肺炎合併肺癌症例では，薬剤性肺障害が疑われたら，Grade 1 でも躊躇なく治療中止を選択する．

はじめに

　間質性肺炎，特に特発性肺線維症（idiopathic pulmonary fibrosis；IPF）では高率に肺癌が合併することが知られている．一方で肺癌治療に用いられる化学療法や放射線療法には，薬剤性肺障害や放射性肺臓炎といった副作用が生じる可能性がある．そのため間質性肺炎合併肺癌（lung cancer concomitant with interstitial lung disease；LC-ILD）に対する化学療法や放射線治療は，重篤あるいは致命的な間質性肺炎急性増悪を引き起こすリスクがあり，重要な課題となっている．

　免疫チェックポイント阻害薬（immune checkpoint inhibitors；ICIs）の登場により，肺癌を含めた悪性腫瘍の薬物療法は大きく変貌を遂げた．ICIs

により，以前には期待できなかったような長期生存が達成される症例も稀ではなくなっている．しかし一方で，ICIs は，薬剤性肺障害を含めた免疫関連有害事象（immune-related adverse events；ir-AEs）と呼ばれる特有の副作用を生じさせる．そのため ICIs が，LC-ILD に対して有用であるか，安全であるかは，重要な臨床課題である．本稿では，これまでの知見をもとに，LC-ILD に対する ICIs の使用について有効性と安全性の両面から解説する．

LC-ILD の予後

　LC-ILD を間質性肺炎サイドから見ても，「肺癌は間質性肺炎の予後を悪化させる」[1]．一方で，肺癌サイドからから見ても「間質性肺炎は肺癌の予後

すずき ゆうぞう　浜松医科大学内科学第二講座（〒431-3192 静岡県浜松市中央区半田山 1-20-1）

を悪化させる」[2].

では，肺癌サイドからみて，「なぜ」LC-ILD の予後が悪いのだろうか？　いくつか理由は考えられる．①慎重投与や禁忌など薬剤選択に制限がある，②放射線治療が十分にできない，③間質性肺炎を理由に十分に治療されない，④治療により直接あるいは間接的に急性増悪が起こる，⑤治療とは無関係に急性増悪が起こる，など複合的な要因が考えられる[3].

LC-ILD に対する
免疫チェックポイント阻害薬

ICIs は，単剤あるいは化学療法との併用療法として，ドライバー遺伝子変異/転座陰性の進行非小細胞肺癌および進展型小細胞肺癌に対する標準一次治療となっている．ICIs には ir-AEs，特に checkpoint inhibitor pneumonitis（CIP）が惹起されることから，LC-ILD に対する ICIs の投与には，効果だけでなく有害事象が増幅される可能性について懸念がある．一方で，すべての LC-ILD 症例に ICIs を使用しない決定は，治療機会の逸出につながる．そのためリスク・ベネフィットに基づいた慎重な患者選択が肝要であることは議論のないところである．

われわれアジア人，特に日本人は欧米人と比較して薬剤性肺障害のリスクが高いことはよく知られている．そのため必ずしも臨床試験の結果が，実臨床に外挿されるわけではない．特に LC-ILD 症例は臨床試験から除外されることが多く，LC-ILD 症例に対する ICIs の効果や副作用に対する知見は限られている．また LC-ILD 症例に対する ICIs 適応や患者選択の方法について，定まったガイドラインは存在しないため，実臨床においては各医師の判断や医師-患者間でのコミュニケーションにより決定されることが多いと考えられる．加えて，これまで LC-ILD に対する ICIs に関する臨床研究の多くは，少数例の検討であることが課題である．そこで，これまでの研究を統合解析したメタ解析研究が報告されてきた[4~6].　また最近になり，びまん性肺疾患に関する調査研究班（びまん班）参加施設を中心に

200 例の多施設後方視研究の結果も発表された[7].本稿では 3 つのメタ解析研究を中心に，これらの結果を比較・検討しながら議論したい．

LC-ILD に対する
免疫チェックポイント阻害薬：効果

メタ解析研究の結果を表1に示す．まず報告年が進むにつれて，解析対象の研究数が増えている．また元論文を見てもらえばわかることだが，①解析対象研究の多くは本邦からの報告であること，②症例数の多い研究に解析結果が重み付けされてしまうこと，③多くが後方視研究なので常に選択バイアスが存在すること，を認識する必要がある．つまり「ICIs を投与できそうな LC-ILD」，「比較的軽微な症例」が選択され，「線維化病変が広範な症例」や「典型的な蜂巣肺を伴う症例」は除外されている可能性があることには留意して結果を解釈する必要がある．いずれのメタ解析においても，LC-ILD に対する ICIs の奏効率は中央値で 35% 前後，病勢制御率は 60% を超えている[4~6].　ILD（＋）症例の奏効率や病勢制御率は ILD（－）症例と比較して遜色ない[4~6].　Zhu らの解析では，むしろ優っていることがわかる．Isobe らのびまん班の後方視研究においても，奏効率 41.3%，病勢制御率 68.5% と報告された（表2）[7].　これら結果から，LC-ILD 症例も，十分に ICIs の効果が期待できると考えられる．

LC-ILD に対する
免疫チェックポイント阻害薬：安全性

次に LC-ILD に対する ICIs の安全性，特に CIP について確認する（表1，2）．CIP の発生率は中央値 24~30% ほど，Grade 3 以上の肺障害も 10~15% である．特に死亡に当たる Grade 5 が 4% であったと報告されている[4~6].　これは，ILD（－）症例と比較して，odds ratio で概ね 3 倍を超えている．Isobe らのびまん班の後方視研究でも，immune-related interstitial lung disease（ir-ILD）の発生率は 30.5%，Grade 3 以上の肺障害が 16%，

表1 免疫チェックポイント阻害薬の間質性肺炎合併肺癌に対する効果と副作用：メタ解析研究のまとめ

	Zhang, et al. 2022[4] LC-ILD	間質性肺炎（＋）vs. 間質性肺炎（－）odds ratio	Matsumoto, et al. 2022[5] LC-ILD	間質性肺炎（＋）vs. 間質性肺炎（－）odds ratio	Zhu, et al. 2022[6] LC-ILD	間質性肺炎（＋）vs. 間質性肺炎（－）odds ratio
奏効率（％）	34% （20〜47） （10研究）	1.99 （1.31〜3.00） 6研究	36% （24〜48） （11研究）	NA	35% （25〜45） （12研究）	2.00 （1.34〜3.01） （5研究）
病勢制御率（％）	66% （56〜75） （8研究）	1.46 （0.94〜2.25） （5研究）	69% （62〜76） （10研究）	NA	68% （61〜75） （11研究）	1.93 （1.24〜3.02） （5研究）
Any grade CIP（％）	27% （17〜37） （8研究）	3.23 （2.06〜5.06） （6研究）	30% （24〜36） （17研究）	3.05 （2.53〜3.69）	24% （19〜30） （25研究）	3.34 （2.75〜4.06） （17研究）
Grade≧3 CIP（％）	15% （9〜22） （6研究）	2.91 （1.47〜5.74） （5研究）	12% （9〜15） （16研究）	3.19 （2.32〜4.38） （9研究）	10% （7〜13） （14研究）	3.55 （2.48〜5.07） （8研究）
Grade 5 CIP（％）				NA	4% （0〜10） （4研究）	3.94 （1.45〜10.70） （3研究）
UIPパターン vs. non-UIPパターン		0.88 （0.31〜2.50） （5研究）		1.06 （0.86〜1.32） （8研究）		1.36 （0.59〜3.14） （6研究）

CIP：checkpoint inhibitor pneumonitis，UIP：usual interstitial pneumonitis.

Grade 5は4.5%であった[7]．

この結果を別の言葉で言い換えるならば「LC-ILDの方はILD（－）の方と比較して，ICIの効きが良さそうだが，7人に1人ぐらいの確率で重篤な肺障害が発生し，そのうち3人に1人くらいは死亡する」と言い換えることもできる．果たして，LC-ILDの方にICIsを安全に投与することは可能なのだろうか？

UIPパターンは安全か？

殺細胞性薬剤の肺障害を検討した単施設後方視研究では，CTで通常型間質性肺炎（usual interstitial pneumonia；UIP）パターンを呈する症例はnon-UIPパターン症例と比較して，薬剤性肺障害のリスクは5倍を超えると報告されている[8]．また肺機能検査における努力性肺活量（forced vital capacity；FVC）低値も，LC-ILD症例に対する薬剤性肺障害のリスクになることが報告されている．これの

表2 免疫チェックポイント阻害薬の間質性肺炎合併肺癌に対する効果と副作用：びまん斑多施設後方視研究の結果

	Isobe, et al[7] n＝200 （27施設，後方視研究）
奏効率（％）	41.3%
病勢制御率（％）	68.5%
Any grade CIP（％）	30.5%
Grade≧3 CIP（％）	16.0%
Grade 5 CIP（％）	4.5%
UIPパターン vs. non-UIPパターン	1.84（0.59〜5.68）

結果は実臨床の感覚とも合致する．多くの呼吸器科医は，IPFをはじめとしたUIPパターンを呈する症例は薬剤性肺障害のハイリスク群であると認識していると思われるからである．

3つのメタ解析研究においても，画像パターンについて言及されている．特にCTでのUIPパター

ンについて解析されている．メタ解析の結果やIsobeらの報告でも，必ずしもUIPパターンがnon-UIPパターンと比較してCIPの高リスクというわけではなかった（**表1, 2**）．ただし，常に選択バイアスが存在することを認識する必要がある．つまり「ICIsを投与できそうなLC-ILD」「比較的軽微な症例」が選択され，「線維化病変が広範な症例」や「典型的な蜂巣肺を伴う症例」は除外されている可能性があることには留意して結果を解釈する必要がある．

一方で安易な投与を戒める意味でも，LC-ILDに対して，アテゾリズマブの効果を検証したAmbitious研究を紹介したい[9]．この研究は多施設前向きphase 2研究で，メタ解析研究にも含まれている．CIP合併率29.4%，Grade 3以上の肺障害23.5%，Grade 5が5.9%と高値であったことから，17例が登録されたところで研究終了となった．この研究では蜂巣肺を呈する7例中4例（57.1%）でGrade 3以上の肺障害を発症し，1例は死亡した．一方で，蜂巣肺を認めない10例では，わずか1例（10%）にGrade 1の肺障害が認められただけであった．やはり，蜂巣肺が明らかな症例や，UIPパターンを呈する症例に対するICIs投与については，慎重に判断することが必要であろう．

ILAの取り扱いは？

interstitial lung abnormalities（ILA）は喫煙者の胸部CTで偶発的に発見された，任意断面の5%以上の広がりをもった，荷重変化とは異なるCT値の上昇域として定義された[10]．その後の研究により，ILA病変が将来的な肺の線維化と関連することが示されたため注目されている．ILAとir-ILD発症リスクについて，4つの後方視研究が報告されている．しかし，結果は報告により異なり，2つの研究は「ir-ILDリスク」としているが，2つの研究は「リスクでない」という結果であった．いずれの報告も，少数例での検討で，対象癌種や解析方法も同一でないことには留意したい．

蜂巣肺や背景肺の正確な判断はできるのか？

LC-ILD患者の胸部CTの間質性肺炎の評価は，既存の肺癌病変により修飾されていることも多く，困難であることが少なくないと思われる．そのため，ILD合併が疑われるような個々の症例において，ICIsの投与の可否について判断を躊躇することは多いと思われる．そのような時は，常に「リスクとベネフィット」を勘案することが必要である．

一方で，「そもそもCT画像のILD評価に自信が持てない」「蜂巣肺の読影に自信が持てない」と考える向きもあるかもしれない．IPFをはじめとしたILDの診断は，いわゆるILD専門家でも困難なことが多い．そのため呼吸器科，放射線科，病理診断科の3者の合議，いわゆるmultidisciplinary discussion（MDD）診断が推奨されている[11]．IPFの診断の鍵となる蜂巣肺のCT診断についても，放射線科医師間での一致率はκ値0.3程度と低いことが知られている．そのため，ILD病変のCT評価に困難を感じるのも無理からぬことである．加えて，単一施設で呼吸器科，放射線科，病理診断科の3者を揃えるのは困難なことが多いであろう．そのような時は，院内のcancer boardや放射線科医師を交えたカンファレンスを有効活用したい．少なくとも診療科内でのカンファレンスでの議論と意思決定は重要な診療プロセスである．

リスクの高い間質性肺炎を見分ける

では，どうすればリスクが高い症例を見分けることができるであろうか？　やはり，一般的な「間質性肺炎急性増悪」「殺細胞性薬剤による間質性肺炎急性増悪」の予測因子に準じて考える必要がある．米国胸部疾患学会のIPF急性増悪に関するレポートに取り上げられているリスク因子の主なものを**表3**に記す．IPF，FVC低値，一酸化炭素肺拡散能（DL_{CO}）低値，6分間歩行距離，肺高血圧合併，低酸素血症，労作時呼吸困難，急性増悪の既往などが取り上げられている[12]．実際に，筆者らの前向き研

特集 間質性肺炎と肺がんの MDD─専門家チームで進める"最適化"

表3 間質性肺炎急性増悪のリスク因子

IPF	肺高血圧合併
FVC 低値	低酸素血症
DLco 低値	労作時呼吸困難
6分間歩行距離	急性増悪の既往

究でも，ICIs 投与開始時の FVC 低値は多変量解析で独立した肺障害のリスク因子であった[13]．

急性増悪予測モデル：HAL score，HAV criteria

HAL score は特発性間質性肺炎患者を対象に，急性増悪の発症リスクを予測するモデルとして報告された．CT での蜂巣肺（H），年齢>75歳（A），LDH>222 U/L（L）の3項目からなる簡便な計算モデルである（**表4**）．各項目1点でスコア0，スコア1，スコア≧2で1年後の増悪リスクは各々1.9%，4.7%，8.0%．3年後の増悪リスクは5.1%，12.0%，19.7% であった[14]．

HAV criteria は，ICIs を投与する軽症の特発性間質性肺炎（mild idiopathic interstitial pneumonia；mild IIP）症例を選別するのに用いられた基準である（**表4**）．①蜂巣肺なし（H），②自己抗体陰性（A），③肺活量（vital capacity；VC）≧80%（V）である．この基準を用いて非小細胞肺癌合併 ILD 患者18名に ICIs を投与したところ，2名に Grade 2 ir-ILD（11.1%）が生じたと報告している[15]．また，同様の基準を用いて，小細胞肺癌合併 ILD 患者21名に ICI を投与したところ，Grade 1 と Grade 5 の ir-ILD が各1名に生じた（9.5%）と報告している[16]．

LC-ILD に対して ICIs 投与後の対応

「リスクとベネフィット」を勘案したのちに，LC-ILD 症例に ICIs を開始したならば，注意深く症状や X 線写真の経過を評価していくことになる．必ずしも過度に恐れる必要はないが，「ILD 非合併

表4 間質性肺炎急性増悪の予測モデル

HAL score	HAV criteria
蜂巣肺あり（H）	蜂巣肺なし（H）
年齢>75歳（A）	自己抗体なし（A）
LDH>222 U/L（L）	VC≧80%（V）

HAL score：各項目1点でスコア0，スコア1，スコア≧2で1年後の増悪リスクは各々1.9%，4.7%，8.0%．3年後の増悪リスクは5.1%，12.0%，19.7%．
HAV criteria：ICIs を投与する軽症の特発性間質性肺炎（mild IIP）症例を選別する基準．①蜂巣肺なし（H），②自己抗体が陰性（A），③VC≧80%（V）である．

肺癌でも10% 程度，LC-ILD では30% 程度は CIP が惹起される治療」を行っていることを認識することが重要であろう．時に KL-6 や SP-D といったバイオマーカーの推移が，臨床判断の参考になることもあるかもしれない．

American Society of Clinical Oncology（ASCO）ガイドラインでは，Grade 1 相当の肺障害では，継続することも時に許容されている[17]．しかし重要な点は，LC-ILD 症例において，ひとたび ir-ILD が疑われる状況になれば，CT を撮像して Grade 1 相当でも躊躇なく治療中止を選択する冷静な判断を行うことである．

文献

1) Song MJ, Kim SY, Park MS, et al. A nationwide population-based study of incidence and mortality of lung cancer in idiopathic pulmonary fibrosis. Sci Rep 2021；11：2596.
2) Kim HC, Lee S, Song JW. Impact of idiopathic pulmonary fibrosis on clinical outcomes of lung cancer patients. Sci Rep 2021；11：8312.
3) 日本呼吸器学会腫瘍学術部会・びまん性肺疾患学術部会（編）．間質性肺炎合併肺癌に関するステートメント．南江堂，2017
4) Zhang M, Fan Y, Nie L, et al. Clinical Outcomes of Immune Checkpoint Inhibitor Therapy in Patients With Advanced Non-small Cell Lung Cancer and Preexisting Interstitial Lung Diseases：A Systematic Review and Meta-analysis. Chest 2022；161：1675-86.
5) Matsumoto K, Shiroyama T, Kuge T, et al. Impact of treatment line on risks and benefits of immune checkpoint inhibitor in patients with advanced non-small cell lung cancer and interstitial lung disease：a systematic review and

6) Zhu L, Gao R, Li H, et al. Are immune checkpoint inhibitors safe and effective in lung cancer patients with pre-existing interstitial lung disease? Immunotherapy 2024 ; 16 : 465-80.
7) Isobe K, Nakamura Y, Sakamoto S, et al. Immune checkpoint inhibitors in patients with lung cancer having chronic interstitial pneumonia. ERJ Open Res 2024 ; 10 : 00981-2023.
8) Kenmotsu H, Naito T, Kimura M, et al. The risk of cytotoxic chemotherapy-related exacerbation of interstitial lung disease with lung cancer. J Thorac Oncol 2011 ; 6 : 1242-6.
9) Ikeda S, Kato T, Kenmotsu H, et al. A Phase 2 Study of Atezolizumab for Pretreated NSCLC With Idiopathic Interstitial Pneumonitis. J Thorac Oncol 2020 ; 15 : 1935-42.
10) Washko GR, Hunninghake GM, Fernandez IE, et al. Lung volumes and emphysema in smokers with interstitial lung abnormalities. N Engl J Med 2011 ; 364 : 897-906.
11) Raghu G, Remy-Jardin M, Richeldi L, et al. Idiopathic Pulmonary Fibrosis (an Update) and Progressive Pulmonary Fibrosis in Adults : An Official ATS/ERS/JRS/ALAT Clinical Practice Guideline. Am J Respir Crit Care Med 2022 ; 205 : e18-47.
12) Collard HR, Ryerson CJ, Corte TJ, et al. Acute Exacerbation of Idiopathic Pulmonary Fibrosis. An International Working Group Report. Am J Respir Crit Care Med 2016 ; 194 : 265-75.
13) Suzuki Y, Karayama M, Uto T, et al. Assessment of Immune-Related Interstitial Lung Disease in Patients With NSCLC Treated with Immune Checkpoint Inhibitors : A Multicenter Prospective Study. J Thorac Oncol 2020 ; 15 : 1317-27.
14) Karayama M, Aoshima Y, Suzuki T, et al. A predictive model for acute exacerbation of idiopathic interstitial pneumonias. Eur Respir J 2023 ; 61 : 2201634.
15) Fujimoto D, Yomota M, Sekine A, et al. Nivolumab for advanced non-small cell lung cancer patients with mild idiopathic interstitial pneumonia : A multicenter, open-label single-arm phase II trial. Lung Cancer 2019 ; 134 : 274-8.
16) Shibaki R, Fujimoto D, Miyauchi E, et al. Durvalumab with etoposide and carboplatin for patients with extensive-stage small cell lung cancer and interstitial lung disease : A multicenter, open-label prospective trial. Lung Cancer 2024 ; 196 : 107958.
17) Schneider BJ, Naidoo J, Santomasso BD, et al. Management of Immune-Related Adverse Events in Patients Treated With Immune Checkpoint Inhibitor Therapy : ASCO Guideline Update. J Clin Oncol 2021 ; 39 : 4073-126.

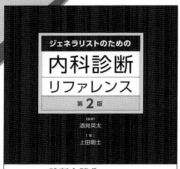

特集　間質性肺炎と肺がんの MDD—専門家チームで進める "最適化"

間質性肺炎合併肺がん

間質性肺炎合併肺がんに対する
手術と周術期治療

坂入祐一

KEY WORDS　術後急性増悪，縮小手術，部分切除，ピルフェニドン

POINT

- 間質性肺炎合併肺がんに対する手術は治療選択の一つだが，急性増悪などリスクも高い.
- 急性増悪予防のため，抗線維化薬の投与や術式の縮小などが試みられている.

間質性肺炎合併肺がんに対する
手術治療の考え方

　間質性肺炎の中でも，特発性肺線維症（idiopathic pulmonary fibrosis ; IPF）では 7～14 倍の肺癌発症リスクがあると英国から報告されている．本邦でも IPF 患者における肺癌の累積発生率は 1 年で 3.3%，5 年で 15.4%，10 年で 54.7% と，IPF を発生母地として肺がんは高率に発見されている．予後の点からも，本邦で IPF を対象として厚生労働省難治性疾患克服研究事業びまん性肺疾患調査研究班により行われた疫学調査（北海道 Study）では IPF 患者の死亡原因の 11% を肺がんが占め，これは急性増悪，慢性呼吸不全に次ぐ第 3 位の死因であると報告された[1]．逆に，肺がん症例における間質性肺炎の合併率は約 4～15% と報告されている．しかし診断基準が変わったり，HRCT の普及に合わせて程度の軽い陰影まで指摘され有病率が上がったりすることを含めていくと，この確率はさらに高い値であっても矛盾しない．このような状況下で，IPF を含めた間質性肺炎の経過観察中に陰影の一部が増大し，

気管支鏡検査で肺がんと診断されることは日常診療でもよく目にする．このシチュエーションでの治療選択について，本稿ではまず手術治療の是非につき論じたい.

　根治可能なステージの肺がんであれば，肺切除は選択肢として常に考慮すべき治療法である．しかし間質性合併肺がんに対して手術治療をしたとしても，非合併例に比べて予後が悪いことはよく知られている．日本呼吸器外科学会，および厚生労働省びまん性肺疾患研究班（びまん班）が施行した 1,763 例の後ろ向き検討では，術後の 5 年生存率が IA 期でも 59% と[2]，同時期の肺癌合同登録事業による IA 期の術後 5 年生存率 86.8%[3] と比べて非常に悪い結果が報告された．本来，IA 期の肺がんは根治切除により治癒しうる可能性の高い疾患であるにもかかわらず，これだけの予後の差が生まれている．その理由として，原疾患たる間質性肺炎自体の生命予後の問題や，その背景肺をもとにした二次癌・三次癌の発生，そして周術期の間質性肺炎急性増悪の発症など，間質性肺炎という疾患の抱える因子が大きな理由であることが推定される.

さかいり ゆういち　千葉県がんセンター呼吸器外科（〒260-8717 千葉県千葉市中央区仁戸名町 666-2）/千葉大学大学院医学研究院呼吸器病態外科学

2432-3268／25／紙：¥800／電子：¥1200／論文／JCOPY

1　間質性肺炎の予後

間質性肺炎患者の原疾患の予後予測として，診断時の %VC（vital capacity；肺活量）が生存期間とよく相関することが報告されている．%VC が 80% 以上で生存期間中央値 57 カ月，60〜80% で 29 カ月，40〜60% で 19 カ月，40% 以下で 9 カ月という本邦からの報告がある[4]．他の指標として，前述の北海道 Study の結果から日本人用に修正が加わった GAP スコアでは，%VC と %DLco（一酸化炭素肺拡散能）で重症度が決まる．この修正 GAP ステージⅡ以上では 2 年後の死亡率が 43.1% と予測されている．このように，報告によっては原発性肺がんそのものよりも予後が悪いという背景がある．さらに，間質性肺炎の生命予後に対する影響に加えて，肺がんの根治性による影響，周術期合併症による影響が加わるため，間質性肺炎合併肺がんの術後予後が悪くなるという現状は容易に理解できるものであろう．これら間質性肺炎の重症度と術後成績を合わせたものとして，プロペンシティスコアマッチングを行った韓国からの報告がある[5]．GAP ステージがⅢの肺がん患者の術後 5 年生存率として示された 12.6% は，GAP ステージⅠの 73.5% やⅡの 72.6% と比較して有意に低かった．

2　呼吸機能検査と手術

間質性肺炎にかかわらず，手術治療を考慮するときには必ず術前の呼吸機能を検査する．これは肺切除自体が機能を失う治療であり，術後に必ず呼吸機能の低下を来すためである．2011 年に公表され，2021 年に改訂された日本呼吸器外科学会のガイドラインでは，肺癌手術の呼吸機能からのリスク評価の指針が示されている（http://www.jacsurg.gr.jp/committee/riskappraisal.pdf）．肺切除前に施行した呼吸機能検査において，1 秒量（FEV_1）が肺葉切除であれば 1.5 L 以上，肺全摘であれば 2.0 L 以上であることに加えて切除後の予測値が 80% 以上あることが平均的な肺切除リスクを担保する呼吸機能の条件となる．さらに間質性肺炎合併例では，上記に加えて DLco を測定し，追加の評価をすること

が推奨されている．肺切除範囲により計算される，術後予測 FEV_1 が 30% 未満，または術後予測 DLco が 30% 未満の場合は極めて手術リスクが高いと考えられる．臨床的には階段昇降など運動耐容能をみて最終的な手術適応を判断することになるが，後述のとおり放射線や化学療法など他の治療選択肢がとりにくいため，ある程度のリスクを許容して手術に至るケースが少なくない．施設間でもリスクに対する考え方には幅があるが，重症の間質性肺炎がある場合は，こういった呼吸機能の値から手術適応外とされることもありうる．一般的に間質性肺炎合併例は，原疾患のために術前から呼吸機能は低下していることが多く，その状況で肺切除が追加されることで生命予後に影響することは想像に難くない．先に述べた通り，%VC は間質性肺炎の予後予測のみならず，有意に周術期死亡と周術期合併症に相関していることが本邦の National Clinical Database を用いた肺癌手術のリスク評価を行った研究で報告されている[6]．

このような残存呼吸機能の問題は，第 2 癌，第 3 癌の治療において大きな問題となる．初回治療の計画時には上記に示した呼吸機能検査結果は許容範囲であり，実際に術後の ADL がぎりぎり維持できていたとしても，さらなる肺切除を担保するものではない．これは一般的な術後予後が初回治療後の生命予後として評価されることからデータとして表に出てきにくい点だが，生命予後に関わる他臓器癌の合併，患者自身の併存症などの因子に加えて本来ならば根治可能な第 2 癌，第 3 癌に対する不十分な治療介入が，結果的に第 1 癌の生命予後短縮に寄与しているという点は考慮すべきである．これは後に述べる術式選択にも関わる問題といえる．

3　周術期の急性増悪

周術期合併症として最も大きな問題は，術後の間質性肺炎の急性増悪（acute exacerbation；AE）である．症例に示すとおり（図 1），わずかな間質陰影しかないような肺がんであっても，術後に酸素化の低下や呼吸困難の増悪から画像的に AE が確認される（図 2）ことが典型的な臨床像である．間質性

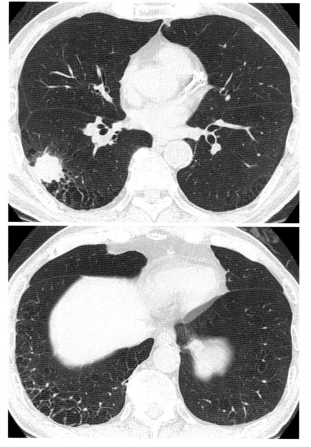

図1 間質性肺炎合併肺がんの術前胸部CT画像（右下葉肺がん）

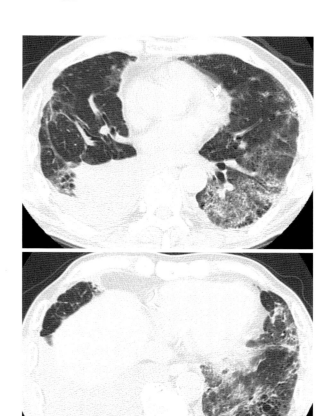

図2 間質性肺炎合併肺がんの術後急性増悪時の胸部CT画像（右下葉切除後，図1と同一症例）

肺炎合併肺がんに対する術後30日以内のAE発生率は9.3%であり，IPF合併肺がんでは10.3%と報告されている．そしてひとたびAEが起きた後の致死率は43%と報告されている[7]．これは日本胸部外科学会が集計した肺癌術後30日以内の死亡率0.4%と比較し，10倍近い値であり術後死亡の大きな要因といえる．AEをいかに医療者側からの介入により減らすことができるかについては，これまでも様々な検討がなされてきた．古典的には手術侵襲を減らすために短時間で手術を終わらせること，活性酸素を減らすべく周術期の酸素投与をできるだけ減らすことが慣習的に行われてきたものの，大規模研究によるエビデンスは存在しない．そういった観点からは，唯一のエビデンスといえるのは，日本呼吸器外科学会とびまん班による大規模後方視的研究で明らかになったリスクスコアであろう[8]．AEの

既往（5点），画像的通常型間質性肺炎（usual interstitial pneumonia；UIP）パターン（4点），解剖学的区域切除以上の術式（4点），男性（3点），術前ステロイドの使用（3点），術前血清KL-6＞1,000 U/ml（2点），術前％肺活量＜80%（1点）の7項目が独立した危険因子として示された．それぞれの項目ごとに加算されたAE予測スコアが提唱され，実臨床に応用されている．一方で，これらリスク因子の大部分は患者背景や治療経過に伴う数値であり，医療者側から介入ができない．唯一，手術術式のみが手術時に調整可能な因子であり，AE発症リスクを下げるために解剖学的切除を回避するという戦略が成立する．葉切除，または区域切除術における術後急性増悪発症のハザード比は，部分切除に対して2.91（95%CI 1.453-5.847，p＝0.0026）と有意に高く，約3倍のAEリスクを見積もることとなる．このリスクを術式変更により回

避しようという戦略である．この肺がんに対する標準手術である葉切除（または一部の早期例に対する区域切除）を意図的に縮小し，部分切除にとどめる戦略は諸刃の剣の側面も併せもっており，がんの局所制御が甘くなるリスクは同時に考慮する必要がある．先の大規模研究の中で報告されている結果からは，間質性肺炎合併肺がんのIA期における5年生存率で部分切除33.2%，区域切除術61%，葉切除術68.4%と差がみられていた．年齢・性別・%VCで調整しても部分切除では葉切除に比べて死亡のオッズ比が2.98（95%CI 1.56-5.68，p＝0.001）と高かった．すなわち，約3倍のがん死リスクを見積もることとなる．あくまでも後方視的研究の結果であることから，相応の選択バイアスがかかっていることは考慮する必要がある．したがって，これらの結果から縮小手術を意図的に選択することにより，AEリスクと癌死リスクがつり合って縮小手術が正当化されるものではない．一方で，エビデンスレベルは下がるが単施設後ろ向き研究で，臨床病期I期肺癌の3年全生存率が葉切除の67.1%に対し，縮小手術（区域切除または部分切除）で81.9%と，縮小手術のほうが良い傾向（HR 1.82，95%CI 0.81-4.06，p＝0.19）があった報告もある[9]．このように，術式に関する妥当性はいまだ議論の俎上に上がっており，症例ごとに検討する必要がある．

こういった術式に関する疑問点を解決すべく，IPF合併臨床病期I期非小細胞肺癌に対する肺縮小手術に関するランダム化比較第III相試験（JCOG1708試験）が行われている[10]．IPF合併肺がんに対する葉切除と縮小手術（部分切除または区域切除）の生存を比較するもので，主要評価項目を全生存期間においている．腫瘍の適格基準は4cm以下の末梢病変であり，3cm以下の場合はCT画像の充実成分径が50%を超えるものを対象としている．臨床的にN0と判断される症例で，部分切除が物理的に可能な症例において，縮小手術（特に部分切除）の有用性を検証する試験であり，結果が期待されている．

間質性肺炎合併肺がんに対する周術期治療は？

前述のとおり，間質性肺炎合併肺がんに対して行われる周術期治療の目的は術後AEを予防することが第一となる．一方で，肺がんの周術期治療として行われる術前・術後の化学療法の有効性を示すデータが次々に公表されているが，そのような臨床試験の除外基準に間質性肺炎の記載が加わることが多い．よって対象コホートに含まれないことから，間質性肺炎合併肺がんに対する術前後の導入療法，補助治療に関してエビデンスはないことが実情である．

前述のリスクスコアなどを用いて高リスク症例を選別したとしても，十分なエビデンスの存在する有効なAE予防策が存在せず，介入できないことが診療上大きな問題点として残る．これまで術後のAEを予防する目的で，多くの薬剤が使用されてきた経験があるが，そのほとんどが単施設・少数例の報告であった．慣習的に用いられていた薬剤も含め，ステロイド，シベレスタット，トコフェロール（マクロライド系抗菌薬と併用），ウリナスタチンなど様々な薬剤の使用例が報告されているが，どれも十分な有効性は確認されていない．ステロイドは国内で前向き多施設のランダム化比較試験（randomized controlled trial；RCT）が行われたが，想定とは逆にステロイド投与群で術後急性増悪が有意に多く発症し（p＝0.03），試験中止に至った[11]．大規模後方視的研究でも，シベレスタット，ステロイド，ウリナスタチンが使用されていた症例が含まれていたが，有効性が証明された薬剤はなかった．同様に200例あまりを集積したびまん班によるアンケート研究[12]でも94例の予防投薬症例（シベレスタット，ステロイド，マクロライド，ウリナスタチン，メシル酸ガベキサート，バルサルタン，カルボシステイン，トコフェロールの使用症例）が含まれていたが，用量および投与期間が多岐にわたり，背景を揃えた増悪の発症頻度を比較検討することはできなかった．したがって過去のIPF治療ガイドライン（2023年）でも，IPFを含む間質性肺炎合併肺癌患者に術後AE予防目的の投薬は行わないこと

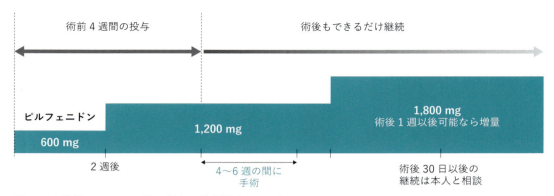

図3 周術期ピルフェニドン療法の薬剤投与スケジュール
日本人では1,200 mgで術後維持となることも多い．

を提案（推奨の強さ：2，エビデンスの質：C）している．ただし推奨文に記載のある通り，すべて否定されるものではなく，一部の患者では予防効果がある可能性があり，解釈には注意を要する．

抗線維化薬と術後急性増悪予防

この効果が期待されている薬剤の一つが，経口抗線維化薬のピルフェニドンである．国際第Ⅲ相試験によりIPF自然経過の無増悪生存を改善することや，呼吸器疾患による入院率および入院後死亡リスクを下げることが報告されている．その作用機序はいまだ不明な点も多いものの，様々な基礎的報告がなされている．transforming growth factor β（TGF-β）の産生を抑制することで，Ⅱ型肺胞上皮細胞が線維芽細胞および筋線維芽細胞に分化する上皮間葉転換を抑制することや，がん細胞株においてTGF-βを介してNカドヘリン誘導を抑制し，結果として上皮間葉転換を抑制しているという報告がある[13]．その他にもfibroblast growth factor（FGF）やインターフェロンγなど線維化や炎症に関連する因子を抑制することで抗線維化作用を示すことが知られている．またトランスクリプトーム解析により，その因子の一つとしてIPFで上昇するCEMIP（cell migration-inducing and hyaluronan-binding protein）を抑制していることなどが報告された[14]．これは，同じ抗線維化薬のニンテダニブと同様に，多くのパスウェイを阻害して薬効を示しているものと考えられる．このような複雑な機序により，周術期の急性増悪予防にも寄与できる可能性があるという仮説のもと，IPF合併肺癌に対する周術期ピルフェニドン投与（図3）がこれまで検討されてきた．後方視的研究では，ピルフェニドン導入前のIPF合併肺癌症例をコントロールとしたときに，ピルフェニドン投与によりAE発症率は術後30日以内，90日以内ともに有意に抑制されていた[15]．西日本がん研究機構を通して単アームの多施設共同前向き第Ⅱ相試験（WJOG6711L：PEOPLE study）が実施され，ピルフェニドンによりAEは適格症例39例中2例（5.1%），プロトコル治療完遂36例中1例（2.8%）と，術後AE予防効果が示された[16]．この仮説を検証するため，多施設前向き第Ⅲ相試験（PIII-PEOPLE試験：IPF合併非小細胞肺癌に対する周術期ピルフェニドン療法の術後急性増悪抑制効果に関する第Ⅲ相試験）が北東日本研究機構（North East Japan Study Group；NEJSG）にてNEJ034試験として実施された[17]．この試験は，前述の図3で示すピルフェニドン使用群と，コントロール群（ピルフェニドンとニンテダニブを除く，施設任意の予防投薬を行い手術する/もしくは予防投与を行わず手術する群）の2群にランダム化して割り付けし，主要評価項目として肺癌根治切除後30日までのAE発症の有無を比較するものである．短期的なAE予防効果をみて，IPF合併肺癌に対する標準的な周術期療法の確立を目指し全国から症例集積を行い，2024年にプライマリの結果が発表された．全登録症例の解析（full analysis set；FAS解

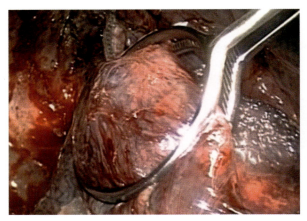

図4 間質性肺炎合併肺がんに対する部分切除の術中画像

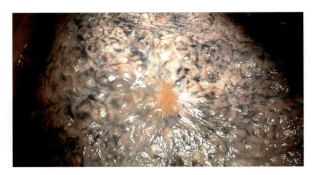

図5 間質性肺炎を背景肺とする肺がんの胸腔鏡画像
胸膜浸潤部位で腫瘍の局在はわかっても，辺縁は判別困難．

析）において，ピルフェニドン群で6.1%，コントロール群で10.3%にAEが確認され，ピルフェニドンの使用により抑制される傾向にあるものの，統計学的な有意差は証明されなかった．近年AEの発症率は低下傾向にあり，当初の統計学的な設定では検出力が足りなかった可能性があり，真に効果の見込める集団を同定する副次評価項目の追加解析が待たれる．

放射線や周術期治療のリスクが高い間質性肺炎合併例では，非合併例と手術の適応に関する考え方が異なるのか？

これまで記載したとおり，リスクの見積もりが異なるために適応も異なってくる．

まず間質性肺炎合併肺がんに対する放射線療法は禁忌と考える医師が多い．治療後の急性増悪が放射線単独療法で25～33%[18]，体幹部定位放射線治療（stereotactic body radiation therapy；SBRT）でも1年以内の肺臓炎（Grade 4以上）発生率が57%とする報告や，発生率自体は19%（Grade 2以上）だが有意に広範囲の肺臓炎が生じるという報告もあるため，臨床的にはリスクに見合う治療方法と考えられにくい．近年は重粒子治療が原発性肺がんの治療に保険適用となった．その線量特性から，間質性肺炎合併例に対しても照射可能となる場合があり，注目されている．

化学療法は，カルボプラチン＋nabパクリタキセル療法のように，薬剤によっては比較的安全に投与できるとの報告もみられる[19]が，多くのレジメンが禁忌または慎重投与とされている．そもそも殺細胞性抗がん剤を用いる化学療法では肺がんを根治できる場合が少なく，late lineの化学療法が必要となることも考慮すると，初回治療として積極的な治療適応としにくい．過去の文献からは，間質性肺炎合併肺がんにおける化学療法後急性増悪の頻度を30～40%程度とする報告が複数見受けられる．

したがって，放射線治療，または化学療法が適応とならないような間質性肺炎合併肺がんは，そもそも比較的治療リスクの高い集団といえる．このような状況下では手術のみが治療選択肢となることがあるが，標準手術は避けて低侵襲性を期待して縮小手術が検討されることが一般的であろう．それでも前述の周術期の諸問題や根治性の低さなどの有り余るリスクが，手術によるベネフィットを上回ってしまうこともある．治療希望のある患者に対して，shared decision makingの考え方から患者希望を優先するとしても，患者およびその家族への慎重かつ十分な説明のうえで手術適応を決定する必要がある．

間質性肺炎合併肺がんに対する部分切除

間質性肺炎合併肺がんに対して部分切除を行った症例の術中画像（図4）を示す．この症例ではリング状の鉗子を用いて腫瘍を把持し，マージンの確保に努めているが，その結果かなり広い範囲での部分切除を余儀なくされることとなった．間質性肺炎合併

肺がんは，高度な胸膜浸潤を伴うことも多く[20]，術中に播種や悪性胸水が確認されることもしばしばみられる．そして一般的に低侵襲かつ容易と考えられている肺部分切除とはまったく異なり，硬い肺実質を切り込む間質性肺炎合併肺がんの部分切除は，遷延性肺瘻・気管支瘻や膿胸のリスクも格段に上がることを認識しなければならない．残肺膨張は不十分になりがちで，死腔が残存し胸水が一定量残存することとなる．その状況下でひとたび瘻孔形成し，肺内に胸水を吸い込んでしまった場合は，急性呼吸窮迫症候群（acute respiratory distress syndrome；ARDS）（臨床的には AE と区別困難なことも多い）に至り救命できない可能性もある．また，図 5 に示すとおり，がんの局在は見えてもその広がりを肉眼で認識することは困難である．たとえ用手的に病変の広がりを確認して術中に何とか完全切除できたと思っていても，実際のマージンが不足することがしばしば起こる．背景肺の影響で想定よりも病変が広がっているため，切除断端に癌が残存してしまうこともある（不完全切除）．これは比較的大きい腫瘍に対して，区域切除などやや広い切除範囲を設定しても同様で，臨床的に判断した切除ラインが不十分なことから発生する事態であるが，技術的に克服することはなかなか難しい．そして，このような残存病変が疑われた場合，通常の肺切除後であれば行うような追加切除や追加の放射線照射は，その肺の性状から行うことが難しいことが実情である．

また同じ患者に対する部分切除という術式でも，線維化のない上葉の部分切除と，リモデリングしてしまった下葉の部分切除では，難易度・リスクともに相当な開きがあると考えてよい．すなわち，単純に標準手術に耐えられない患者であるから縮小手術で少しでも延命または根治の可能性を追求しようにも，その縮小手術にもバリエーションが多く，安易に手術可能/不可能の判断はし難いことを認識したうえで，あらためて外科・内科を含めた慎重な治療方針の決定が必要な病態であると考えていただきたい．

文献

1) 千葉弘文，高橋弘毅．特発性間質性肺炎の疫学．Respir Med Res 2014；2：74-7.
2) Sato T, Watanabe A, Kondo H, et al. Long-term results and predictors of survival after surgical resection of patients with lung cancer and interstitial lung diseases. J Thorac Cardiovasc Surg 2015；149：64-9, 70.e1-2.
3) Sawabata N, Miyaoka E, Asamura H, et al. Japanese lung cancer registry study of 11,663 surgical cases in 2004：demographic and prognosis changes over decade. J Thorac Oncol 2011；6：1229-35.
4) Homma S, Sugino K, Sakamoto S. Usefulness of a disease severity staging classification system for IPF in Japan：20 years of experience from empirical evidence to randomized control trial enrollment. Respir Investig 2015；53：7-12.
5) Ki MS, Kim SY, Kim EY, et al. Clinical Outcomes and Prognosis of Patients With Interstitial Lung Disease Undergoing Lung Cancer Surgery：A Propensity Score Matching Study. Clin Lung Cancer 2023；24：e27-38.
6) Endo S, Ikeda N, Kondo T, et al. Model of lung cancer surgery risk derived from a Japanese nationwide web-based database of 78 594 patients during 2014-2015. Eur J Cardiothorac Surg 2017；52：1182-9.
7) Sato T, Teramukai S, Kondo H, et al. Impact and predictors of acute exacerbation of interstitial lung diseases after pulmonary resection for lung cancer. J Thorac Cardiovasc Surg 2014；147：1604-11.e3.
8) Sato T, Kondo H, Watanabe A, et al. A simple risk scoring system for predicting acute exacerbation of interstitial pneumonia after pulmonary resection in lung cancer patients. Gen Thorac Cardiovasc Surg 2015；63：164-72.
9) Tsutani Y, Mimura T, Kai Y, et al. Outcomes after lobar versus sublobar resection for clinical stage I non-small cell lung cancer in patients with interstitial lung disease. J Thorac Cardiovasc Surg 2017；154：1089-96.e1.
10) Tanaka K, Tsutani Y, Wakabayashi M, et al. Sublobar resection versus lobectomy for patients with resectable stage I non-small cell lung cancer with idiopathic pulmonary fibrosis：a phase III study evaluating survival（JCOG1708, SURPRISE）. Jpn J Clin Oncol 2020；50：1076-9.
11) 青山克彦，金沢　実，金子公一，他．慢性呼吸不全，呼吸障害の諸問題 肺線維化病変合併肺癌症例の術後急性増悪に対するステロイド予防投与．臨呼吸生理 2003；35：123-6.
12) 宮本　篤，花田豪郎，宇留賀公紀，他．手術例の全国アンケート調査．日胸臨 2011；70：796-803.
13) Fujiwara A, Shintani Y, Funaki S, et al. Pirfenidone plays a biphasic role in inhibition of epithelial-mesenchymal transition in non-small cell lung cancer. Lung Cancer 2017；106：8-16.
14) Kwapiszewska G, Gungl A, Wilhelm J, et al. Transcriptome profiling reveals the complexity of pirfenidone effects in idiopathic pulmonary fibrosis. Eur Respir J 2018；52：1800564.
15) Iwata T, Yoshida S, Fujiwara T, et al. Effect of Perioperative Pirfenidone Treatment in Lung Cancer Patients With Idiopathic Pulmonary Fibrosis. Ann Thorac Surg 2016；102：1905-10.
16) Iwata T, Yoshino I, Yoshida S, et al. A phase II trial evalu-

ating the efficacy and safety of perioperative pirfenidone for prevention of acute exacerbation of idiopathic pulmonary fibrosis in lung cancer patients undergoing pulmonary resection: West Japan Oncology Group 6711 L (PEOPLE Study). Respir Res 2016; 17: 90.
17) Sakairi Y, Yoshino I, Iwata T, et al. A randomized controlled phase III trial protocol: perioperative pirfenidone therapy in patients with non-small cell lung cancer combined with idiopathic pulmonary fibrosis to confirm the preventative effect against postoperative acute exacerbation: the PIII-PEOPLE study (NEJ034). J Thorac Dis 2023; 15: 1486-93.
18) Lee YH, Kim YS, Lee SN, et al. Interstitial Lung Change in Pre-radiation Therapy Computed Tomography Is a Risk Factor for Severe Radiation Pneumonitis. Cancer Res Treat 2015; 47: 676-86.
19) Kenmotsu H, Yoh K, Mori K, et al. Phase II study of nab-paclitaxel+carboplatin for patients with non-small-cell lung cancer and interstitial lung disease. Cancer Sci 2019; 110: 3738-45.
20) Hata A, Suzuki H, Nakajima T, et al. Concomitant Interstitial Lung Disease Is a Risk Factor for Pleural Invasion in Lung Cancer. Ann Thorac Surg 2017; 103: 967-74.

呼吸器ジャーナル

▶ 2024年11月号 [Vol.72 No.4 ISBN978-4-260-02927-8]

1部定価：4,510円（本体4,100円+税10%）
年間購読 好評受付中！
電子版もお選びいただけます

特集　今こそ知りたい！　**過敏性肺炎の"勘どころ"**

監修：宮崎泰成、企画：岡本 師、宮本 篤

主要目次

■ I. 座談会
実践！ MDD (multidisciplinary discussion)
／宮本 篤、江頭玲子、松村舞依、岡本 師

■ II. Pro & Con 診断と治療
線維性過敏性肺炎の治療──①first lineとしての抗炎症薬／杉野圭史、小野紘貴
線維性過敏性肺炎の治療──②first lineとしての抗線維化薬／加藤元康
抗原回避試験と抗体検査の診断──①有用である／奥田 良
抗原回避試験と抗体検査の診断──②不十分である／西田 隆

■ III. Clinical Questions
疫学：過敏性肺炎の患者はどのくらいいるのか？
／石田 学
診断：国際ガイドライン・過敏性肺炎診療指針2022をどのように活用すればよいか？／武井玲生仁
原因抗原をいかに特定するか？／恵島 将
画像検査：過敏性肺炎を考える画像所見とは
／森村文雄、杉浦弘明
気管支肺胞洗浄：気管支肺胞洗浄液の解釈について──どの程度診断に寄与するのか？／早稲田優子
過敏性肺炎の病理診断／木谷匡志
予後・合併症：診療経過において注意すべき合併症は？
／堀益 靖

■ IV. 抗原別の臨床像
夏型過敏性肺炎／下田真史
鳥関連過敏性肺炎／石塚聖洋
住居関連過敏性肺炎／坂本憲穂
職業性過敏性肺炎／堀尾幸弘
加湿器肺／坂本 晋
Hot tub lung／山内浩義

医学書院　〒113-8719　東京都文京区本郷1-28-23　[WEBサイト]https://www.igaku-shoin.co.jp
［販売・PR部］TEL:03-3817-5650　FAX:03-3815-7804　E-mail:sd@igaku-shoin.co.jp

特集　間質性肺炎と肺がんの MDD—専門家チームで進める "最適化"

間質性肺炎合併肺がん

間質性肺炎合併肺癌に対する放射線治療

青木秀梨

KEY WORDS 間質性肺炎（IP）, 間質性肺疾患（ILD）, 放射線肺炎（RP）, 体幹部定位放射線治療（SBRT）, 粒子線治療

POINT

● IP 合併肺癌に対する放射線治療は，放射線肺臓炎/IP 急性増悪のリスクが高く，特に UIP パターンが特徴の IPF や臨床症状を有する症例には慎重な適応判断が必要である.

● IP 合併肺癌の放射線治療において，高精度 SBRT や粒子線治療による肺線量（V_5, V_{20} など）の低減はリスク減少に有効である.

● IP 合併肺癌に対する照射のリスク因子や線量制約などを明らかにし，適切な対象に必要な治療を届けるために，治療モダリティを越えたデータ集積と共有が期待される.

はじめに

　肺癌に対する他の治療法と同様に，放射線治療においても，間質性肺炎（interstitial pneumonitis；IP）は最も注意すべき合併症である．非 IP 症例においても放射線肺炎（radiation pneumonitis；RP）のリスクは放射線治療の適応決定を左右する．治療前に IP 合併が疑われる場合，放射線肺炎の重症化，もしくは IP 急性増悪のリスクが高いことが知られているが，その根拠の多くは本邦からの比較的小規模な後ろ向きの報告であり，IP 合併肺癌に対する放射線治療に関して確固たるコンセンサスと呼べるものはない．そのため，薬物療法，外科治療による知見を外挿し，諸報告を組み合わせて手探りで適応が検討されてきたが，近年では欧米でも IP 合併癌に対する放射線治療のリスクが注目されるようになり，そのリスクを層別化し，治療適応の線引きを見極めようとする動きも目立ってきた．

放射線肺炎とリスク因子

　まず放射線肺炎の症状やリスク因子など，基本事項を簡単にまとめておきたい．

　放射線肺炎は肺癌に対する放射線治療を代表する有害事象である．典型的には照射終了後 1〜3 カ月程度で照射野に一致した淡いすりガラス影が出現，徐々に拡大する．画像所見のみで無症状のことが多いが，一部は咳嗽，微熱，呼吸苦などの症状を呈し，重症化，稀ではあるが致死的となることがある．一般的に，早期肺癌に対する体幹部定位放射線治療（stereotactic body radiotherapy；SBRT）であれば有症状の肺炎は数 %，局所進行肺癌に対する化学放射線治療であっても 10〜20% 程度と説明される．半年程度で陰影は収縮傾向となるが，晩期の線維化による肺容積低下が問題になる場合もある．有症状〜重症放射線肺炎の治療因子としては，肺線量，処方線量だけでなく一定以上の線量が照射される体積割合が重要である．parameter としてよく知

あおき　しゅうり　がん研究会有明病院放射線治療部（〒135-8550 東京都江東区有明 3-8-31）

2432-3268/25/紙/¥800/電子/¥1200/論文/JCOPY

表1　間質性肺疾患合併肺癌に対する放射線治療の既報告

authors	年度	患者数	合併症定義	modality	2yOS	Grade≧3RP	Grade 5RP
Yamashita[1]	2010	13	IP	SBRT			54
Yoshitake[2]	2015	18	ILD	SBRT	49.6	39	16.7
Tsurugai[3]	2017	42	IIPs	SBRT	42.2	11.9	0
Onishi[4]	2018	242	PIC	SBRT	57.1	12.4	6.9
Ono[13]	2016	16	IPF	proton	44.4	12.5	6.3
Hashimoto[14]	2019	29	IP	proton	45	6.9	0
Okano[15]	2021	26	ILD	CIRT	48.2 (3y)	3.8	0
Aoki[8]	2024	50	IP	CIRT	60.8	8.2	4.1

OS：overall survival，RP：radiation pneumonitis，IP：interstitial pneumonitis，ILD：interstitial lung disease，IIPs：idiopathic interstitial pneumonias，PIC：pulmonary interstitial change，IPF：idiopathic pulmonary fibrosis，SBRT：stereotactic body radiotherapy，CIRT：carbon ion radiotherapy.

られているのが肺 V_{20}（20 Gy 以上照射された肺体積）であるが，肺 V_5，平均肺線量など，より低線量の関与も注目されている．化学療法併用や肺切除歴についても報告がある．患者因子としては，年齢，性別，喫煙歴，併存肺疾患〔間質性肺臓炎，慢性閉塞性肺疾患（chronic obstructive pulmonary disease；COPD）〕，肺機能低下（FEV 1.0, FEV 1.0%, DLco%, PaO2），腫瘍位置（中枢）などがあり，複数の血清マーカー（KL-6, SP-D, CRP）も知られている．併存肺疾患の中でも特に IP 合併はリスクが高いと考えられており，胸部 X 線で明らかな高度の IP は一般に根治的胸部放射線治療の適応外とされてきた．

IP 合併肺癌に関する既報告

本邦では早くから IP 合併肺癌の照射リスクが認識され，2010 年代に SBRT における肺障害の報告が相次いだ（**表1**[1~4]）．

2010 年，山下ら[1]は，IP 合併肺癌の SBRT 13 例中 7 例（54%）が Grade 4～5 の放射線肺臓炎を発症したと報告した．また，Grade≧3 の放射線肺炎発症率については，2015 年に吉武らが 7/18 例（38.9%），2017 年に鶴貝らが 5/42 例（11.9%），2018 年には大西らが国内の多施設後ろ向き調査の結果を 30/242 例（12.4%，うち Grade 5 は 6.9%）と報告

している[2~4]．2010 年代後半からは欧米からの報告も増え始め，2022 年の Saha らによる review によると，間質性肺疾患（interstitial lung disease；ILD）合併肺癌において Grade≧3，Grade 5 放射線肺炎の発生率中央値はそれぞれ 19.7（8～46）%，11.9（0～60）% とあり，本邦からの諸報告とも一致する（これを許容とするか，認識の違いはあるが）[5]．いずれも通常より放射線肺炎，特に致死的な肺炎の高い発症率を報告するものであり，間質影を伴う場合は慎重な患者選択が必要であること，治療前に十分なリスク説明が必要であることがわかる．2020 年以降は粒子線治療に関する報告も散見され，X 線治療と併せた臨床データの集積が期待されている．

そもそも放射線治療医は IP 合併肺癌に対する放射線治療をどう思っているか？

他治療においても，本邦の治療基準は比較的安全寄りの傾向にあるが，放射線治療医は特に安全性重視，リスクに敏感である．SBRT 黎明期の IP 合併肺癌に対する照射リスクに関する報告は，特に本邦の治療施設に強いインパクトを与え，国内大半の施設で治療を手控えるようになった．一方，2020 年に国内 47 施設のアンケート調査の結果が報告されており[6]，これによると ILD 合併肺癌に対して放

射線治療を「could be a choice」とする施設は 39 施設（83%），うち「acceptable」と答えた施設は 4 施設（8.5%）であった．また，治療可否の判断材料に対する問いでは，のべ 90% の施設が画像診断〔honeycomb lung の存在，ILD lesion の範囲，PET（positron emission tomography）-CT の集積〕，74% が呼吸器内科医の意見，69% が診察所見〔在宅酸素療法（home oxygen therapy；HOT）導入，fine-crackle など〕を挙げており，他の理由として CB（cancer board）の決定や患者希望なども影響していることがわかった．肺癌と ILD，その他の状況を総合的に考慮したうえで個別に検討している，逆に言えば，多くの放射線治療医がリスク評価に難渋しており，「毎回迷っている」というのが現状かもしれない．

ただし，初期の諸報告から治療技術や精度の向上，強度変調放射線治療（intensity-modulated radiation therapy；IMRT）の普及により安全性が改善しつつある可能性はある．また，リスク因子に関する知見や経験も徐々に集まりつつあり，例えば山下らは最初の報告[1]後，KL-6，SP-D によるスクリーニングにより重症肺炎の発生率が大幅に減少したことを追加報告している[7]．さらに，本邦において粒子線治療が保険適用となったことで，IP 肺癌に対する放射線治療そのものへのハードルが下がること，さらには定位的照射の経験が共有されることで，X 線 SBRT に外挿できる線量制約などのデータが蓄積することが期待される．

IP の種類，画像所見（UIP パターンの有無）によってリスクに差があるのか？

そもそも ILD 関連の放射線治療に関する報告では，IP，ILD が並列して使用され，明確な定義による使い分けはされていない（本稿では主に IP を使用，もしくは文献ごとの記述を引用している）．IP（ILD）は様々な病態を包括した概念であるが，肺癌治療の現場で問題になる多くの場合，IP 自体の詳細な分類，診断は得られていない．ただしその中でも，高解像度 CT（high-resolution CT；HRCT）上の通常型間質性肺炎（usual interstitial pneumo-nia；UIP）パターンまたは特発性肺線維症（idiopathic pulmonary fibrosis；IPF）の存在は，IP 自然史における急性増悪の危険因子であると同時に，手術や薬物治療，放射線療法を含むがん治療による急性増悪の high risk となることも広く知られている．UIP パターン/IPF と放射線肺炎に関する報告は多数あり[5]，特に Grade 5，最重症例との関連が示唆されている[8,9]．ただし UIP パターン/蜂窩肺を有するといっても程度は様々であり，画像上も定量化が難しいのが，よりリスク評価を複雑にしている．膠原病関連，喫煙関連の間質性肺炎については，リスクが高いとするものも低いという報告もあり評価が分かれる．

また，近年症状なく CT で偶然認められた軽微な画像所見（上中下肺野のいずれかの領域の 5% 以上の面積を占めるもの）は，間質性肺異常影（interstitial lung abnormality；ILA）と分けて定義される．ごく軽微な所見であっても肺炎リスクが上昇することが報告されている一方，ILA に関しては肺炎リスクと有意に関連しなかったという報告もあり，少なくとも画像上の間質性所見の重症度と，治療介入による急性増悪リスクは，ある程度相関するものと思われる．

さらに，画像所見以外の IP 合併肺癌における放射線肺炎/急性増悪の予測因子として，臨床症状や総合的な評価も重要である．有症状，すなわち HOT やステロイドの導入などの治療介入，PaO_2（SpO_2）低下をリスク因子とする報告もあり，「IPF の重症度が高いほど放射線肺炎のリスクが高い」という臨床的感覚と一致する．他に非 IP 症例と同様，年齢や性別，膠原病，IP 急性増悪歴，呼吸機能指標，血清マーカー（KL-6，SP-D，および CRP）などの患者の背景についても報告が散見される．各領域において複数の危険因子をスコアリングする試みがなされており，IPF の予後指標として有名な GAP/rGAP モデル，IP 合併肺癌の薬物療法（ニボルマブ）の選択基準として使われた HAV criteria[10]，肺癌術後の急性増悪リスク分類[11]などが挙げられる．放射線治療においてもこれらの他治療における知見と治療因子を組み合わせることにより，放射線治療

のリスクを推定する試みも始まっている.

リスクの低い照射法はあるのか

先に結論を述べるとすれば,放射線治療のモダリティ,線量によるリスクの差は「程度の差」と考えられる.特に重症IP合併例については患者因子の関与が大きく,dosimetricに安全性を高めても,一定の割合で急性増悪は起こり得る.一方で,上述のように,肺線量と肺炎重症化の相関も明らかであり,照射法によるリスクの軽減は可能と思われる.

1　早期肺癌に対する定位放射線治療

IP合併肺癌に対する放射線治療の報告は,多くが早期肺癌に関するものであり,SBRTをはじめとした定位的な照射が検討される.V_5,V_{10},V_{20},平均肺線量といった肺線量パラメータは,IP合併肺癌においても重症放射線肺炎の最も重要な線量予測因子であり,施設によって通常より厳しい線量制約($V_{20} \leqq 10 \sim 15\%$ @ 4〜5 fr)が設定される.腫瘍のサイズ,位置とともに背景肺の評価も含めた慎重な症例選択,精度管理,呼吸性移動対策が必要なのは言うまでもない.

線量処方に関して,分割回数を増やすbenefitは明らかでなく,ほとんどの報告で線量処方は非IP症例と同様である.ただし,2024年に発表されたfibrotic ILD合併肺癌に対するSBRTの前向きコホート試験のプロトコルでは50 Gy/5 fr隔日照射が採用されており,有害事象はGrade≧3 17.7%(ただしGrade 5 7.7%)と許容範囲であったと報告されている[12].今後,照射法,線量処方を検討するうえで選択肢の一つになるかもしれない.また,IPFに対する抗線維化薬(ピルフェニドン,ニンテダニブ)も承認されており,呼吸器内科医と連携した別の角度からの治療リスク軽減も期待される.

2　早期肺癌に対する粒子線治療（表1[8,13〜15]）

2024年6月より,本邦で早期（Ⅰ〜ⅡA期）肺癌に対する粒子線治療が保険収載され,根治性を落とさず肺線量を軽減するモダリティとして期待されて

いる.粒子線治療で使用するのは陽子線,重粒子線（主に炭素線）であり,その第一の特長は線量集中性の高さである.これらの線種は一定の深さ以上には進まず,停止直前に線量が最大になる（Bragg peak）という特徴を有しており,Bragg peakの深さを腫瘍に一致するよう調整することで,少ないビーム数で腫瘍に限局した線量分布を作ることができる.その結果,低線量域が狭く抑えられることから,IP合併肺癌などの高リスク症例に対しても,より安全な治療提供が期待されている（図1）.

IP合併肺癌の陽子線治療に関する報告はまだ少ないが,国内外から報告が増えている[13,14].Onoらは特にIPFを合併したⅠ〜Ⅱ期肺癌に対する陽子線治療について,累積肺炎発症率19.8%,うちGrade 5 6.3%（1/16例）であったと報告した[13].重粒子線治療に関しては本邦からの報告が主で,2023年に早期肺癌を対象に報告された本邦7施設のレジストリ解析では,Grade 3肺炎2.1%と比較的穏やかな結果であった[15].一方で粒子線治療をもってしても,非IP症例より明らかにリスクが高く,Grade 5も起こり得ることも報告されており[8,13],いずれにしても慎重な適応判断が必要である.

3　緩和照射

IP症例でも「緩和照射なら可能か」という問い合わせはよくある.総線量の少ない緩和照射であれば当然肺線量とともにリスクは減ると考えられるが,一方でconventionalな照射,広範な照射野が使用されがちであり,緩和照射であれば安全とは言えない.2021年,OkumuraらがILD合併肺癌に対する緩和照射62例〔処方線量25（6〜40）Gy〕でGrade≧3以上の放射線肺炎13例（15%）,Grade 5が6例（10%）であったことを報告している[16].メリットが上回る場合は当然照射を検討すべきではあるが,緩和照射だからこそ安全性はより重要であり,簡易的なIMRTの使用や,時にはtargetのcoverageの優先度を下げることも検討される.

4　局所進行肺癌

IP合併局所進行肺癌に対する化学放射線治療の

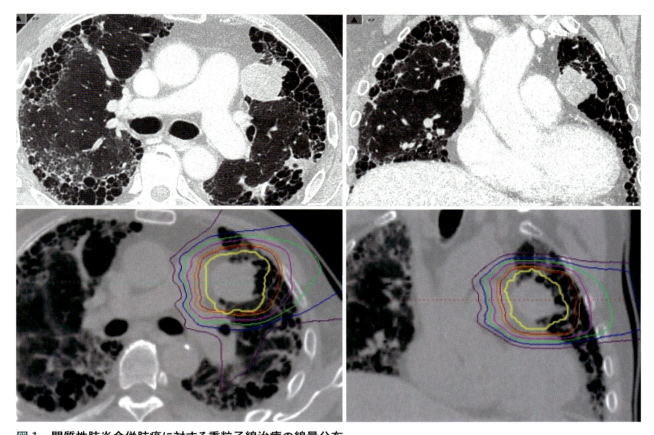

図1　間質性肺炎合併肺癌に対する重粒子線治療の線量分布
赤，オレンジ，マゼンタ，緑，青，紫の線は，それぞれ処方線量の95, 90, 70, 50, 30, 10%を示し，治療Targetは黄色で描かれている．

まとまった報告は，ほとんどない状況である．

広範な照射野，抗がん剤併用を要し，安全に根治治療を行うのは難しいと言わざるを得ないが，IMRTの普及や併用薬物の多様化が進むなか，今後も可能性が探られるだろう．また，粒子線治療も引き続き先進治療として施行されており（陽子線治療は化学放射線治療，重粒子線治療は放射線治療単独），flail patientsに対する安全性が報告されている[17]．今後IP合併例に対する知見が得られれば，根治的放射線治療の可能性を探る鍵になるかもしれない．

まとめ

IP合併肺癌は，手術，薬物治療，放射線治療のいずれを選択しても治療リスクは高く，早期から治療選択肢を失うことも多い．放射線治療はIP合併肺癌と相性は決してよくないが，技術の向上や新規モダリティの開発によって，再び治療選択肢として見直されつつある．リスク因子や線量制約などについて十分な知見が得られれば，根治治療の可能性を広げることができるかもしれない．IP合併肺癌を正しく恐れ，必要な治療を適切に届けられるよう，治療モダリティを越えたデータの集積と共有により共通の知見の確立が期待される．

文献

1) Yamashita H, Kobayashi-Shibata S, Terahara A, et al. Pre-screening based on the presence of CT-scan abnormalities and biomarkers (KL-6 and SP-D) may reduce severe radiation pneumonitis after stereotactic radiotherapy. Radiat Oncol 2010 ; 5 : 32.
2) Yoshitake T, Shioyama Y, Asai K, et al. Impact of Interstitial Changes on Radiation Pneumonitis After Stereotactic Body Radiation Therapy for Lung Cancer. Anticancer Res

2015 ; 35 : 4909-13.

3) Tsurugai Y, Takeda A, Sanuki N, et al. Stereotactic body radiotherapy for lung cancer patients with idiopathic interstitial pneumonias. Radiother Oncol 2017 ; 125 : 310-6.

4) Onishi H, Yamashita H, Shioyama Y, et al. Stereotactic Body Radiation Therapy for Patients with Pulmonary Interstitial Change : High Incidence of Fatal Radiation Pneumonitis in a Retrospective Multi-Institutional Study. Cancers（Basel）2018 ; 10 : 257.

5) Saha A, Dickinson P, Shrimali RK, et al. Is Thoracic Radiotherapy an Absolute Contraindication for Treatment of Lung Cancer Patients With Interstitial Lung Disease? A Systematic Review. Clin Oncol（R Coll Radiol）2022 ; 34 : e493-504.

6) Hagiwara Y, Nakayama Y, Kudo S, et al. Nationwide survey of radiation therapy in Japan for lung cancer complicated with interstitial lung disease. J Radiat Res 2020 ; 61 : 563-74.

7) Yamashita H, Takahashi W, Haga A, et al. Radiation pneumonitis after stereotactic radiation therapy for lung cancer. World J Radiol 2014 ; 6 : 708-15.

8) Aoki S, Ishikawa H, Nakajima M, et al. Safety and Efficacy of Single-Fraction Carbon-Ion Radiotherapy for Early-Stage Lung Cancer with Interstitial Pneumonia. Cancers（Basel）2024 ; 16 : 562.

9) Kim H, Yoo H, Pyo H, et al. Impact Of Underlying Pulmonary Diseases On Treatment Outcomes In Early-Stage Non-Small Cell Lung Cancer Treated With Definitive Radiotherapy. Int J Chron Obstruct Pulmon Dis 2019 ; 14 : 2273-81.

10) Fujimoto D, Yomota M, Sekine A, et al. Nivolumab for advanced non-small cell lung cancer patients with mild idiopathic interstitial pneumonia : A multicenter, open-label single-arm phase II trial. Lung Cancer 2019 ; 134 : 274-8.

11) Sato T, Kondo H, Watanabe A, et al. A simple risk scoring system for predicting acute exacerbation of interstitial pneumonia after pulmonary resection in lung cancer patients. Gen Thorac Cardiovasc Surg 2015 ; 63 : 164-72.

12) Palma DA, Bahig H, Hope A, et al. Stereotactic Radiation Therapy in Early Non-Small Cell Lung Cancer and Interstitial Lung Disease : A Nonrandomized Clinical Trial. JAMA Oncol 2024 ; 10 : 575-82.

13) Ono T, Hareyama M, Nakamura T, et al. The clinical results of proton beam therapy in patients with idiopathic pulmonary fibrosis : a single center experience. Radiat Oncol 2016 ; 11 : 56.

14) Hashimoto S, Iwata H, Hattori Y, et al. Outcomes of proton therapy for non-small cell lung cancer in patients with interstitial pneumonia. Radiat Oncol 2022 ; 17 : 56.

15) Okano N, Suefuji H, Nakajima M, et al. Clinical results of carbon-ion radiotherapy for stage I non-small cell lung cancer with concomitant interstitial lung disease : a Japanese national registry study（J-CROS-LUNG）. J Radiat Res 2023 ; 64 : i2-7.

16) Okumura M, Hojo H, Akimoto T. Response to palliative radiotherapy for cancer patients with interstitial lung disease : A physician's perspective. Radiother Oncol 2022 ; 169 : 157-8.

17) Hayashi K, Yamamoto N, Nakajima M, et al. Clinical outcomes of carbon-ion radiotherapy for locally advanced non-small-cell lung cancer. Cancer Sci 2019 ; 110 : 734-41.

特集　間質性肺炎と肺がんの MDD―専門家チームで進める "最適化"

肺がん

Marginally Resectable 症例に対する治療戦略―内科医の立場から

秦　明登

KEY WORDS　手術，放射線療法，免疫療法，化学療法，MDD

POINT

- Marginally Resectable 症例の定義および治療法は施設や医師により異なるため，絶対的な標準治療は「ない」.
- 1 つの modality による根治は困難で，治療は multimodality（手術/放射線/免疫療法/化学療法の組み合わせ）となる.
- どの組み合わせ，順番の multimodality になるかの選択には，内科医，外科医，放射線治療医による MDD が重要である.

はじめに

　根治切除可能症例の標準治療は当然手術であり，根治切除不能の局所進行症例の標準治療は化学放射線療法（chemoradiation therapy；CRT）である.近年の周術期治療の進歩で，Ⅲ期非小細胞肺癌（non-small cell lung cancer；NSCLC）の治療戦略は劇的に変化している.免疫療法の進歩により，術前/術後/術前後/CRT 後に免疫療法の追加が標準的となっている.また，分子標的治療の進歩により，*EGFR* 遺伝子変異陽性（*EGFR*＋）例では術後/CRT 後，*ALK* 融合遺伝子陽性（*ALK*＋）例では術後チロシンキナーゼ阻害薬（tyrosine kinase inhibitor；TKI）治療が行われる.Marginally Resectable 症例における絶対的な標準治療はないため，治療方針の決定には MDD（multidisciplinary discussion）により case by case に考える必要がある.

Ⅲ期局所進行非小細胞肺癌の治療戦略

　Marginally Resectable 症例は，ほぼⅢ期の症例と考えられる.下記にⅢ期局所進行非小細胞肺癌の治療戦略（**図 1**）を示す（筆者の個人的見解）.

1　Unresectable 症例

　根治切除不能の局所進行症例の標準治療は CRT →1 年間の免疫療法（デュルバルマブ）である[1].一方，*EGFR*＋症例への CRT 後の免疫療法の効果は限定的であることが知られている[2].*EGFR*＋切除不能Ⅲ期症例における CRT 後にオシメルチニブまたはプラセボを増悪まで内服する比較第Ⅲ相試験（LAURA 試験）が行われ，無増悪生存期間（progression-free survival；PFS）のハザード比（hazard ratio；HR）が 0.16 と，大きな有意差をもって CRT

はた　あきと　神戸低侵襲がん医療センター呼吸器腫瘍内科（〒650-0046 神戸市中央区港島中町 8-5-1）

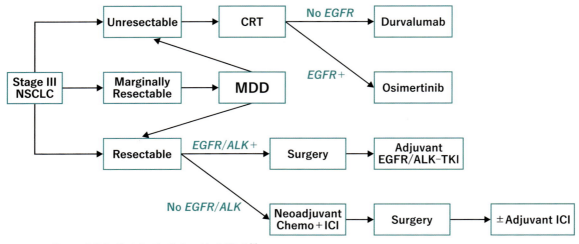

図 1 Ⅲ期局所進行非小細胞肺癌の治療戦略※
NSCLC：non-small cell lung cancer, CRT：chemoradiotherapy, MDD：multidisciplinary discussion, EGFR：epidermal growth factor receptor, ALK：anaplastic lymphoma kinase, TKI：tyrosine kinase inhibitor, ICI：immune-checkpoint inhibitor. ※筆者の個人的見解.

後のオシメルチニブ療法の有効性が示された[3]．全生存期間（overall survival；OS）のデータは未成熟であるが，今後の標準治療の一つであることが証明された．

2 Resectable 症例

根治切除可能症例の標準治療は手術であるが，手術単独療法によるⅢ期症例の根治率は満足できるものではなく，何らかの補助療法が必要となる．近年の分子標的治療や免疫療法の進歩により，EGFR+[4] や ALK+[5] 例では TKI による術後補助療法が，それらが陰性の場合は術前 and/or 術後の免疫療法が主流となっている[6〜8]．

3 Marginally Resectable 症例

手術可能か？ 不能か？ 判断が難しい場合はMDD で各専門医の意見を戦わすべきである．絶対的標準治療は「ない」ため，case by case の判断が必要となる．確固たるエビデンスはないが，術前治療の反応により手術するのか，CRT とするのか柔軟に構える戦略も考えられる．治療前と neoadjuvant の Chemo＋免疫療法後に MDD を行い，Resectable と判断すれば手術，Unresectable と判断すれば CRT を行う戦略を評価する試験（MDT-BRIDGE 試験：図 2）が欧州で行われている[9]．

Resectable の定義

一般的には，cT3N1 までは Resectable で異論はないだろう〔実際は N1 でも bulky（短径≧2 cm）や脈管浸潤で片肺全摘となる場合は Marginally Resectable/Unresectable の判断になる場合もある〕．cT4 の場合は，周囲組織・臓器への浸潤の程度でMarginally Resectable/Unresectable の判断となる．cN2 に関して，従来は single-N2（孤立性 N2+）で non-bulky（短径＜2 cm），non-infiltrative（節外浸潤なし）の場合は Resectable，multi-N2（複数のN2+）の場合は Unresectable とされてきたが，周術期治療の進歩により，multi-N2 の場合も 2〜3個で節外浸潤がない場合は Resectable とされる場合がある．また，診断時 bulky-N2 であっても，programmed cell death ligand 1（PD-L1）高発現の場合などは術前の免疫療法で高率にリンパ節の縮小が得られ，non-bulky になりうると考えられる．このように，術前の免疫療法の進歩により Resectable の定義は拡大していると考えられる．

手術？ CRT？

Marginally Resectable 症例における最も大きな課題は，手術と CRT どちらがいいのか？ である．

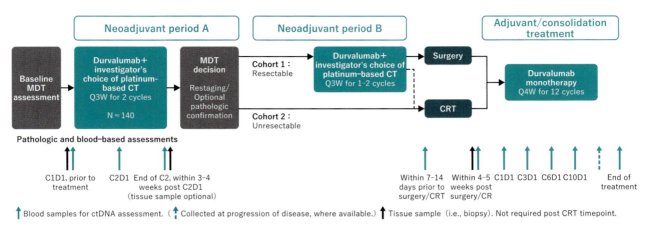

図2 MDT-BRIDGE試験
MDT：multidisciplinary team, CT：chemotherapy, CRT：chemoradiotherapy.

より進行した症例ではCRTが良さそうであるが，術前療法がよく奏効した場合は，手術でmassiveな病変を切除することが良好な局所コントロール，長期の生存につながる可能性もある．やはりMarginally Resectable症例での周術期治療（手術＋術前後の免疫療法）vs. PACIFICレジメン（CRT→免疫療法）の比較第Ⅲ相試験が必要と思われる．この際に問題になってくるのは，Marginally Resectableの定義である．さる臨床試験グループでこのような試験を行うためのディスカッションがなされたが，Marginally Resectableの定義がまとまらず，また，周術期治療は切除可能症例での，PACIFICレジメンは切除不能症例のデータであり，それらを混同して外挿することへの異議と保険適用への懸念のために立ち消えとなった．このような議論は個人的にはたいへん残念である．Marginally Resectableの定義が衆目で一致するはずもなく，周術期治療とPACIFICレジメンはMarginally Resectable症例の実臨床で既に広く使用されている．橋頭堡となるデータを創出すべく，最大公約数的な議論を取りまとめて試験を遂行すべきであったと考える（筆者の個人的見解）．

clinical question（CQ）と今後に期待される研究は？

1 neoadjuvant後のnon-pCR症例にadjuvant ICIは必要か？

Checkmate 816試験では術前のChemo＋ニボルマブ後に手術する有用性が証明されたが，術後non-pCR（pathological complete response）症例では無イベント生存期間（event-free survival；EFS）の曲線は近接しており（HR：0.84），術前治療後にnon-pCRであった症例では術前治療の利益は小さいことが示唆された（**図3**）[7]．一方で，術前のChemo＋ペムブロリズマブ後に手術，術後にペムブロリズマブを投与する有用性を証明したKeynote-671試験では，non-pCR症例でペムブロリズマブを投与することによりEFSの曲線は上をいく結果であった（HR：0.69）（**図4**）[8]．これらの結果よりnon-pCR症例での術後免疫療法の利益が示唆されるが，術前免疫療法→手術 vs. 術前免疫療法→手術→術後免疫療法の比較試験が必要であろう．

2 PD-L1＋かつEGFR＋症例におけるCRT後の追加療法はデュルバルマブ？オシメルチニブ？

Ⅳ期症例のデータでは，PD-L1高発現であってもEGFR＋症例では免疫療法の有効性が乏しいこと，

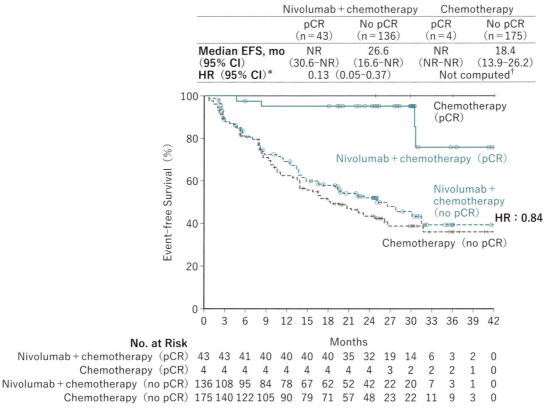

図3 Checkmate-816試験のEFS（文献7を改変）

EFS：event-free survival, pCR：pathologic complete response, CI：confidence interval, NR：not reached, HR：hazard ratio.

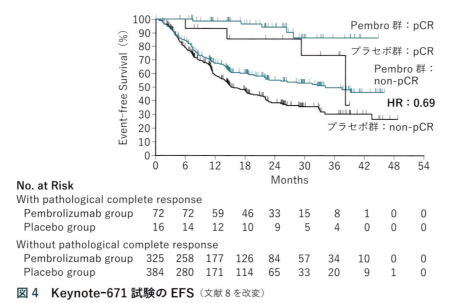

図4 Keynote-671試験のEFS（文献8を改変）

EFS：event-free survival, pCR：pathologic complete response, HR：hazard ratio.

逆に PD-L1 高発現症例ではオシメルチニブの有効性が乏しいことも示されている[10,11]．よって，PD-L1＋かつ *EGFR*＋症例における CRT 後の追加療法はデュルバルマブとオシメルチニブのどちらがよいのかを検討する臨床試験が必要と思われる．

3　pCR 症例で手術は必要?

　pCR は手術の結果で判明するため，読者は困惑すると思われるが，pCR となるほどに術前免疫療法が著効した症例で本当に手術が必要か？　ということである．この CQ の答えのヒントになる可能性のある試験を紹介したい．既述のように，切除不能III期症例の標準治療は CRT→免疫療法である．CRT は根治が望める局所コントロールをもたらすが，重症肺臓炎，治療関連死など時に侵襲は強い．IV期の PD-L1 高発現症例におけるペムブロリズマブ単剤もしくは Chemo＋ペムブロリズマブの効果は非常に高く，過去の CRT のみのデータと比較すると，5 年生存率はほぼ同等かそれ以上である（20〜30%）[12,13]．このような背景から，PD-L1 高発現の切除不能III期症例で，放射線なしの Chemo＋ペムブロリズマブの効果を評価する単群第II相試験（WJOG11819L/Evolution 試験）が行われた．21例の小規模試験であるが，主要評価項目である 2年 PFS 率は 67% と 2/3 の症例で長期奏効がみられ，完全奏効（complete response；CR）率は 38%であった[14]．より長期の観察が必要であるが，切除不能III期でこの成績であり，切除可能II・III期であればこれ以上の成績が得られる可能性がある．

切除できるけど，片肺全摘は不可避…内科医はどう考える?

　CRT 後に手術を追加するかどうかの比較第III相試験（INT0139 試験）において，片肺全摘を受けた症例では手術追加群で生存が不良であったのに対して，肺葉切除症例では手術追加群が CRT 群に対して生存が良好であった結果[15]と複数の後ろ向き研究の結果[16,17]もあり，実臨床での片肺全摘術に関しては否定的見解が一般的である（特に右肺全摘に関しては，5 つの肺葉のうち 3 つを切除する侵襲性のため禁忌的に捉える意見もある）．しかしながら，術前/術後/術前後の免疫療法の臨床試験では片肺全摘症例も含まれており，そのうえで positive なデータを示している．免疫療法隆盛の時代における片肺全摘の是非に関しては再考する必要があるかもしれない（筆者の個人的見解）．

外科医・放射線治療医に伝えたい，内科医からのメッセージ

　局所進行病期における主役は，根治目的の局所療法である手術または放射線となる．内科的な免疫療法や化学療法は補助療法であり，現状のデータでは内科的治療単独では根治治療となりえない．しかしながら，"Live Better" の観点からは，遺伝子変異や PD-L1 のステータスによっては内科的治療がより重要になる場合もある．よって，「切れるものはすべて切る」「照射範囲に入るものはすべて照射する」といったドグマに陥らないように，柔軟な思考での MDD が望まれる（当然ではあるが，内科医もその時点で根治切除・照射不能であっても，補助療法により局所治療が可能となるポテンシャルがあることをいつでも念頭に置くべきである）．

おわりに

　Marginally Resectable 症例の治療方針決定における MDD の重要性を述べた．実臨床での方針決定には，年齢，耐術能（心肺機能や合併症），組織型，PD-L1 ステータスなどに加え，患者本人の preference も加味した "Shared Decision Making" のプロセスが必要になる．

文献

1) Spigel DR, Faivre-Finn C, Gray JE, et al. Five-Year Survival Outcomes From the PACIFIC Trial : Durvalumab After Chemoradiotherapy in Stage III Non-Small-Cell Lung Cancer. J Clin Oncol 2022 ; 40 : 1301-11.

2) Naidoo J, Antonia S, Wu YL, et al. Brief Report : Durvalumab After Chemoradiotherapy in Unresectable Stage III EGFR-Mutant NSCLC : A Post Hoc Subgroup Analysis From PACIFIC. J Thorac Oncol 2023 ; 18 : 657-63.

3) Lu S, Kato T, Dong X, et al. Osimertinib after Chemoradiotherapy in Stage III EGFR-Mutated NSCLC. N Engl J Med 2024 ; 391 : 585-97.

4) Wu YL, Tsuboi M, He J, et al. Osimertinib in Resected EGFR-Mutated Non-Small-Cell Lung Cancer. N Engl J Med 2020 ; 383 : 1711-23.

5) Wu YL, Dziadziuszko R, Ahn JS, et al. Alectinib in Resected ALK-Positive Non-Small-Cell Lung Cancer. N Engl J Med 2024 ; 390 : 1265-76.

6) Felip E, Altorki N, Zhou C, et al. Adjuvant atezolizumab after adjuvant chemotherapy in resected stage I B-IIIA non-small-cell lung cancer (IMpower010) : a randomised, multicentre, open-label, phase 3 trial. Lancet 2021 ; 398 : 1344-57.

7) Forde PM, Spicer J, Lu S, et al. Neoadjuvant Nivolumab plus Chemotherapy in Resectable Lung Cancer. N Engl J Med 2022 ; 386 : 1973-85.

8) Wakelee H, Liberman M, Kato T, et al. Perioperative Pembrolizumab for Early-Stage Non-Small-Cell Lung Cancer. N Engl J Med 2023 ; 389 : 491-503.

9) Reck M, Nadal E, Girard N, et al. MDT-BRIDGE : Neoadjuvant Durvalumab Plus Chemotherapy Followed by Either Surgery and Adjuvant Durvalumab or Chemoradiotherapy and Consolidation Durvalumab in Resectable or Borderline-resectable Stage IIB-IIIB NSCLC. Clin Lung Cancer 2024 ; 25 : 587-93.e3.

10) Lisberg A, Cummings A, Goldman JW, et al. A Phase II Study of Pembrolizumab in EGFR-Mutant, PD-L1 +, Tyrosine Kinase Inhibitor Naïve Patients With Advanced NS-

CLC. J Thorac Oncol 2018 ; 13 : 1138-45.

11) Sakata Y, Sakata S, Oya Y, et al. Osimertinib as first-line treatment for advanced epidermal growth factor receptor mutation-positive non-small-cell lung cancer in a real-world setting (OSI-FACT). Eur J Cancer 2021 ; 159 : 144-53.

12) Reck M, Rodríguez-Abreu D, Robinson AG, et al. Five-Year Outcomes With Pembrolizumab Versus Chemotherapy for Metastatic Non-Small-Cell Lung Cancer With PD-L1 Tumor Proportion Score ≥ 50. J Clin Oncol 2021 ; 39 : 2339-49.

13) Garassino MC, Gadgeel S, Speranza G, et al. Pembrolizumab Plus Pemetrexed and Platinum in Nonsquamous Non-Small-Cell Lung Cancer : 5-Year Outcomes From the Phase 3 KEYNOTE-189 Study. J Clin Oncol 2023 ; 41 : 1992-8.

14) Hata A, Ninomaru T, Okada H, et al. Radiation therapy (RT)-free pembrolizumab plus chemotherapy (P + C) for PD-L1 TPS ≥ 50% locally advanced non-small cell lung cancer (LA-NSCLC) : Primary analysis from multicenter single arm phase II study (Evolution trial ; WJOG11819L). J Clin Oncol 2024 ; 42 : 17_suppl.

15) Albain KS, Swann RS, Rusch VW, et al. Radiotherapy plus chemotherapy with or without surgical resection for stage III non-small-cell lung cancer : a phase III randomised controlled trial. Lancet 2009 ; 374 : 379-86.

16) Matsuo Y, Shintani T, Iizuka Y, et al. Clinical outcomes and prognostic factors after pneumonectomy for lung cancer. Ann Thorac Surg 2014 ; 97 : 958-65.

17) Howington JA, Blum MG, Chang AC, et al. Treatment of stage I and II non-small cell lung cancer : Diagnosis and management of lung cancer, 3rd ed : American College of Chest Physicians evidence-based clinical practice guidelines. Chest 2013 ; 143 : e278S-313S.

特集　間質性肺炎と肺がんの MDD—専門家チームで進める "最適化"

肺がん

Marginally Resectable 症例に対する治療戦略—呼吸器外科医の立場から

竹中 賢

KEY WORDS　局所進行肺癌，術前化学免疫療法，resectability，自家肺移植

POINT

● 切除可能局所進行肺癌に対する手術前後の化学免疫療法が注目されている.
● 局所進行肺癌の切除可能性は外科を中心とした複数診療科で協議されるべきである.
● 選択できる治療 modality の特性を理解し，最適な治療を模索することが重要である.

はじめに

　現在の肺癌治療は免疫療法の全盛期である．日本においては，2018 年 7 月に "切除不能" な局所進行の非小細胞肺癌（non-small cell lung cancer：NSCLC）に対する化学放射線療法（chemo-radiation therapy；CRT）後の維持療法としてデュルバルマブが保険承認され[1]，切除不能局所進行肺癌に対する治療成績は向上した．さらに 2023 年 3 月には "切除可能" な局所進行 NCSLC に対して術前治療としての CheckMate 816 レジメン（化学療法＋ニボルマブ）が保険承認され[2]，2024 年 8 月には KEYNOTE-671 レジメン（化学療法＋ペムブロリズマブ）が保険承認された[3]．これまで局所進行肺癌に対しては CRT が治療の主体であったが，stage Ⅱ〜Ⅲ期を主とする局所進行肺癌に対しても，切除可能・不可能を問わず免疫治療が治療の主を担いつつある．また，TNM 分類第 9 版については N2 が細分化され，より周術期治療を考慮する今の時代に適した分類となった[4]．

　切除可能局所進行肺癌については，術前化学免疫療法の良好な治療成績が報告されたものの，全国的に普及しているとは言い難い．施設によっては術前免疫療法の有害事象の懸念から術前 CRT を主に選択されたり，stage や programmed cell death ligand 1（PD-L1）発現別の治療効果に違いがある点が治療選択を複雑化している背景もある[5,6]．また切除可能と切除不可能の線引きに施設間に差がある点も課題である[7,8]．本稿では，局所進行肺癌の治療選択について当科での治療経験も紹介しつつ概説する.

免疫治療登場前の stage Ⅲ期の治療戦略

　切除不能局所進行 NSCLC に対する放射線単独療法と放射線化学療法の比較試験をまとめた 1990 年代のメタアナリシスの結果，シスプラチン（CDDP）を含む化学療法と放射線療法の併用群の生存率が，放射線単独群の生存率に比して有意に良好であった（HR 0.87，p＝0.0052，2 年時点での死亡リスクを 15〜30% 減少）[9,10]．その結果を受けて 2017 年ま

たけなか まさる　産業医科大学第 2 外科（〒807-8555 福岡県北九州市八幡西区医生ヶ丘 1-1）

2432-3268/25/紙：¥800／電子：¥1200／論文／JCOPY

では，日本の肺癌診療ガイドラインにおいて，切除不能局所進行 NSCLC に対しては performance status（PS）0-1 であれば CRT を行うことを推奨されていた．

一方で，切除可能 stage III期 NSCLC に対して，2000 年代の術前化学療法の臨床試験結果は良好な成績を残せていない．というのも，術後補助化学療法のエビデンスが術前補助化学療法よりも早く確立したことから，エビデンスの質・量ともに術後補助化学療法のものと比較すると十分ではなく，術後補助療法の確立や手術技術の発展が背景にあると考えられている．同側縦隔リンパ節転移が証明された c-N2 stage IIIA NSCLC に対する術前 CRT の有効性を検証する代表的な phase III試験として Intergroup 0139 試験があり[11]，T1-3pN2M0 の NSCLC 患者を対象に，北米の多施設共同でランダム化比較試験が実施された．CDDP 50 mg/m^2 Day 1, 8, 29, 36＋エトポシド（VP-16）50 mg/m^2 Day 1-5, 29-33＋放射線治療（radiation therapy；RT）45 Gy を施行後に手術加療を行った群（n＝202）と，CDDP＋VP-16 に根治的 RT 61 Gy を同時併用した群（n＝194）を比較し，全生存（overall survival；OS）の検証が行われた．その結果，手術群（median OS 23.6 カ月）と非手術群（median OS 22.2 カ月）の間に統計学的な差は認めなかった（HR 0.87，95%CI 0.70-1.10，p＝0.24）．しかしながら，サブセット解析において，術式が肺葉切除を施行した症例に限って見てみると，手術群の median OS 33.6 カ月，非手術群の median OS 21.7 カ月であり，肺葉切除を施行した手術群で有意に予後良好であった（p＝0.002）．この結果を参考に，これまで切除可能な縦隔リンパ節転移を伴う c-N2 stage III期 NSCLC に対しては，術前 CRT を施行したうえで手術加療を検討されてきた経緯がある．日本からの c-N2 stage III期に対する術前 CRT の phase II試験や retrospective な報告の中には 5 年 OS が 50% を超えるものもあるが[12]，患者選択バイアスがあることは否めない．2024 年には，米国の SEER-Medicare database から，2007〜2017 年の間に術前化学療法または術前 CRT を受けた 66 歳以上の stage II〜III

期手術症例の治療結果が報告されたが[13]，術前 CRT の術前化学療法に対する治療有効性は示されなかった．

そんな背景のなかで，免疫治療が肺癌治療の選択肢の一つとして登場し，周術期治療は大きく変化したと言える．

免疫治療登場後の stage III期の治療戦略

まず，切除不能 stage III期 NSCLC に対する治療として PACIFIC 試験の結果が 2017 年に報告された[1]．PACIFIC 試験は，切除不能III期 NSCLC に対して白金製剤を含む化学療法と放射線療法（60 Gy±10 Gy）の根治的治療を同時併用し，その後にデュルバルマブを 1 年間投与した群とプラセボを投与した群を比較した国際共同第III相無作為化二重盲検で，主要評価項目は OS と無増悪生存期間（progression free survival；PFS）であった．結果はデュルバルマブ群の median PFS は 16.8 カ月，プラセボ群は 5.6 カ月であり，HR 0.52（95% CI 0.42-0.65），p＜0.001 で，PFS はデュルバルマブ群で有意に良好な結果であった．この大きな差を示した結果から，2018 年 7 月に日本においても，切除不能な stage III期 NSCLC に対して根治的 CRT 後のデュルバルマブの 1 年間の投与が保険承認された．その後 OS もデュルバルマブ群で統計学的に有意に良好な結果であったことが報告された[14]．5 年 follow up data も発表され，5 年生存率はデュルバルマブ群で 42.9%（median OS 47.5 カ月），プラセボ群で 33.4%（median OS 29.1 カ月）であった[15]．肺癌診療ガイドライン 2024 年版においても，切除不能局所進行 NSCLC に対しては，PS 0-1 の全身状態良好な患者に対しては根治的 CRT を行うことが強く推奨され，さらにその後にデュルバルマブによる地固め療法を行うことが強く推奨されている．

切除可能 stage III期 NSCLC に対しては，CheckMate816 試験結果が公表され[2]，大きな変化が起きた．CheckMate816 試験は，EGFR/ALK 陰性の stage IB〜III期局所進行肺癌に対して，術前治療としての白金製剤を含む化学療法＋ニボルマブ（chemo＋

Nivo）3cycle と化学療法（chemo）3cycle を比較した国際共同無作為化非盲検第Ⅲ相試験で，主要評価項目は病理学的完全奏功率（pathological complete response rate；pCR rate）と無イベント生存期間（event free survival；EFS）であった．pCR rate は chemo＋Nivo 群で 24.0%，chemo 群で 2.2% の結果であり，有意に chemo＋Nivo 群で病理学的治療効果が得られていた（p＜0.0001）．また，median EFS は chemo＋Nivo 群で 31.6 カ月，chemo 群で 20.8 カ月であり，chemo＋Nivo 群で有意に良好な結果であった（HR 0.63, 95%CI 0.43-0.91, p＝0.0052）．CheckMate 816 試験のなかで興味深い結果は，割り付け因子でもあった臨床病期別の EFS の解析において，stage ⅠB〜Ⅱ期に比べて stage Ⅲ期で EFS の HR は大きく低下することや，chemo＋Nivo 群のほうが chemo 群に比べて肺全摘施行症例が少なく，低侵襲手術アプローチが多いことである．さらに最近では，術前の免疫治療だけでなく術後にも免疫治療を追加する周術期免疫治療が注目されている．周術期免疫治療の主な phase Ⅲ試験結果は**表1**に示す．特に KEYNOTE-671 試験は主要評価項目を EFS のみならず OS も設定しており[3]，OS の延長効果を示したことも大きく評価され，CheckMate 816 レジメンに続いて日本においても保険承認された．CheckMate 77T 試験[16]，AEGEAN 試験[17] でも KEYNOTE-671 試験と同様に良好な結果が報告されており，使用する薬剤こそ違うが，周術期治療に免疫治療を用いることが EFS の成績を良好にすることが再現性をもって示された．これまでは CRT が局所進行肺癌に対する術前治療の柱であったが，術前または手術前後に免疫治療を用いる周術期治療が局所進行肺癌に対する Key 治療となりつつある．

切除可能局所進行肺癌に対する周術期免疫治療において，現在の clinical question（CQ）は，術後に免疫治療が必要であるのか，という疑問である．この CQ に対してはいくつかの報告がある．Marinelli らは phase Ⅱ〜Ⅲの計 5 つの臨床試験の免疫治療実施群のみを対象にして，対象研究の Kaplan-Meier 曲線から個別患者データを抽出し術後補助免疫療法の有効性を検証した[19]．その結果，pCR 群も

non-pCR 群も術後補助免疫療法を受けた患者は，術前化学免疫療法のみを受けた患者と比較して同等の EFS を示した．一方で，Dong らは中国の 4 施設の real world data（RWD）から術前化学免疫療法を受けた臨床病期ⅠB〜ⅢB 期（TNM 第 8 版）438 名を検証した[20]．Propensity score matching を用いた解析において術後免疫療法を受けた患者は，受けなかった患者に比べて無再発生存（recurrence free survival；RFS）および OS が有意に改善した結果であった．さらに major pathologic response（MPR）が得られた症例では特に治療効果が高い結果であった．このように現時点では報告も様々であるが，ある程度，術前化学免疫療法が奏功した集団では，術後も免疫療法を継続することが理にかなっているように考える．当然ながら免疫療法の副作用の観点からは，術後も免疫療法を継続すればリスクが増加する．そのため，現時点では手術後の切除病理標本で免疫療法の病理学的治療効果が得られた患者においては，術後の免疫療法の継続を治療選択肢の一つとして検討すべきであると考える．

局所進行肺癌における"切除可能"とは

そもそも局所進行肺癌における"切除可能"とはどういう判断で行われるものであるか．この判断基準は残念ながら施設によって様々であるというのが日本の現状である．切除可能か切除不能かという判断で議論となるのは主には以下の 4 点と思われる．①縦隔リンパ節転移を伴うか否か，②縦隔リンパ節転移は single station か multiple station か，③転移を伴うリンパ節は discrete か infiltrative か Bulky か，④原発巣は T4 か否か．免疫治療が使用可能となる前の 2014 年時点での，縦隔リンパ節転移を伴う c-N2 stage Ⅲ期に対する日本の主な施設の治療の現状については Horinouchi らが報告している[21]．報告によると，縦隔リンパ節転移が single station かつ discrete であっても 63% しか手術加療は選択されておらず，残りの 37% は根治的 CRT を施行された．さらには縦隔リンパ節転移が single station かつ infiltrative の場合は，手術加療の実施率は 36%

表1 切除可能局所進行肺癌に対する phase III 臨床試験の結果のまとめ

試験	対象	N	治療内容	主要評価項目	手術施行率	pCR	治療関連有害事象 ≧G3	治療関連有害事象 死亡	EFS 期間（中央値） と生存率	EFS と生存率	OS 期間（中央値） と生存率	OS と生存率
CheckMate 816[2]	Stage IB (≧4cm)-IIIA (7版) EGFR/ALK+除く	179	化学療法＋Nivolumab	pCR	83% (149/179)	24% (43/179)	34%	0%	31.6ヵ月 63.8% (24ヵ月)	HR=0.63 (0.43-0.91) p=0.005	未到達 82.7% (24ヵ月)	HR=0.57 (0.30-1.07) p=0.008
		179	化学療法	EFS	75% (135/179)	2% (4/179)	37%	1.7%	20.8ヵ月 45.3% (24ヵ月)		未到達 70.6% (24ヵ月)	
KEYNOTE-671[3]	Stage II, IIIA, or IIIB (N2) (8版)	397	化学療法＋Pembrolizumab →術後Pembrolizumab (13 cycleまで)	EFS OS	82% (325/397)	18% (72/397)	45%	1.0%	未到達 62.4% (24ヵ月)	HR=0.58 (0.46-0.72) p<0.001	未到達 80.9% (24ヵ月)	HR=0.73 (0.54-0.99) p=0.02
		400	化学療法＋Placebo→Placebo		79% (317/400)	4% (16/400)	37%	0.8%	17.0ヵ月 40.6% (24ヵ月)		45.5ヵ月 77.6% (24ヵ月)	
CheckMate 77T[16]	Stage IIA (≧4cm), IIIA or IIIB (N2) (8版) EGFR-かつ ALK+除く	229	化学療法＋Nivolumab →術後Nivolumab (1年間)	EFS	78% (178/229)	25% (58/229)	33%	0.9%	未到達 70.2% (18ヵ月)	HR=0.58 (0.42-0.81) P<0.001	—	—
		232	化学療法＋Placebo→Placebo		77% (178/232)	5% (11/232)	25%	0%	18.4ヵ月 50.0% (18ヵ月)		—	
AEGEAN[17]	Stage II, IIIA, or IIIB (N2) (8版) EGFR/ALK+除く	366	化学療法＋Durvalumab→術後 Durvalumab (12 cycleまで)	pCR EFS	78% (284/366)	17% (63/366)	32%	1.9%	未到達 63.3% (24ヵ月)	HR=0.68 (0.53-0.88) p=0.004	—	—
		374	化学療法＋Placebo→Placebo		77% (287/374)	4% (16/374)	33%	0.5%	25.9ヵ月 52.4% (24ヵ月)		—	
NEOTORCH[18]	Stage II, IIIA, or IIIB (N2) (8版) EGFR/ALK-除く	202	化学療法＋Toripalimab→術後 Toripalimab (13 cycleまで)*	EFS MPR	82% (166/202)	25% (50/202)	63%	1.5%	未到達 64.7% (24ヵ月)	HR=0.40 (0.277-0.565) p<0.0001	—	—
		202	化学療法＋Placebo →Placebo*		73% (148/202)	1% (2/202)	54%	2.0%	15.1ヵ月 38.7% (24ヵ月)		—	

米国胸部外科学会（STS）によるコンセンサス（文献7より）

	N0	N1	N2 single (Non-Bulky)	N2 multi (Non-Bulky)	N2 single (Bulky)	N2 multi (Bulky)
T1/2	Resectable	Resectable	Resectable	Potentially Resectable	Potentially Resectable	Un-Resectable
T3	Resectable	Resectable	Resectable	Potentially Resectable	Potentially Resectable	Un-Resectable
T3（Pancoast）	Potentially Resectable	Potentially Resectable	Un-Resectable	Un-Resectable	Un-Resectable	Un-Resectable
T4 size	Potentially Resectable	Potentially Resectable	Un-Resectable	Un-Resectable	Un-Resectable	Un-Resectable
T4 Satellite	Potentially Resectable	Potentially Resectable	Potentially Resectable	Un-Resectable	Un-Resectable	Un-Resectable
T4 Invasion	Potentially Resectable	Potentially Resectable	Un-Resectable	Un-Resectable	Un-Resectable	Un-Resectable

欧州癌研究機構（EORTC）によるコンセンサス（文献8より）

	N0	N1	N2 single	N2 multi	N2 bulky	N2 invasive
T1-2	Resectable	Resectable	Potentially Resectable	No Agreemnet	Un-Resectable	Un-Resectable
T3 size	Resectable	Resectable	Potentially Resectable	No Agreemnet	Un-Resectable	Un-Resectable
T3 satellite	Resectable	Potentially Resectable	Potentially Resectable	No Agreemnet	Un-Resectable	Un-Resectable
T3 invasion	Resectable	Potentially Resectable	No Agreemnet	No Agreemnet	Un-Resectable	Un-Resectable
T4 size	Potentially Resectable	Potentially Resectable	No Agreemnet	Un-Resectable	Un-Resectable	Un-Resectable
T4 satellite	Potentially Resectable	No Agreemnet	No Agreemnet	Un-Resectable	Un-Resectable	Un-Resectable
T4 invasion	No Agreemnet	No Agreemnet	No Agreemnet	Un-Resectable	Un-Resectable	Un-Resectable

図1　世界における局所進行肺癌に対する切除可能性のコンセンサス

まで低下していた．縦隔リンパ節転移がmultiple stationかつdiscreteの場合は，手術加療は40%しか実施されていない．これは技術的に切除可能であっても，腫瘍学的に手術加療が予後の延長には寄与しないと判断されている結果である．一方で，近年の局所進行肺癌に対する術前化学免疫療法および術後補助免疫療法による周術期治療は縦隔リンパ節転移を伴う症例に対しても良好な結果であり，

CheckMate816試験やKEYNOTE-671試験の結果からは進行度としてのstageが高いほうが治療成績が良好であることが報告されており[2,3]，CheckMate 77T試験やAEGEAN試験においてはmultiple station N2症例でも治療成績が良好であることが報告されている[16,17]．これらphase Ⅲ臨床試験の結果を受けて，どこまでを"切除可能"と判断し，どこから"切除不能"と考えるかは大きな議論と

なっている.

　免疫治療が普及した現在の，米国胸部外科学会（Society of Thoracic Surgeons；STS）と欧州癌研究機関（European Organization for Research and Treatment of Cancer；EORTC）が発信した"切除可能"に関するコンセンサスを**図1**に提示する[7,8]．STSは，T4N2症例を基本的には切除不能と判断している一方で，Bulky single N2症例は切除可能と判断している．EORTCは，T4であっても single N2は切除不能とは位置付けていないが，Bulkyまたは Infiltrative N2は切除不能と位置付けている．どちらのコンセンサスも T1-3の single N2は切除可能の範疇と考えていることは，肺癌診療において大きな進歩と言える．EORTCからの報告で興味深いのは，胸部外科医と他の専門医の間で，切除可能とするか否かの回答が大きく異なっていたことである．周囲臓器浸潤を伴う（invasive）T4N0-1症例について，胸部外科医の80％以上が潜在的に切除可能と回答する一方で，呼吸器内科医や腫瘍内科医などは60％程度が切除不能と回答していた[8]．診療科によって意見の相違があり，局所進行 NSCLC患者については最適でエビデンスに基づいた治療選択を行うために，必ず多職種で議論を交わしチーム医療を実践するべきである．

　完全外科的切除（R0切除）は，局所進行肺癌患者の生存予測において最も重要な要因であるが，"切除可能性；resectability"という言葉は単に腫瘍を取り除けるかどうかではなく，様々な要素を含めた広範な概念として理解されるべきである．具体的には，手術によって顕微鏡レベルで腫瘍陰性断端の確保が可能か，手術による合併症のリスクや術後 QOLの状態，腫瘍の分子プロファイルや PD-L1発現など予後に関連する生物学的因子，放射線療法など代替治療の有効性など，これらの因子を考慮したうえで手術によって切除を tryすべきかどうかを検討する必要がある．そういう意味で呼吸器内科や腫瘍内科だけでなく，胸部外科医も患者の最善の利益を守るために，最新のエビデンスを十分に理解し，最適な外科的治療介入の判断ができる必要がある．

症例提示

症例

74歳，男性.

主訴：咳嗽

病歴：健診で施行された胸部X線で胸部異常陰影を指摘され，当院呼吸器内科を受診した．気管支鏡検査も含めた精査の結果，左肺門部肺癌の診断となり，手術を含めた精査加療目的で当科紹介となった.

既往歴：無症候性脳梗塞，高血圧，脂質異常症.

生活歴：10本/日の current smoker，趣味はカラオケで全国大会に出場するほどの実力であった.

身体所見：身長157 cm，体重58 kg，PS：1，H-J Ⅰ°，聴診で肺野に crackleは聴取せず.

血液検査：血算・生化学検査に明らかな異常は認めず，腫瘍マーカーは CEAは2.6 ng/ml（<3.5）と正常値であったが SCC 3.2 ng/ml（<1.5），CYFRA 3.3 ng/ml（<2.1）と扁平上皮癌 markerの軽度高値を認めた．KL-6 534 U/ml（105～401），SP-D 128 ng/ml（<110）と間質性肺炎の markerも軽度高値を認めた.

生理機能検査：心電図および心臓エコー検査に異常は認めず，肺機能検査結果は FVC 2,730 ml/body 89％，FEV1.0 1,730 ml/body 72％，FEV1.0% 63％，VC 2,710 ml/body，87％，DLco 91％であった.

画像所見：胸部造影CTでは，左上葉舌区に49 mmの massを認め，上肺静脈および肺動脈への浸潤も疑われた（**図2**）．また腫瘍と一塊になって #11リンパ節が腫大していた．また背景肺は背側肺野に軽度のすりガラス影の存在が否定できない所見であった．PET/CTでは腫瘍に一致して SUV（standard uptake value）max 18.4の集積を認めた.

診断：気管支鏡による組織診断の結果は扁平上皮癌の診断であり，c-T4（心嚢内上肺静脈）

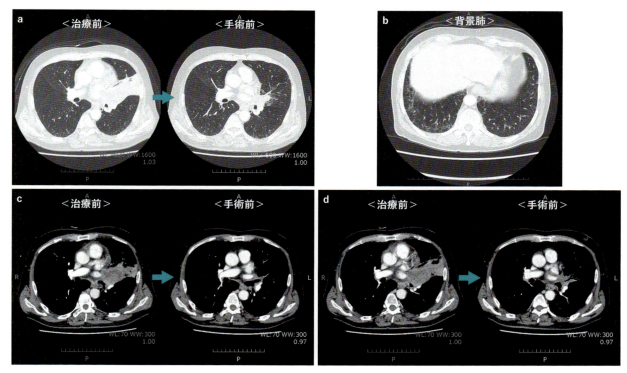

図2 症例の化学免疫療法前後のCT所見
a：左肺門部に腫瘍は局在し治療前は49 mmのsizeで末梢無気肺を伴う．治療後は32 mmに縮小し無気肺は改善した．
b：治療前の背景肺は軽度のすりガラス影を認める．
c：原発巣は治療前時点で上肺静脈浸潤を伴っていた．
d：治療後は腫瘍によって閉塞していた左舌区気管支が開通した．

N1（#11L/N）M0 stage ⅢAの臨床診断とした．遺伝子変異は陰性であり，PD-L1は1〜24%の結果であった．

【治療方針】

診断時点で，手術を行った場合は左肺全摘が避けられないと判断した．そのため術前治療を導入する方針としたが，CRTを選択した場合は腫瘍周囲の線維化を起こすため剝離が困難となることが予想された．そのため，PD-L1は低発現ではあったが術前化学免疫療法としてCheckMate816レジメンを導入する方針とした．背景肺はごく軽度のすりガラス影を認め，KL-6とSP-Dも軽度に高値の状態であったが，自己抗体は陰性で蜂巣肺はなく，%VCも87%と保たれていたため，患者さんにリスクを説明したうえで免疫療法を導入する方針とした．

【治療経過】

カルボプラチン（CBDCA）〔AUC（area under the curve）5〕＋パクリタキセル（PTX）（200 mg/m²）＋Nivo（360 mg/body）を投与開始した．2 course投与後からGrade 2皮膚炎およびGrade 2肺臓炎を認めた．肺臓炎についてはステロイド〔プレドニゾロン（PSL）〕0.5 mg/kg/dayで加療を開始し改善を認め，皮膚炎もPSL投与に伴い速やかに改善した．これらの免疫関連有害事象（immune-related adverse events；irAE）の出現を受けて，3 course目は投与せずに根治目的の手術加療を行う方針とした．なおPSL 15 mg/dayまで減量したうえで手術に臨んだ．術前化学免疫療法による原発巣は49 mmから32 mmまで縮小を認め，手術前のResponse Evaluation Criteria in Solid Tumors（RECIST）評価は34%縮小の部分奏効（partial response；PR）であった（図2）．

【手術加療】

術前治療により腫瘍の縮小効果を認めたものの，腫瘍の局在は左上下葉間部から#11L/Nに局在し

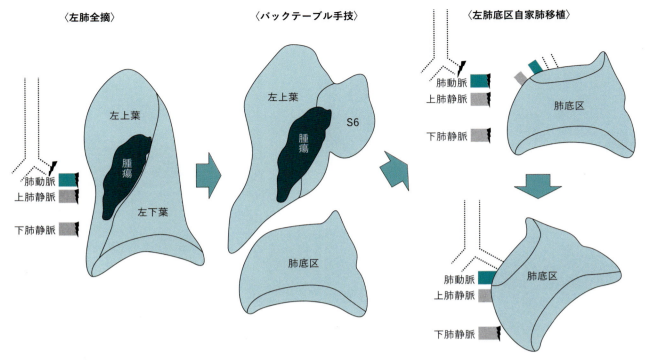

図3 自家肺移植の実際

ており，通常の手術アプローチでは左肺全摘が必要になると考え，自家肺移植手技を用いる方針とした．いったん左肺全摘を行い，摘出した左肺を肺移植保存液で灌流した後に，そのままバックテーブルで左上葉切除＋S6区域切除を施行し，肺底区肺動脈と肺底区気管支の間の軟部組織まで郭清を行った．左肺底区の肺動脈・肺静脈・気管支をトリミングし，それぞれを左主肺動脈・左上肺静脈・左主気管支に吻合した（図3）．手術時間は416分，出血量は100 mlであった．

【術後経過】

術後急性期の経過は良好であったが，術後9日目に再度肺臓炎の増悪所見あり，PSL 1 mg/kg/dayによる治療を開始した．徐々にPSLを減量していったが，術後40日目に再度肺臓炎増悪所見あり，PSLパルス療法（PSL 1 g/day 3日間）を施行した．その後はPSL減量とリハビリ加療を継続し，術後110日目に独歩自宅退院となった．病理結果は浸潤径20 mmの扁平上皮癌の診断であり，明らかな周囲血管への浸潤は認めず，yp-T2a（pl1）N0M0 stage ⅠBの診断であった．腫瘍の2/3以上はviableでありEf1aの結果であったが，術前化学免疫療法を行うことにより肺全摘を回避することが可能であった．現在術後1年経過しているが，明らかな再発を認めず外来通院されている．

おわりに

局所進行非小細胞肺癌に対する術前化学免疫療法は治療効果が高く，有用な治療法である．一方で免疫療法の有害事象を伴うため，不慣れな施設では敬遠されがちな治療でもある．切除可能であるか否かの判断も含めて，真に患者にとって有益な治療は何かという点を内科・外科・放射線治療科で垣根なく協議し実践していく，腫瘍学としての知識および臨床力が重要な時代となっている．

筆者の竹中賢は2022〜2024年にかけてアストラゼネカ株式会社から講演料を得ている．

文献

1) Antonia SJ, Villegas A, Daniel D, et al. Durvalumab after

Chemoradiotherapy in Stage III Non-Small-Cell Lung Cancer. N Engl J Med 2017 ; 377 : 1919-29.
2) Forde PM, Spicer J, Lu S, et al. Neoadjuvant Nivolumab plus Chemotherapy in Resectable Lung Cancer. N Engl J Med 2022 ; 386 : 1973-85.
3) Wakelee H, Liberman M, Kato T, et al. Perioperative Pembrolizumab for Early-Stage Non-Small-Cell Lung Cancer. N Engl J Med 2023 ; 389 : 491-503.
4) Rami-Porta R, Nishimura KK, Giroux DJ, et al. The International Association for the Study of Lung Cancer Lung Cancer Staging Project : Proposals for Revision of the TNM Stage Groups in the Forthcoming (Ninth) Edition of the TNM Classification for Lung Cancer. J Thorac Oncol 2024 ; 19 : 1007-27.
5) Spicer JD, Cascone T, Wynes MW, et al. Neoadjuvant and Adjuvant Treatments for Early Stage Resectable NSCLC : Consensus Recommendations From the International Association for the Study of Lung Cancer. J Thorac Oncol 2024 ; 19 : 1373-414.
6) Saw SPL, Zhong WZ, Fu R, et al. Asian Thoracic Oncology Research Group expert consensus statement on the peri-operative management of non-small cell lung cancer. Lung Cancer 2025 ; 200 : 108076.
7) Kim SS, Cooke DT, Kidane B, et al. The Society of Thoracic Surgeons Expert Consensus on the Multidisciplinary Management and Resectability of Locally Advanced Non-small Cell Lung Cancer. Ann Thorac Surg 2025 ; 119 : 16-33.
8) Houda I, Bahce I, Dickhoff C, et al. An international and multidisciplinary EORTC survey on resectability of stage III non-small cell lung cancer. Lung Cancer 2025 ; 199 : 108061.
9) Pritchard RS, Anthony SP. Chemotherapy plus radiotherapy compared with radiotherapy alone in the treatment of locally advanced, unresectable, non-small-cell lung cancer. A meta-analysis. Ann Intern Med 1996 ; 125 : 723-9.
10) Marino P, Preatoni A, Cantoni A. Randomized trials of radiotherapy alone versus combined chemotherapy and radiotherapy in stages IIIa and IIIb nonsmall cell lung cancer. A meta-analysis. Cancer 1995 ; 76 : 593-601.
11) Albain KS, Swann RS, Rusch VW, et al. Radiotherapy plus chemotherapy with or without surgical resection for stage III non-small-cell lung cancer : a phase III randomised controlled trial. Lancet 2009 ; 374 : 379-86.
12) Sata Y, Nakajima T, Yamamoto T, et al. Keys to successful induction chemoradiotherapy followed by surgery for stage III/N2 non-small cell lung cancer. Surg Today 2019 ; 49 : 547-55.
13) Donington J, Hu X, Zhang S, et al. Real-World Neoadjuvant Treatment Patterns and Outcomes in Resected Non-Small-Cell Lung Cancer. Clin Lung Cancer 2024 ; 25 : 440-8.
14) Antonia SJ, Villegas A, Daniel D, et al. Overall Survival with Durvalumab after Chemoradiotherapy in Stage III NSCLC. N Engl J Med 2018 ; 379 : 2342-50.
15) Spigel DR, Faivre-Finn C, Gray JE, et al. Five-Year Survival Outcomes From the PACIFIC Trial : Durvalumab After Chemoradiotherapy in Stage III Non-Small-Cell Lung Cancer. J Clin Oncol 2022 ; 40 : 1301-11.
16) Cascone T, Awad MM, Spicer JD, et al. Perioperative Nivolumab in Resectable Lung Cancer. N Engl J Med 2024 ; 390 : 1756-69.
17) Heymach JV, Harpole D, Mitsudomi T, et al. Perioperative Durvalumab for Resectable Non-Small-Cell Lung Cancer. N Engl J Med 2023 ; 389 : 1672-84.
18) Lu S, Zhang W, Wu L, et al. Perioperative Toripalimab Plus Chemotherapy for Patients With Resectable Non-Small Cell Lung Cancer : The Neotorch Randomized Clinical Trial. JAMA 2024 ; 331 : 201-11.
19) Marinelli D, Nuccio A, Di Federico A, et al. Improved Event-Free Survival After Complete or Major Pathologic Response in Patients With Resectable NSCLC Treated With Neoadjuvant Chemoimmunotherapy Regardless of Adjuvant Treatment : A Systematic Review and Individual Patient Data Meta-Analysis. J Thorac Oncol 2024 Oct 9 : S1556-0864(24)02374-8.(Online ahead of print.)
20) Dong Y, Xu L, Wen J, et al. Prognostic Impact of Adjuvant Immunotherapy in Patients With Resectable NSCLC After Neoadjuvant Chemoimmunotherapy : A Brief Report. JTO Clin Res Rep 2025 ; 6 : 100763.
21) Horinouchi H, Murakami H, Harada H, et al. Real-world status of multimodal treatment of Stage IIIA-N2 non-small cell lung cancer in Japan : Results from the SOLUTION study, a non-interventional, multicenter cohort study. Lung Cancer 2025 ; 199 : 108027.

特集　間質性肺炎と肺がんの MDD―専門家チームで進める "最適化"

肺がん

Marginally Resectable 症例に対する
治療戦略―放射線治療医の立場から

井口治男・澁谷景子・阪上茉衣

KEY WORDS　周術期III期 NSCLC，集学的治療，集学的チーム医療，共有意思決定（SDM），高精度放
射線治療

POINT

- III期 NSCLC に対する Marginally Resectable 症例を中心とした周術期治療の治療戦略の設定において，様々な役割を果たす放射線治療の適切な介入時期を検討することが求められる.
- 高精度放射線治療（IMRT，ART，粒子線治療など）による正常組織への照射体積低減により，免疫関連有害事象（irAE）を考慮した線量と導入時期の最適化が求められる.
- 集学的チーム医療として放射線治療医，呼吸器外科医，呼吸器内科医が連携した治療戦略を構築するとともに，共有意思決定（SDM）を実践し，患者希望や QOL を考慮し最適な治療アルゴリズムを提案することが求められる.

はじめに

　III期非小細胞肺癌（non-small cell lung cancer；NSCLC）の治療は，手術・化学療法・放射線療法を組み合わせた集学的治療が標準となっている. しかし，周術期における最適な治療アルゴリズムはまだ確立されておらず，特に局所治療としての放射線治療の適切な介入時期やマネジメントに関しては議論が続いている. 近年，高精度照射技術の発展や免疫療法の進歩により，放射線治療の役割はますます重要性を増している. 本稿では，Marginally Resectable 症例を中心とした周術期治療（切除不能例も含む）における放射線治療の役割を整理し，多職種連携のもとで最適な治療戦略を構築するための課題と展望について述べる.

III期 NSCLC に対する
周術期治療における放射線治療の役割

　NSCLC は様々な病態を含むため，治療選択肢は，手術±術前/術後補助化学療法，化学放射線療法，放射線療法単独，IV期肺癌に準じる化学療法と，多岐にわたる. 予後の観点から様々な治療選択肢がありうるので，呼吸器内科医，呼吸器外科医，放射線治療医を含めた集学的治療グループで協議することが肺癌診療ガイドラインで推奨されている[1]. 周術期治療の発展により治療アルゴリズムが複雑化し，様々な選択肢（**図1**）があるが，以下の4点において，放射線治療医の立場から放射線治療の役割につき概説する.

いのくち はるお・しぶや けいこ・さかがみ まい　大阪公立大学大学院医学研究科放射線腫瘍学（〒545-8585 大阪府大阪市阿倍野区旭町 1-4-3）

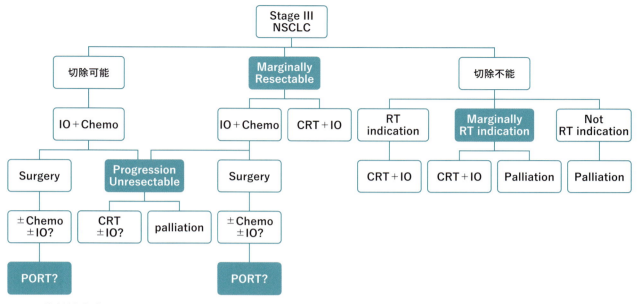

図1 放射線治療医からみた周術期Ⅲ期NSCLCの治療アルゴリズム

1 切除可能か切除不能か
（Marginally Resectable）（**図1**）

　切除可能性を検討するうえで，患者選別の一般的なキーファクターが存在する．まずは，医学的切除可否判断として呼吸機能や心機能，併存疾患，年齢，performance status（PS）などを総合して判断する．さらに，技術的切除可能性として現時点の腫瘍の解剖学的深達度，R0切除可能か，葉切除可能性，臓器浸潤程度などがあり，施設ごとに方針が異なると思われる．近年，周術期において免疫チェックポイント阻害薬（immune checkpoint inhibitor；ICI）を術前後に併用するエビデンスが報告された[2,3]．詳細については前項目を参照されたいが，切除可能か切除不能かの判断に関してprogrammed cell death ligand 1（PD-L1）発現やドライバー変異遺伝子の有無などをはじめとするバイオマーカーにより，周術期治療の再考が求められるようになってきている．患者の希望も周術期治療選択のうえで重要なファクターの一つであり，その説明同意においては十分に留意する必要がある．外科医が放射線合併症を説明する場合と，放射線治療医が外科合併症を説明する場合には患者側の受け取りのニュアンスが異なり，説明にバイアスが存在する．一方向の説明のみでは患者自身が合併症を過大評価する可能性があり，放射線治療医主体の患者説明も，周術期治療でいくか，化学放射線治療でいくかの治療選択のうえで大きな判断材料となりうる．

　現在，根治治療として化学放射線療法と周術期治療の優越を比較した試験はなく，その適応範囲やどこまでのステージで切除可能か切除不能かについては議論が分かれるところである．European Organization for Research and Treatment of Cancer（EORTC）グループは，解剖学的ステージをT-Nカテゴリーに分けて切除可能性定義に落とし込んだ表を作成した（**図2**）．赤色で示されたN3，N2浸潤，およびほとんどのN2 bulky病変は切除不能とされている．黄色の部分には，小さな腫瘍でもbulky病変を伴うものや，N2多発病変が含まれており，これらはPotentially Resectableとされ，症例ごとの検討が必要である．加えて，T4腫瘍のうち，主要構造への浸潤を伴う一部は切除可能な場合があるとされている．また，複数のT-Nカテゴリーにおいて，呼吸器内科，呼吸器外科，放射線治療科の合同カンファレンスで個別に方針を検討されるべきであることが示されている．ハイボリュームセンターではより切除可能性の一致が高いという報告もあり，治療選択に迷うケースではエキスパートオピニオンを求

	N0	N1	N2 SINGLE (non-bulky, non-invasive)	N2 MULTI (non-bulky, non-invasive)	N2 BULKY[¶]	N2 INVASIVE	N3
T1-2			切除可能	Potentially Resectable	不明	切除不能	切除不能
T3 size/satellite/invasion		切除可能	切除可能	Potentially Resectable	切除不能	切除不能	切除不能
T4 size/satellite	切除可能	切除可能	切除可能	Potentially Resectable	切除不能	切除不能	切除不能
T4 invasion	Potentially Resectable	Potentially Resectable	Potentially Resectable	Potentially Resectable	切除不能	切除不能	切除不能

図2　T-N カテゴリーに基づく切除可能性定義 （文献4より筆者作図）

めることも一考である[4].

2　周術期治療における再発時治療 （Unresectable）（図1）

　ニボルマブと化学療法の併用療法を化学療法単独と比較評価した CheckMate 816 試験では，化学免疫療法群の 16.8%，化学療法群の 24.6% が手術を受けられなかったと報告している[2]．したがって周術期治療は，術前導入療法により根治的局所治療機会を逸する危険性を孕んでいる．その中で免疫関連有害事象（immune-related adverse events；irAE）により手術が受けられない場合においては，画像上の完全奏効（complete response；CR）は 1〜2% と稀であり，病理学的完全奏効（pathological complete response；pCR）もⅢA 期では 23% にとどまることから，次善策として根治的放射線治療が標準的局所治療として推奨される．また，本試験では導入療法後の病勢進行例も 6.7% あり，導入療法により切除不能例から切除可能例にダウンステージできる根拠はない点に留意が必要である．また，CheckMate 816 試験や IMpower 010 試験など補助化学免疫療法—手術の再発形式は局所領域再発が主だったこ

と，R1-2 などの不完全切除症例が 10〜15% 程度存在し，特に胸壁や縦隔に浸潤した部位，気管支断端陽性例には救済治療として放射線治療が必要となるケースがある点に注意が必要である[3]．よって，周術期治療の普及に伴い議論になるであろう局所治療の介入の必要性に関して，臨床的課題を提示している．

3　術後放射線治療（PORT）（図1）

　外科手術後の局所領域に放射線照射を加える術後放射線療法も 20 年以上前から行われてきた．Ⅲ期 N2 症例に対する術後放射線療法の有効性を評価した 2 つの第Ⅲ相比較試験〔PORT-C 試験（2021 年）[5]および LungART 試験（2022 年）[6]〕の結果が報告された．両試験ともに術後放射線療法群の対照群に対する有意な改善は示されず，全生存期間（overall survival；OS）も有意差を認めなかった．LungART 試験では，術後放射線療法群で心肺合併症が対照群と比べて多いなど，術後放射線療法による毒性増強という問題が指摘されている．ただし，術後放射線療法のリスクが極めて高いとされる片肺全摘除術が許容され，中央判定で不完全切除と判断

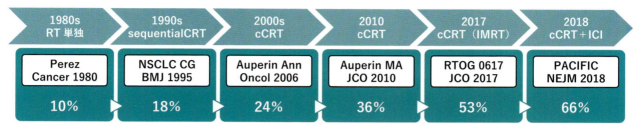

図3 切除不能Ⅲ期NSCLCの集学的治療成績の軌跡（2年生存率）

された症例が3割あった点，照射線量や照射野に関する違反が多いなど，手術や放射線治療の品質管理が不十分という問題点があり，試験結果の解釈には十分な注意が必要である．メタアナリシスでは，術後放射線療法により局所領域無増悪生存期間（progression-free survival；PFS）には明らかな改善が示されるものの，OSには差を認めなかった．よって現在では，術後病理病期Ⅲ期N2完全切除例に対して，術後放射線療法を推奨するに至る根拠は明確でない．これら課題を克服すべく，日本臨床腫瘍研究グループ（Japan Clinical Oncology Group；JCOG）では，病理学的N2 NSCLCに対する術後放射線療法に関するランダム化比較第Ⅲ相試験が実施され，最終解析結果が待たれるところである[7]．

4　根治照射可能か不能か（marginally RT indication）（図1）

Marginally Resectable症例を中心とした周術期治療検討のうえで，根治的胸部放射線治療が可能かも議論が必要である．照射可否判断においては，PS，化学療法併用可能か，呼吸機能，併存疾患の有無，間質性肺疾患（interstitial lung disease；ILD）の存在，心疾患・重度COPDの存在などをもとに，慎重に適応を検討する必要がある．病期，腫瘍の局在にはPET診断は必須であり，縦隔リンパ節評価には超音波気管支鏡ガイド下針生検（endobronchial ultrasound-guided transbronchial needle aspiration；EBUS-TBNA）でのN2診断を追加する場合もある．従来は根治照射困難と考えられた対側縦隔や鎖骨上リンパ節転移など高度リンパ節転移症例，原発巣が下肺野に大きく広がる症例に対しても，呼吸性移動対策，限局野放射線治療（involved-field radiation therapy；IFRT）や強度変調放射線治療（intensity-modulated radiation therapy；IMRT）の導入により，安全に根治照射可能なケースが増えている．昨今では，後述する医療機器の進歩と照射技術の革新により，放射線治療の適応の幅が広がっているといえる．放射線治療は外科手術と比較し，概して身体負担や侵襲の少ない治療法とされ，手術・放射線・化学療法それぞれの得失をよく説明し，患者QOLと希望を尊重したうえで最適な選択肢を決定すべきである．一方，Ⅳ期（転移あり）NSCLCに対する免疫療法の有効性と長期生存への期待も大きく，抗PD-1抗体と抗CTLA-4抗体の併用により，抗PD-1抗体単独と比較して全身治療により長期生存が増える可能性が示唆されている（CheckMate 227試験）[8]．NSCLCにおいてⅣ期セッティングでの免疫療法は，根治を目指す治療戦略として位置づけの局所療法が不能の場合に検討されるが，その意義については外科医，放射線治療医を交えた議論のなかで慎重に決定されるべきである．

Ⅲ期NSCLCの集学的治療の現状と今後の開発（図3）

Ⅲ期NSCLCの根治的放射線治療の対象は切除不能のN0〜1およびN2〜3症例であり，対側肺門リンパ節転移や同側他肺葉内転移を伴うN3症例は対象外である．1980年代前半の標準治療は放射線単独療法であり，生存期間中央値は約10カ月と不良であった[9]．しかし，1980年代後半から化学療法後に放射線治療を行う逐次併用療法が検証され，1990年代には同時併用化学放射線療法（chemoradiotherapy；CRT）が生存期間中央値18カ月と優

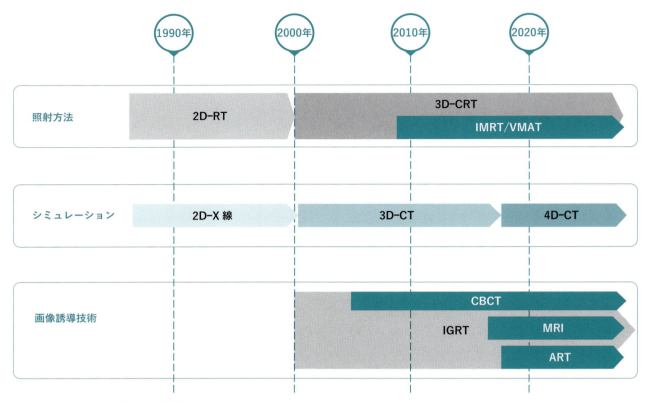

図4 放射線治療技術の経時的進歩

越性を示し，標準治療として確立された[10,11]．その後，第三世代細胞傷害性抗がん薬を用いたCRTが導入され，治療成績の向上が図られた[12]．

CRTの標準化後，線量やレジメンの改良が試みられたが，大きな進展はなかった[13]．しかし，2017年のPACIFIC試験により，CRT後にデュルバルマブ維持療法を行うことで5年生存率が42.9%に改善し，新たな標準治療として確立された[14]．これを受け，CRT後のICI維持療法という戦略が広がる一方で，さらなる治療成績向上を目的にCRTとICIの同時併用を検討する第Ⅲ相試験が進行中である．このアプローチでは，放射線により放出された腫瘍抗原とICIの相乗効果が期待されるが，放射線肺炎やirAEの増加が懸念される[15]．

また，CRT前にICI＋化学療法を導入する戦略も検討されている．この方法は，免疫系を活性化し放射線感受性を高めることを目的とし，CR，PFS，OSなどの評価が進められている．一方，*EGFR*遺伝子変異陽性例では免疫原性が低く，ICIの有効性が限定的であるため，PACIFICレジメンの適応は未確立であり，現在その有効性を評価する臨床研究が進行中である[16]．

高齢者やフレイルな患者，PS低下症例に対するICIの適応も重要な課題であり，irAEのリスク増加が懸念されるため，安全性と有効性の評価が求められている．現在，ICI単独療法と従来の治療との比較や最適な投与スケジュール，副作用管理の検討が進められている．PACIFIC試験以降，CRTとICIを組み合わせた新たな治療戦略が拡大しているが，依然として多くのグレーゾーンが存在し，今後のエビデンスの蓄積が求められる．

呼吸器内科医，呼吸器外科医が知っておくべき最新放射線治療（図4）

ここ近年の放射線治療技術の進歩は目覚ましく，医療機器の進化とともに発展を遂げてきた．1990年代まではX線画像を用いた2次元の治療計画を

立てていたが，2000 年代頃から CT を用いた 3 次元治療計画へと進化し，線量体積ヒストグラム（dose-volume histogram；DVH）を作成することで標的やリスク臓器の線量評価が可能となった．さらに動く腫瘍に対して呼吸性変動を考慮したシミュレーションが可能となった現在では，照射野のリアルタイム最適化，4 次元線量評価が必須となっている．照射方法に関しては，2010 年以降に IMRT や回転型強度変調放射線治療（volumetric modulated arc therapy；VMAT）が普及し，肺や心臓，食道など正常臓器を避けて腫瘍に線量を集中して照射することが可能になった．また最近，照射時の画像に基づき腫瘍や正常臓器の位置形状に合わせ治療計画を修正する適応放射線治療（adaptive radiation therapy；ART）や，荷電粒子の特性を生かした陽子線治療，重粒子線治療など，最新技術の臨床応用により正常組織への照射体積を格段に低減することが可能となっている．このような様々な照射技術のおかげで，ⅢB 期やⅢC 期などで原発巣が大きかったり，リンパ節転移が広範に及ぶ症例に対しても，重症肺臓炎の指標となる肺 V20 を 35％ 以内にとどめ，正常臓器への照射線量を耐容線量内に抑えるなどの照射工夫が可能となっている．これら臨床的利点の根拠として引用されるのが，肺癌放射線治療に IMRT を許容した RTOG 0617 試験で，IMRT 使用例では心肺合併症をおよそ半分，またはそれ以下に抑えたとその有益性を報告している．さらに心臓の 40 Gy 線量体積が 20％ を下回る症例では有意差をもって 5 年生存率が向上した結果が示されている[17]．欧米では，これら臨床試験の 5 年以上の長期毒性も鑑みると，IMRT は局所進行肺癌の標準治療の位置づけとなっている．本邦でも IMRT 普及が進んでいるが，本技術には医療機器整備のみならず品質精度管理を担う人材が必要となる．保険算定の IMRT 施設基準（放射線治療を専ら担当する常勤の医師が 2 名以上配置）もあり，がん拠点病院でもおよそ 2 割程度の施設で導入が進んでおらず，均てん化が課題となる．

　また近年，放射線治療の分野では，PET や MRI などの機能画像の応用が進んでおり，腫瘍の代謝や機能情報を治療計画に取り入れることで，より精度の高い治療が可能となっている．さらに，ラジオミクスの手法を用いることで，CT や MRI などの医用画像から抽出した特徴量を解析し，予後予測や治療効果の評価が行われている．至適線量の設定や併用薬剤の導入タイミングに関する研究も進められており，集学的治療の中での個別化アプローチがさらに深化し，個々の患者に応じた最適な治療戦略の構築が期待されている．

呼吸器外科医・呼吸器内科医に伝えたい，放射線治療医のメッセージ

　Ⅲ期 NSCLC の治療アルゴリズムにおいて，放射線治療はほとんどのケース，様々なストラテジーにおいて適応となりうる治療法である．先述した様々な治療ストラテジーがあり完全な線引きは難しいが，集学的チーム医療の中で，各診療科の公正なバランスのもとに複雑な治療戦略が成り立つものと考えている．特に Marginally Resectable 症例を中心とした周術期治療において，放射線治療医が呼吸器外科，呼吸器内科との議論のテーブルから外れがちな印象をもつが，放射線治療の有用性を最大限に活かせる診療体制の構築が重要と考えている．共有意思決定（shared decision making；SDM）の概念のもと，カンファレンスでの協議のみならず，放射線治療専門医への積極的なコンサルテーションと連携をお願いしたい．これにより，個々の症例に応じた最適な治療戦略を策定し，患者の治療成績の向上を目指すことが可能となるだろう．

おわりに

　Ⅲ期 NSCLC の周術期治療は，個々の患者に適した最適なアプローチを選択することが重要であり，放射線治療もその役割の一端を担う．近年の照射技術の革新により，放射線治療精度と安全性は飛躍的に向上しているが，その適応や最適な介入タイミングについては引き続き検討が必要である．今後，多職種連携の強化とエビデンスの蓄積により，

個別化医療の実現が進むことが期待される．患者の
QOL を尊重しながら，最善の治療戦略を構築する
ことが求められている．

文献

1) 日本肺癌学会（編）．肺癌診療ガイドライン—悪性胸膜中皮腫・胸腺腫瘍含む—2024 年版，第 8 版．金原出版，2024

2) Forde PM, Spicer J, Lu S, et al. Neoadjuvant Nivolumab plus Chemotherapy in Resectable Lung Cancer. N Engl J Med 2022 ; 386 : 1973-85.

3) Felip E, Altorki N, Zhou C, et al. Adjuvant atezolizumab after adjuvant chemotherapy in resected stage IB-IIIA non-small-cell lung cancer（IMpower010）: a randomised, multicentre, open-label, phase 3 trial. Lancet 2021 ; 398 : 1344-57.

4) Houda I, Bahce I, Dickhoff C, et al. An international and multidisciplinary EORTC survey on resectability of stage III non-small cell lung cancer. Lung Cancer 2025 ; 199 : 108061.

5) Hui Z, Men Y, Hu C, et al. Effect of Postoperative Radiotherapy for Patients With pIIIA-N2 Non-Small Cell Lung Cancer After Complete Resection and Adjuvant Chemotherapy : The Phase 3 PORT-C Randomized Clinical Trial. JAMA Oncol 2021 ; 7 : 1178-85.

6) Le Pechoux C, Pourel N, Barlesi F, et al. Postoperative radiotherapy versus no postoperative radiotherapy in patients with completely resected non-small-cell lung cancer and proven mediastinal N2 involvement（Lung ART）: an open-label, randomised, phase 3 trial. Lancet Oncol 2022 ; 23 : 104-14.

7) Shimoyama R, Nakagawa K, Ishikura S, et al. A multi-institutional randomized phase III trial comparing postoperative radiotherapy to observation after adjuvant chemotherapy in patients with pathological N2 Stage III non-small cell lung cancer : Japan Clinical Oncology Group Study JCOG1916（J-PORT study）. Jpn J Clin Oncol 2021 ; 51 : 999-1003.

8) Paz-Ares LG, Ramalingam SS, Ciuleanu TE, et al. First-Line Nivolumab Plus Ipilimumab in Advanced NSCLC : 4-Year Outcomes From the Randomized, Open-Label, Phase 3 CheckMate 227 Part 1 Trial. J Thorac Oncol 2022 ; 17 : 289-308.

9) Perez CA, Stanley K, Rubin P, et al. A prospective randomized study of various irradiation doses and fractionation schedules in the treatment of inoperable non-oat-cell carcinoma of the lung. Preliminary report by the Radiation Therapy Oncology Group. Cancer 1980 ; 45 : 2744-53.

10) Carbone DP, Minna JD. Chemotherapy for non-small cell lung cancer. BMJ 1995 ; 311 : 889-90.

11) Aupérin A, Le Péchoux C, Pignon JP, et al. Concomitant radio-chemotherapy based on platin compounds in patients with locally advanced non-small cell lung cancer（NSCLC）: a meta-analysis of individual data from 1764 patients. Ann Oncol 2006 ; 17 : 473-83.

12) Aupérin A, Le Péchoux C, Rolland E, et al. Meta-analysis of concomitant versus sequential radiochemotherapy in locally advanced non-small-cell lung cancer. J Clin Oncol 2010 ; 28 : 2181-90.

13) Bradley JD, Paulus R, Komaki R, et al. Standard-dose versus high-dose conformal radiotherapy with concurrent and consolidation carboplatin plus paclitaxel with or without cetuximab for patients with stage IIIA or IIIB non-small-cell lung cancer（RTOG 0617）: a randomised, two-by-two factorial phase 3 study. Lancet Oncol 2015 ; 16 : 187-99.

14) Antonia SJ, Villegas A, Daniel D, et al. Overall Survival with Durvalumab after Chemoradiotherapy in Stage III NSCLC. N Engl J Med 2018 ; 379 : 2342-50.

15) Bradley JD, Sugawara S, Lee K, et al. LBA1 Durvalumab in Combination with Chemoradiotherapy for Patients with Unresectable Stage III NSCLC : Final results from PACIFIC-2. ESMO Open 2024 ; 9 : 102986.

16) Narra LR, Kumar R, Deek MP, et al. Updates in Management of Unresectable Stage III Non Small Cell Lung Cancer : A Radiation Oncology Perspective. Cancers（Basel）2024 ; 16 : 4233.

17) Bradley JD, Hu C, Komaki RR, et al. Long-Term Results of NRG Oncology RTOG 0617 : Standard- Versus High-Dose Chemoradiotherapy With or Without Cetuximab for Unresectable Stage III Non-Small-Cell Lung Cancer. J Clin Oncol 2020 ; 38 : 706-14.

特集　間質性肺炎と肺がんの MDD—専門家チームで進める "最適化"

肺がん

長期生存時代の肺がん患者を支える多職種連携—病院薬剤師の立場から

東 加奈子

KEY WORDS shared decision making（SDM），服薬説明，副作用管理

POINT

- 肺がん薬物療法の進展に伴い，shared decision making（SDM）の重要性が増し，薬剤師は患者の意思決定を支援する役割を担う．
- 服薬説明では，副作用管理や日常生活の指導を含め，患者の情報ニーズに応じた双方向のコミュニケーションが求められる．
- 薬剤師の積極的な関与（診察前面談，ePRO 活用，PBPM 導入など）により，副作用管理の向上や治療継続の支援が期待される．

肺がん患者の薬物療法と shared decision making

　肺がん薬物療法は，ドライバー遺伝子異常や免疫チェックポイント分子の発見によって大きく進展し，長期生存を期待できる時代を迎えている．このような状況の中で，患者の個々の状態や価値観，意向に応じた多様な治療法の選択肢が広がり，shared decision making（SDM）の重要性がますます注目されている．informed consent（IC）は，医療者が進める治療に対し，適切な情報開示を行ったうえでなされる患者の自発的な同意とされる[1]．しかし，時として IC は，医療者が最善だと思う治療法や選択肢について患者に同意を求めるだけになったり，医療者が病状や治療に関する情報を与えるだけで決定を患者に委ねてしまったりすることがあり，患者が自律的に決定することにつながらない場合もある[2]．こうした IC の不足点を補うために考えられ

たのが，SDM ともいえる．SDM では，患者と医療者が情報・目標・責任を共有して決定を行うという，両者の対等性と相互性が重視されている[3]．SDM で重視することはこれらを共有する過程であり，いったん成立した患者と医療者の間の合意の内容自体が，時間の経過とともに変化することも十分にありうる．また患者の意向は，話す相手や状況によって多様に表現される．このため，意思決定の過程においては，患者の意向を固定的なものではなく，幅広い可能性をもつものとして柔軟に捉えることが重要である．

　薬剤師が行う服薬説明には，単に服薬方法や副作用を伝達するだけでなく，心理・社会的側面に配慮し，治療目標を共有する双方向のコミュニケーションが必須となる．SDM 研究で用いられるアウトカム評価の一つに，Ottawa Hospital Research Institute が開発した Decisional Conflict Scale（DCS）がある[4]．DCS は Total スコアが 25 点を下回る状態が

あづま かなこ　東京医科大学病院薬剤部（〒160-0023 東京都新宿区西新宿 6-7-1）

意思決定の実施と関連し，37.5点以上は意思決定の遅延や不確かさと関連するとされている．筆者らの行った研究では，がん化学療法を開始する患者において，薬剤師の服薬説明前後におけるがん患者のDCSスコアの変化は，服薬説明前ではDCSのTotalスコアの平均が40.2点と高い葛藤が認められたが，服薬説明後では31.7点となり有意な低下を認めた（p<0.001）[5]．これらの結果からも，薬剤師の服薬説明がSDMに貢献することが示唆される．

　意思決定の過程においては，多職種で構成されるチームによる関与が効果的であると考えられる．多職種アプローチは，患者の意向を多面的に捉えるうえで有用であり，より包括的な意思決定の支援に寄与すると考えられる．

服薬説明を通じて感じる
患者の情報ニーズと意思決定の役割

1　肺がん患者の情報ニーズと
　　薬剤師の情報提供

　意思決定において情報提供が担う役割は大きく，特にがん医療での情報提供は標準ケアの一つとされ，治療的介入とも考えられている[6]．また情報提供が十分になされることにより，患者の治療に関する意思決定への参加はより積極的になることも明らかとなっている[7]．がん患者の情報ニーズの代表的な項目としては，病気のひろがり，治癒，社会生活，家族への影響，セルフケア，性的な魅力，治療，遺伝的なリスク，副作用が知られているが[8]，情報のニーズは，診断から治療開始までの間では，病気や治療の選択肢，副作用などの情報が重視される一方，治療開始後は治療やその後の回復に関する情報が重視されるようになるなど，患者個々の背景により変化が認められる．

　病院薬剤師が肺がん患者に対して行う服薬説明は，医師の診察後に行われることが多いため，まず診察時に提供された情報が十分であるかを確認する．不足が認められた場合には，情報の補足や再提

示を行うことが求められる．日常診療において，患者から薬剤師に対して求められる情報は，抗がん薬の副作用に関するものが多い．具体的には，薬剤の特性に応じた副作用の発現・回復時期，重症度，支持療法薬の使用方法，セルフケアを含む日常生活の注意点，緊急受診のタイミングなどが挙げられる．また，肺がんの薬物療法は多剤併用である場合が多いため，各抗がん薬の減量や休薬に関する考え方についてのニーズも存在する．

　インターネットの普及やメディアによる情報の拡散により，がん患者は前例のない量の健康情報を得られるようになっている．患者が最も信頼する情報源は医師であるが[9]，実際には医師以外の情報源を利用するケースが多く，患者はインターネットなどで情報を調べたうえで医師と相談する傾向にある．薬剤師は患者個々の情報ニーズと利用情報源を把握する必要がある．また患者が情報を収集し，理解し，利用するという一連の流れの中で，直面している困難に対して，実践的な支援を行う必要があると考える．

2　がん治療における
　　患者の意思決定の役割と薬剤師の支援

　服薬説明を通じて感じる変化の一つとして，意思決定における患者の役割にも注目している．意思決定における患者の役割はDegnerらによって開発されたControl Preferences Scaleなどにより研究されており，積極的，協力的，消極的の3つに分類される[10]．日本のがん患者は従来は消極的であったとされているが，近年は徐々に積極的や協力的に変化していることが示されている[11]．患者が，がん治療の決定にどの程度関わりたいと考えるかは，年齢や性別，がんの種類，価値観などによって異なる．実臨床において薬剤師は，がん薬物療法開始の服薬説明の際に「どの治療にするかは全部医師にお任せしたい」と話す患者さんを経験することがしばしばある．このような場合，意思決定の役割が消極的であると短絡的に判断せず，「医師に治療をお任せしたいと思った理由はどうしてですか？」と踏み込んで尋ねてみる．なぜならば，この背景には"十分な情

報を得たうえで，自分のことをよく理解してくれている医師に決定を委ねることが最善だと考えているケース"もあれば，"治療のことは難しすぎてよくわからないため，決定を放棄してしまっているケース"も考えられるためである．前者の場合，治療導入に問題はないと考えられるが，後者の場合には，患者に対して再度，的確かつ配慮された情報提供を行う必要がある．重要なのは，がん治療を受ける患者が「望む意思決定の役割」と「実際に担っている役割」が一致していることであり，治療期間を通じて自らの決定に満足できることが，より良い意思決定支援につながると考える．

副作用管理における薬剤師の関わりと取り組みの例

がん薬物療法において，副作用の適切な管理は治療継続の鍵となる．副作用が十分にコントロールされない場合，患者のQOLが損なわれるだけでなく，治療の中断につながる可能性がある．そのため，副作用の評価や支持療法の提案は，薬剤師の重要な役割の一つである．近年，副作用管理における薬剤師の関与がますます注目されており，以下に3つの具体的な取り組みを紹介する．

1　医師の診察前面談

2024年度の診療報酬改定により，外来腫瘍化学療法診療料に「がん薬物療法体制充実加算」が新設された．この加算は，薬剤師が医師の診察前に患者の服薬状況や副作用の発現状況を確認・評価することで算定可能となる．

これまで，薬剤師は医師の診察後に服薬説明を行うのが一般的であったが，今後は診察前の面談が可能となる．薬剤師による事前の確認と評価は，医師の診察時の情報不足を補い，診療の効率化に寄与するだけでなく，患者に対するきめ細やかなケアの実現や，治療の質の向上も期待される．さらに，患者の不安軽減や治療継続率の向上にもつながる可能性がある．一方で，薬剤師の配置が十分でない医療機関では，この体制を実践することが難しいといった課題もある．しかし，この加算の導入は，医療チーム内での多職種連携を促進する重要な一歩であり，薬剤師が的確に患者情報を収集・提供することで，医師がより専門的な診断や治療方針の検討に専念できる環境が整うことが期待される．

2　PRO-CTCAE™とePRO

がん治療においては，有害事象評価にはNational Cancer Institute-Common Terminology Criteria for Adverse Events（NCI-CTCAE）が用いられてきたが，医療者は有害事象の頻度や重症度を過少評価する傾向があることが明らかとなっている[12]．PRO-CTCAE™は，既存のCTCAEを生かしつつ患者報告アウトカム（patient-reported outcome；PRO）の要素を導入し，患者の自己評価に基づいて有害事象を測定できるシステムツールであり，内容としてはCTCAEにある790項目から患者による主観評価が可能な80症状を抽出し，主に程度，頻度，日常生活への影響の側面から124項目の評価ツールで構成されている．PRO-CTCAE™は臨床研究で使用されており，今後は臨床現場での利用も期待されている．PRO-CTCAE™の日本語版における計量心理学的特性の検討は，薬剤師チームがその研究の一端を担った[13]．PRO-CTCAE™などのPROをタブレットPCやスマートフォンなどの電子デバイスを使って収集することを電子的患者報告アウトカム（electronic PRO；ePRO）というが，近年，外来で抗がん薬治療を受ける患者の在宅時の副作用モニタリングを，薬剤師がePROを通じて支援する試みが広がりつつある．ePROの活用により，生存期間の延長，治療継続期間の延長，救急外来の受診回数の減少，健康関連QOL（health-related quality of life；HRQL）の向上，不安の軽減などがすでに明らかになっている[14,15]．筆者がePROを活用するなかで特に感じるメリットとして，患者と医療者間のコミュニケーションの改善や，患者の症状管理に対する自己効力感の向上が挙げられる．特に，来院時に患者と医療者がePROのデータを共有することで，より適切な症状管理が実現できると考える．

3　PBPM の導入

　2021 年 9 月 30 日の医政局長通知で，「薬剤師が，医師・薬剤師等により事前に取り決めたプロトコールに基づき，薬物治療モニタリング（TDM）や検査のオーダーを医師等と協働して実施し，医師の指示により実施された検査の結果等を確認することで，治療効果等の確認を行い，必要に応じて，医師に対する薬剤の提案，医師による処方の範囲内での薬剤の投与量・投与期間（投与間隔）の変更を行うことは可能である.」ことが記載された[16]. これにより，薬剤師が事前に取り決めたプロトコールに沿って行う処方された薬剤の投与量の変更などが行えるようになった. 各施設，プロトコールに基づく薬物治療管理（protocol-based pharmacotherapy management；PBPM）の導入状況には施設ごとにばらつきがあるが，がん治療における PBPM の例としては，以下のようなものが挙げられる.

- がん化学療法施行時の B 型肝炎ウイルススクリーニングの検査代行入力
- 免疫チェックポイント阻害薬使用時の検査代行入力
- 血管新生阻害薬使用時の尿蛋白の検査代行入力
- 抗 EGFR 抗体製剤使用時の血清 Mg の検査代行入力　など

　PBPM の実践は，薬剤師の専門性の発揮によって薬物療法の質の向上や安全性の確保に貢献できるだけでなく，医師等の業務負担軽減に寄与する. 今後，PBPM のさらなる発展がチーム医療の強化や治療の最適化につながることが期待される.

サバイバーシップ支援における薬剤師の関わりと，医師へのメッセージ

　がんと診断されてからのサバイバーは，①acute stage of survival（急性期），②extended stage of survival（生存が延長された時期），③permanent stage of survival（安定期），④final stage of survival：dying（人生の終焉の時期）を経験するとされる[17,18]. 病院薬剤師はすべての期間を通して，薬剤を基軸に患者の様々なニーズを拾い上げ支援を行う. 具体的には，がん薬物療法開始や変更時における患者や家族への服薬説明を通じての意思決定支援，抗がん薬のスケジュール管理，副作用の早期発見と対応，セルフケア支援も含めた日常生活指導，晩期毒性のモニタリング，仕事と治療の両立支援などが挙げられる. これらの支援は，薬剤師単独で行うものではなく，医師や看護師，医療ソーシャルワーカーなどと連携し，体制を構築することが不可欠である. またサバイバーシップ支援には，病院薬剤師と保険薬局薬剤師の円滑な連携も重要であり，患者を切れ目なく支援するため，お薬手帳や薬剤情報提供書，トレーシングレポートなどを活用した情報共有が求められている. 大切なことは，患者が，がんを抱えながらも，自分らしく生きることを諦めなくて済むように，その個性が療養期間を通して無視されることのないように，支援することであると考える.

　これからの日本が迎える超高齢・少子化社会において，より効率的で質の高いがん医療を提供するには，チーム医療の重要性はますます高まっている. 一方で，各施設や地域によって薬剤師の人員不足や知識・スキルの向上が課題となることもあるだろう. それでも，患者にとって最良の治療を提供するためには，ぜひ薬剤師との連携を強化し，その専門性を最大限に活用していただきたい. 薬剤師は，薬物療法の適正使用の推進にとどまらず，患者の QOL 向上やアドヒアランスの確保にも貢献できる. 医師の皆さまと密に連携しながら，より良いがん医療をともに実現できることを願っている.

文献

1) Jonsen AR, Siegler M, Winslade WJ（著），赤林　朗，蔵田伸雄，児玉　聡（監訳）. 臨床倫理学―臨床医学における倫理的決定のための実践的なアプローチ，第 5 版，新興医学出版社，2006
2) 教養と看護. なかなか会えないときだから考える コロナ時代の対話とケア. session ⑦ 意思決定支援と対話 https://jnapcdc.com/LA/takahashi07/
3) 中山健夫，藤本修平（編著）. 実践　シェアード・ディジョンメイキング，改題改訂第 2 版. p 8，日本医事新報社，2024

4) Garvelink MM, Boland L, Klein K, et al. Decisional Conflict Scale Use over 20 Years : The Anniversary Review. Med Decis Making 2019 ; 39 : 301-14.
5) Kawaguchi T, Azuma K, Yamaguchi T, et al. Development and validation of the Japanese version of the Decisional Conflict Scale to investigate the value of pharmacists' information : a before and after study. BMC Med Inform Decis Mak 2013 ; 13 : 50.
6) Mossman J, Boudioni M, Slevin ML. Cancer information : a cost-effective intervention. Eur J Cancer 1999 ; 35 : 1587-91.
7) Sekimoto M, Asai A, Ohnishi M, et al. Patients' preferences for involvement in treatment decision making in Japan. BMC Fam Pract 2004 ; 5 : 1.
8) Degner LF, Kristjanson LJ, Bowman D, et al. Information needs and decisional preferences in women with breast cancer. JAMA 1997 ; 277 : 1485-92.
9) Hesse BW, Nelson DE, Kreps GL, et al. Trust and sources of health information : the impact of the Internet and its implications for health care providers : findings from the first Health Information National Trends Survey. Arch Intern Med ; 165 : 2618-24.
10) Degner LF, Sloan JA, Venkatesh P. The Control Preferences Scale. Can J Nurs Res 1997 ; 29 : 21-43.
11) Slingsby BT. Decision-making models in Japanese psychiatry : transitions from passive to active patterns. Soc Sci Med 2004 ; 59 : 83-91.
12) Basch E. The missing voice of patients in drug-safety reporting. N Engl J Med 2010 ; 362 : 865-9.
13) Kawaguchi T, Azuma K, Sano M, et al. The Japanese version of the National Cancer Institute's patient-reported outcomes version of the common terminology criteria for adverse events (PRO-CTCAE) : psychometric validation and discordance between clinician and patient assessments of adverse events. J Patient Rep Outcomes 2017 ; 2 : 2.
14) Basch E, Deal AM, Dueck AC, et al. Overall Survival Results of a Trial Assessing Patient-Reported Outcomes for Symptom Monitoring During Routine Cancer Treatment. JAMA 2017 ; 318 : 197-8.
15) van den Hurk CJG, Mols F, Eicher M, et al. A Narrative Review on the Collection and Use of Electronic Patient-Reported Outcomes in Cancer Survivorship Care with Emphasis on Symptom Monitoring. Curr Oncol 2022 ; 29 : 4370-85.
16) 厚生労働省医政局長. 現行制度の下で実施可能な範囲におけるタスク・シフト/シェアの推進について. 医政発0930第16号. 2021 https://www.jshp.or.jp/content/2021/1004-2.pdf
17) Mullan F. Seasons of survival : reflections of a physician with cancer. N Engl J Med 1985 ; 313 : 270-3.
18) Leigh S, Logan C. The cancer survivorship movement. Cancer Invest 1991 ; 9 : 571-9.

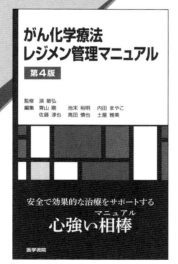

特集 間質性肺炎と肺がんの MDD―専門家チームで進める "最適化"

肺がん

長期生存時代の肺がん患者を支える多職種連携―ソーシャルワーカーの立場から

池山晴人

KEY WORDS 肺がんサバイバーシップ，多職種連携，就労支援，がん相談支援センター

POINT

- 長期生存時代の肺がん患者支援には，医学的側面だけでなく，心理・社会的側面を含めた包括的アプローチが不可欠である．
- ソーシャルワーカーは患者の「生活者」としての側面に焦点を当て，就労支援，経済問題への対応，患者の意思決定支援などを行う．
- 多職種連携において，各専門職が対等な立場で患者中心の医療を実践することが重要である．

はじめに

「この薬はいつまで飲み続けるのですか？」

「この副作用と一生付き合っていくのでしょうか？」

「この薬が効かなくなったら，その次の治療はあるのでしょうか？」

これらの言葉は診察室で，がん相談支援センターで，日々耳にする肺がん患者さんの言葉である．近年，肺がん治療は目覚ましい進歩を遂げている．特に遺伝子検査技術の普及と分子標的薬の開発により，かつて予後不良とされてきた肺がん患者の長期生存が可能となった．国立がん研究センターの報告（2023）などによると，日本の肺がん患者の 5 年生存率は，1993〜1996 年診断例の 22.5% から 2010 年代前半の約 34%，さらに近年では，小細胞肺がんに限ると 40% 以上へと向上している．また，*EGFR* 遺伝子変異陽性の非小細胞肺がん患者では，

分子標的薬の導入により生存率が有意に延長することを示す報告もみられる．

肺癌診療ガイドライン 2018 年版によると，従来の肺がん治療では，早期がんでは外科的切除による治癒を目指し，進行がんでは生存期間の延長と症状緩和を主眼とした治療が行われ，「治癒」または「進行による死亡」という二極化した経過をたどることが一般的であったが[1]，近年ではがんと共存しながら長期間生活を続ける患者が増加している．「不治の病」から「長く付き合う慢性疾患」へと肺がんの位置づけが変化する中で，患者は医学的な課題だけでなく，「身体」「精神・心理」「生活」という，人間の包括的な側面に関わる新たな問題に直面している．

筆者は医療機関の相談支援部門でソーシャルワーカーとして勤務してきた．その経験において当事者の声から学んだことは，「医学の進歩の恩恵を当事者が実感できるかどうかは，医療制度はもちろん，

いけやま はると　大阪国際がんセンターがん相談支援センター（〒541-8567 大阪府大阪市中央区大手前 3-1-69）

社会環境と支援体制にかかっている」ということである．優れた治療法が開発されても，それを受けた患者が社会から孤立し，苦しみながら生きていくのであれば，それは真の意味での医療の成功とは言えないだろう．

わが国では「第4期がん対策推進基本計画（2023）」において，「がんとの共生」を重要な柱の一つとし，がん患者のサバイバーシップ支援の充実を強調している．この計画では，治療の継続のみならず，就労支援，生活支援，社会とのつながりの維持といった観点が重視されており，がんを抱えながら生きる人々が，治療と日常生活を両立できる環境の整備が求められている[2]．

本稿では，長期生存が可能となった肺がん患者の生活全体を支える多職種連携の重要性について，特にソーシャルワーカーの役割と実践に焦点を当てて論じる．

長期生存時代の肺がん患者が直面する課題

1　身体的課題

肺がん治療の進歩により，病状が長期間コントロール可能になった一方で，治療の副作用が患者のQOLに与える影響は依然として大きい．分子標的薬は長期的な使用が可能だが，治療薬の種類によって特徴的な副作用を伴う．例えば，EGFRチロシンキナーゼ阻害薬（EGFR tyrosine kinase inhibitor；EGFR-TKI）では皮膚障害（発疹，爪囲炎など）が60〜80%，下痢などの消化器症状が30〜60%，肝機能障害が約30%の患者に生じると報告されている[3]．また，ALK阻害薬では，肝機能障害，消化器症状，視覚障害などの副作用が特徴的である[4]．免疫チェックポイント阻害薬では免疫関連有害事象（immune-related adverse events；irAE）として，間質性肺炎（3〜5%），甲状腺機能障害（5〜10%），下垂体炎（<1%）などの内分泌障害，皮膚障害（15〜20%）など多彩な自己免疫関連の副作用が報告されている[5]．これらの副作用は従来の細胞障害性抗がん剤とは異なるメカニズムで発生するため，早期発見と適切な管理が重要である．

ある男性患者は，「この薬がこの世になかったら，自分もこの世にいなかったと思う．ただ，この手のひらの痛みはPC操作も辛く，名刺もうまく差し出せないのが悲しい」と語られた．医学的には「病勢コントロール良好」と評価される患者でも，日常生活では多くの困難を抱えていることが少なくない．

また，長期にわたる治療の副作用がQOLを著しく低下させる場合，治療の継続に関する意思決定が難しくなることがある．患者が副作用の苦痛と治療効果のバランスをどのように判断するか，医療者はどのようにサポートするかなど，患者の自己決定を尊重しつつ，最善の選択ができるよう支援することが重要である．

2　心理的課題

肺がん治療は進歩しているものの，完全に治癒するとは限らない．再発や転移のリスクは常に存在し，患者は「いつ再発するのか」「治療はいつまで続くのか」といった不安を抱えながら生活することになる．

ある女性患者は，「診察のたびに『今回もCTに変化はありません』と言われて，ありがたいと思う反面，なんだか素直に喜べずにモヤモヤすることがある．『変化がない』ということは『悪くなってない』だけで，この不安定な状態がいつまで続くのか，誰にもわからないことが一番辛い」と語った．

さらに，長期生存者特有の心理的課題として「社会的孤立」がある．ある当事者は，「薬物治療の効果は感じるが，完治したわけではない．周囲からは『普通そう』に見えるため，体調の変化や精神的な負担を理解してもらえず，孤独を感じる」と語る．見た目では健康そうに見えても，実際には慢性的な不調や精神的な苦痛を抱えているケースも多い．このギャップが，患者の孤立感を強める要因となっている．

3　社会的課題

肺がん患者の多くは，治療を受けながら仕事を続

けることを希望しているが，長期にわたる通院・治療の影響で，職場環境との調整が難しくなるケースが多い．内閣府の世論調査（2023年）によると，がん治療と仕事の両立について，「困難」または「どちらかといえば困難」と回答した人は53.5%に上る[6]．

また，経済的問題も大きな課題である．高額療養費制度の自己負担額引き上げの議論が続く中，がん患者や家族は「治療を継続できなくなるのではないか」という不安を抱えている．特に，長期間にわたり継続的な治療を受けている患者とその家族にとって，自己負担額の増加は生活に直接的な影響を与える．

肺がんの長期生存者が直面する課題は多岐にわたる．これらの課題に対しては，医療機関の相談員の努力だけで解決できるものではなく，国や自治体による制度設計，民間企業の理解と協力，患者・家族によるピアサポート活動，そして地域社会全体での支援体制の構築が求められる．すなわち，医療・福祉・行政・教育・就労など，あらゆる分野が連携した有機的な支援を行うことで，患者・家族が「長期生存時代の恩恵」を心から実感できる社会が実現すると考える．

多職種連携における
ソーシャルワーカーの役割

1　多職種連携の重要性

近年のがん医療においては，単一の診療科や職種による治療ではなく，多職種が協力して患者中心の医療を提供する「多職種連携」が不可欠となっている．

多職種連携の要となる多分野集学的検討（multidisciplinary discussion；MDD）の目的は，各分野の専門家が知識や技術を持ち寄り，患者の病状，QOL，社会的背景などを総合的に評価し，最適な治療方針を決定することにある．肺がん患者の長期生存例が増加する中，MDDは治療方針の決定だけでなく，患者のQOLを維持・向上させ，社会生活を支援するうえでも重要な役割を果たす．

多職種によるカンファレンスは，患者の全体像を把握し，最適な支援を提供するための重要な場となっている．そこでは，医師が病状や治療方針について，看護師が患者の生活状況や症状管理について，薬剤師が薬物療法の副作用や服薬状況について，それぞれ専門的な視点から情報を提供する．ソーシャルワーカーは患者の社会的背景，経済状況，心理的課題などについて情報を共有し，患者の生活全体を支える視点を提供する役割を担っている．

MDDにおいて重要なのは，各専門職が「対等」な立場で意見を交換することで，患者中心の医療を実現するためには，すべての職種の意見が尊重される環境が必要である．例えば，「高額療養費制度を使っても経済的に厳しい状況にあり，高額な治療の継続が困難になる可能性」や「就労継続の強い希望があり，通院スケジュールの調整が必要である」といった，時には社会的な課題が提起されることで，より包括的な支援が可能となる．

2　ソーシャルワーカーの専門性と役割

肺がん患者の長期生存時代において，ソーシャルワーカーは多職種連携チームの一員として，患者を全人的に理解し，その人らしい生活の再建を支援する専門職である．患者の尊厳を守り，自己決定を尊重し，エンパワメントを促すことを重視している．

ソーシャルワーカーの専門性は，患者を「身体」「精神・心理」「生活」という3つの側面から包括的に捉え，それぞれの側面における課題に対応する点にある．また，院内および院外，地域の多職種チームとの連携・調整のスキルを用いて，患者に必要な社会資源や医療資源とのマッチングを行う．

筆者が特に大切にしているのは，「患者の声を代弁する」という役割である．診療の場において患者は「身体」のことが第一となることが多く，自分の価値観や希望を十分に表現できないことが多い．ソーシャルワーカーは患者の価値観や希望を丁寧に聴き，それを医療チームに伝え，その人らしい医療が提供できる状況を目標する．

がん相談支援センターでの
ニーズの変化と具体的支援

　がん相談支援センターは，2007年のがん対策基本法施行以降，全国のがん診療連携拠点病院等に設置され，がん患者やその家族に対する相談支援，情報提供を行っている．多くの場合，看護師とともにソーシャルワーカーが配置されており，両職種が協力して患者・家族への相談支援を行う施設が多い．

　肺がん患者の長期生存例が増加するにつれ，がん相談支援センターにおける相談内容も変化してきている．治療初期段階での不安や悩みに関する相談は依然として多いものの，近年では長期生存に伴う生活上の課題に関する相談が増加傾向にある．以下に，実際の相談事例を紹介する．

事例1

仕事と治療の両立に関する相談

　50代男性．*EGFR*遺伝子変異陽性の非小細胞肺がん．分子標的薬による治療を3年間継続中．病状は安定しているが，薬の副作用による手指の皮膚障害がひどく，営業職として働いているが，キーボード入力が困難となり，名刺交換時にも痛みを感じている．他の部署の経験がなく，このまま退職したほうがよいか迷っている．

ソーシャルワーカーの支援

　まず，患者の気持ちを丁寧に聴き，仕事への思いや今後の生活のプランについて理解した．そして，本人の了解を得て主治医，看護師と情報共有し，皮膚症状の緩和方法について検討した．また，副作用対応に詳しい地域の皮膚科医との連携も提案．さらに，患者の希望により，職場（産業医）と主治医との間で適切な就業上の配慮について意見書のやりとりを支援した．結果として，本人の希望も受け入れられ，部署異動（社内資料の整理など）が実現し，就労を継続することができている．

事例2

経済的問題に関する相談

　60代女性．肺腺がん術後5年経過．再発はないが，手術後，慢性閉塞性肺疾患（COPD）が悪化し，呼吸器内科への定期的な通院，吸入薬の使用に加え，在宅酸素療法が必要になった．仕事を退職し，収入が低下したため，今後の生活に不安を感じている．

ソーシャルワーカーの支援

　高額療養費制度，医療費控除などの情報提供，身体障害者手帳（呼吸機能障害）の申請支援，障害年金申請を支援して，生活に必要な収入の確保を支援した．また，地域の訪問看護サービスや介護保険サービスにつなぎ，在宅での生活を支える体制を整えた．

事例3

ピアサポートに関する相談

　30代女性．結婚直後に肺腺がんと診断され，将来に絶望していた．*EGFR*遺伝子変異陽性で，分子標的薬による治療を開始．夫は病状をよく理解し，協力的であるが，本人は，できることなら同世代で同じ状態の肺がん患者と話したいと，がん相談支援センターに相談があった．

ソーシャルワーカーの支援

　傾聴・受容による心理的サポートを行うとともに，本人の受診希望があり院内の精神腫瘍科への受診調整を行った．また，院内で定期的に開催されるがん種を問わないがん患者サロンの紹介と合わせて，肺がんに特化した他の地域の患者会（オンライン開催）の情報提供を行った．さらに，必要に応じて，同じような経験をもつ患者（ピアサポーター）とのマッチングも検討した．その後，患者は同世代の肺がん患者とつながり，「同じ悩みを共有できる人ができて，前向きな気持ちになれた」と話した．

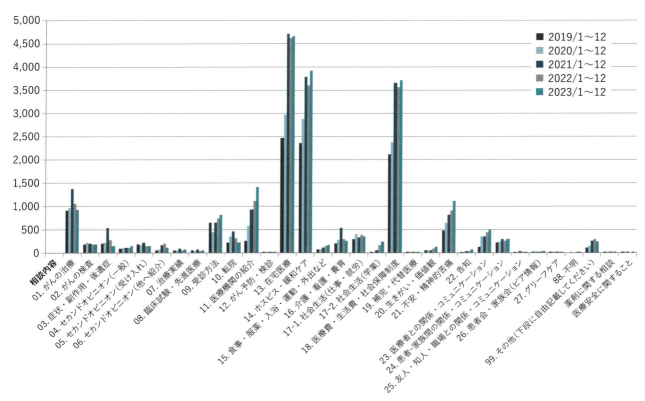

図1 大阪国際がんセンターがん相談支援センター 相談件数の年次推移

事例4

医療者とのコミュニケーションに関する相談

40代男性．肺がんステージⅣ．診断から3年，分子標的薬による治療を継続中．薬が効いていることには感謝しているが，毎回の診察で「変わりないですね，処方箋出しておきます」と主治医から言われることに，「自分に興味をもって診察してもらえない」とつらさを感じている．CTの検査結果も「何もないです」という以外，詳しく説明してもらえないと感じている．「この薬が効かなくなれば，次に治療法があるか」など聞きたいことは沢山あるのだが，余計なことを話すとこれ以上に機嫌を損ねないかと心配で，なかなか質問ができる雰囲気でもない．

ソーシャルワーカーの支援

傾聴・受容による心理的サポートを行い，患者の不安や疑問を整理した．具体的には，質問したい内容を事前にメモにまとめ，診察場面を想定したシミュレーションを行った．また，本人の了解を得て外来看護師と連携し，診察に同席してもらい，患者が安心して質問でき，医師とのコミュニケーションを支援できるよう調整した．その結果，患者は自分の不安を医師に伝えることができ，治療の見通しについても説明を受けることができた．

大阪国際がんセンターがん相談支援センターで扱う相談内容の年次推移を分析すると，「医療者との関係・コミュニケーション」に関する相談件数は，近年増加傾向にあることがわかる（**図1**）．これは，長期生存例の増加に伴い，患者と医療者の関係性が長期化し，より密なコミュニケーションが必要とされるようになったためと考えられる．

仕事と治療の両立支援の重要性と実践

肺がん治療の進歩により，長期生存が可能となった患者にとって，仕事と治療の両立はQOLを大きく左右する重要な要素となっている．就労は，経済

的な安定をもたらすだけでなく，社会とのつながりを維持し，生きがいや自己肯定感を高めるうえでも大きな意味をもつ．

しかし，前述の通り，内閣府の世論調査（2023年）によると，がん治療と仕事の両立について，「困難」または「どちらかといえば困難」と回答した人は53.5%に上る．その理由としては，「体力的に難しい」（28.4%）が最も多く，次いで「代わりに仕事をする人がいない，または，いても頼みにくい」（22.3%），「職場が休むことを許してくれるかどうかわからない」（15.7%）などが挙げられている[6]．

長期生存が可能になったからこそ生じる新たな課題もある．例えば，分子標的薬による治療を長期間継続する場合，副作用による体調の変化や，定期的な通院が必要となるため，フルタイムでの勤務が難しくなることがある．また，職場におけるがんに対する理解不足や偏見（例：病気休暇の取得への理解不足，職務内容の変更への抵抗など），制度の利用に関する情報不足なども，両立を妨げる要因となる．

ソーシャルワーカーは，診断時から患者の就労状況や就労継続の希望，価値観を把握するよう努める．そのうえで，利用できる制度やサービスに関する情報提供（例：傷病手当金，障害年金，雇用保険の失業給付など），職場との連携・調整（例：主治医との連携，産業医との連携，職場への情報提供，業務内容や勤務時間の調整など）を行う．

筆者の経験では，患者が職場で病気を開示するかどうかは重要な決断となる．「会社に病気のことを言うべきか」という相談は非常に多い．この判断には正解はなく，患者の状況，職場環境，本人の価値観などを総合的に考慮する必要がある．筆者は患者との対話を通じて，開示することのメリット（配慮を受けられる，緊急時の対応が円滑になるなど）とデメリット（差別や偏見を受ける可能性，昇進や配置転換に影響するなど）を一緒に整理し，患者自身が最善の判断ができるよう支援している．

医療スタッフで確認しておきたいこと

肺がん患者の長期生存時代において，より良い患者支援を実現するために，ソーシャルワーカーを含めた医療スタッフ全体で確認したい視点がある．それは，がん患者のサバイバーシップ支援の重要性については，さらに理解を深める必要があるということである．治療は患者の人生の重大事項であるが，その一部であるとも言える．患者が「がんと共に生きる」中で，仕事，家族，趣味など，その人らしい生活を送れるよう支援することが重要である．

最後に，ソーシャルワーカーは患者の社会的・経済的・心理的な課題に対応する専門職であり，医師・看護師をはじめとする他職種と連携・協力することで，より包括的な患者支援が可能となる．患者が社会的な問題（経済的問題，就労問題，家族関係の問題など）を抱えていると感じた場合は，早期にソーシャルワーカー，相談支援部門に連携いただくことが望ましい．

まとめ：
これからの肺がん患者支援のあり方

肺がん治療の進歩により，多くの患者が長期生存を実現できるようになった今，医療者が目指すべきは，単なる「生存期間の延長」を超えて，「その人らしい生活の質の維持・向上」であると考えられる．そのためには，医学的治療だけでなく，患者の生活全体を支える包括的な支援体制の構築が望まれる．

多職種連携による支援において，ソーシャルワーカーは患者の「生活者」としての側面に焦点を当て，身体的・心理的・社会的な課題に対応する役割を担うことが期待される．特に，就労支援，経済的問題への対応，心理・社会的支援などは，患者のQOLに影響を与える可能性のある重要な要素である．

肺がん患者の支援に携わってきた経験から，筆者は「患者の声に耳を傾け，その人らしい選択を支える」ことの重要性を認識し，医学の進歩と患者の生活の質を橋渡しすることは，ソーシャルワーカーの重要な役割の一つであると考える．

今後も肺がん治療はさらに進歩し，長期生存例はますます増加することが予想される．その中で，多職種が連携し，患者を「全人的」に理解し，支援す

る体制の構築がより一層重要となる可能性がある．医療機関の取り組みだけでなく，国や自治体による制度設計，民間企業の理解と協力，患者団体によるピアサポート活動など，社会全体での対応が肺がん患者の「生きる」を支えることにつながると考えられる．

「長期生存時代の恩恵」を患者自身が実感できるようにするためには，医学の進歩とともに，その人らしく生きるための社会的支援の進化も求められているのではないだろうか．

文献

1) 日本肺癌学会（編）．肺癌診療ガイドライン—悪性胸膜中皮腫・胸腺腫瘍含む 2018 年版．金原出版，2018
2) 厚生労働省．がん対策推進基本計画（第 4 期）（令和 5 年 3 月）．https://www.mhlw.go.jp/content/10901000/001077913.pdf（2025 年 3 月閲覧）
3) 日本肺癌学会．肺癌診療ガイドライン—悪性胸膜中皮腫・胸腺腫瘍含む 2021 年版．https://www.haigan.gr.jp/publication/guideline/examination/2021/（2025 年 3 月閲覧）
4) Shaw AT, Felip E, Bauer TM, et al. Lorlatinib in non-small-cell lung cancer with ALK or ROS1 rearrangement: an international, multicentre, open-label, single-arm first-in-man phase 1 trial. Lancet Oncol 2017; 18: 1590-9.
5) Nishino M, Ramaiya NH, Hatabu H, et al. Monitoring immune-checkpoint blockade: response evaluation and biomarker development. Nat Rev Clin Oncol 2017; 14: 655-68.
6) 内閣府政府広報室．「がん対策に関する世論調査」の概要（令和 5 年 10 月）．https://survey.gov-online.go.jp/r05/r05-gantaisaku/gairyaku.pdf（2025 年 3 月閲覧）

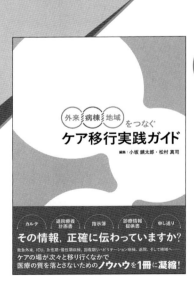

その情報、正確に伝わっていますか？

外来 病棟 地域 をつなぐ
ケア移行実践ガイド

編集　小坂鎮太郎・松村真司

救急外来、ICU、急性期・慢性期病棟、回復期病棟、退院、そして地域へ——。1人の患者さんに複数の医療者・施設がかかわることが一般的となり、各セクションでの連携が求められています。しかし療養場所や担当者が変わるなかで、重要情報が抜け落ちる場合もあるのが現状です。そこで、スムーズなケア移行の実現に必要なカルテや指示簿、診療情報提供書の書き方など、医療の質を落とさないためのノウハウを1冊に凝縮しました。

●B5　頁184　2022年　定価3,850円（本体3,500円+税10%）　[ISBN978-4-260-04885-9]

 医学書院　〒113-8719　東京都文京区本郷1-28-23　[WEBサイト]https://www.igaku-shoin.co.jp
[販売・PR部]TEL:03-3817-5650　FAX:03-3815-7804　E-mail:sd@igaku-shoin.co.jp

特集 間質性肺炎と肺がんの MDD―専門家チームで進める "最適化"

肺がん

長期生存時代の肺がん患者を支える
多職種連携―患者が医療従事者に望むこと

長谷川一男

KEY WORDS 多職種連携，就労支援，共同意思決定（SDM）

Point

- 患者は診断時に不安が強く，驚きで離職してしまうことがある．医師には診断時にひと言声を
  かけてもらいたい．
- 患者と医療者が同じ目的をもつチームとして，共に問題解決を目指す視点をもつことが多職種
  連携の効果を高める．

自己紹介：患者会とは

　この度は執筆の機会をいただき，感謝申し上げたい．私は現在 54 歳で，2010 年，39 歳の時に肺がんと診断された．ステージは 4 と進行していたが，医療者の皆さんのおかげで社会復帰を果たした．2015 年には「ワンステップ」という肺がん患者会を設立した．病気になると，告知から治療の選択，副作用まで，多くの試練に襲われる．自分の未来がどうなるかわからず，気持ちの整理もつかないまま，治療の決定を迫られることもあった．そんな時，同じ病を抱える人々の言葉が，どれほど私を励ましてくれたことだろう．また，私自身の言葉や行動が他の人々を支えることもあったかもしれない．そうした経験から，互いに勇気づけ合える場の重要性を感じ，活動を始めた．現在，当会の会員数は 1 万人を超え，その多くが進行がんを抱えている．私たちは SNS を通じて患者同士が互いを励ます場を提供したり，最新の治療情報を共有したりしている．また，医療そのものを改善するためのアドボカシー活動にも取り組んでいる．

多職種連携がテーマの
マンガ動画をもとに…（図 1）

　私たちワンステップには YouTube チャンネル（登録者数 8,700 人）があり，肺がんの治療情報や患者の経験談を中心に情報を発信している．特に今回ご紹介したいのが，マンガ動画シリーズ "いきる「みかた」をみつける" だ．実は「多職種連携」をテーマにしている．1 人のシングルマザーが患者として登場し，彼女の治療過程に関わる多職種の医療者が主人公として描かれている．呼吸器内科医，薬剤師，サイコオンコロジスト，管理栄養士，臨床心理士（アピアランスケア），患者会など，過去 3 年間で 7 本ほど制作された．特徴は，医療者の心の内側が必ず描かれていること．例えば，内科医が主人公の回では，患者が診察室へ入る様子を医師が丁寧に観察していることが紹介された．患者の性格や心情が，診察室のドアの開け方に現れると医師は考

はせがわ かずお　NPO 法人肺がん患者の会ワンステップ（〒240-0011 神奈川県横浜市保土ケ谷区桜ケ丘 1-38-9）

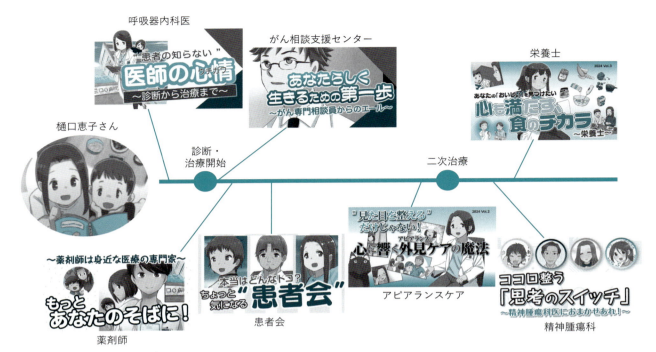

図1　マンガ動画シリーズ

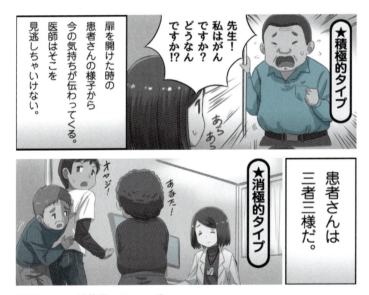

図2　マンガ動画：シーン①

えている（図2）．そして，医療者の患者への接し方，言葉遣いに生かされていく．これは医療者にとっては日常的なことかもしれない．だが，多くの患者や家族は，このことをあまり知らない．こういった医療者の細やかな配慮を知ることが，診察現場をより良い方向に導く一助となるし，患者・家族の病気への向き合い方も変わると信じている．

今回は，公開されているマンガ動画7本の中で描かれたシーンから，「多職種連携」に関して患者が医療従事者に望むことを伝えていく．

長期生存時代の新たなニーズ

1　就労（仕事とがん治療の両立）

がんは「不治の病」というかつての負のイメージ

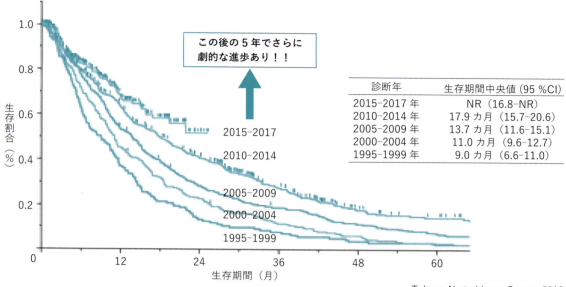

図3 一気に訪れた，肺がんの「長期生存時代」

から，「誰もが罹患する可能性のある，長く付き合う疾患」へと変わっている．就労の現場では，病気になったからといってすぐに離職しなければならない状況は必ずしも当てはまらなくなってきている．それは肺がんにおいても同じ．肺がんは治療の進化が著しいため，長期生存が望めるようになった（図3）．

しかしながら，社会の意識は追いついていないようだ．3,000人を対象に内閣府が実施した世論調査で，「がん患者と社会とのつながり」に関する質問が行われている．仕事と治療等の両立について，「がんの治療や検査のために2週間に一度程度病院に通う必要がある場合，現在の日本の社会は，働き続けられる環境だと思うか」と聞いたところ，「どちらかといえばそう思わない」または「そう思わない」と答えたのは，2023年で53.5%に上り，依然として仕事と治療等が両立しづらい環境であると感じる人が多い状況が続いている．

日本肺癌学会「治療と就労」全国アンケート（2019年）では，肺がん患者を対象に調査した結果，癌と診断された後に退職した人は21%に上り，その退職したタイミングは診断確定時に32%，診断から治療導入時に9%と偏っていることが明らかになった．がん患者は一度辞めると再就職が難しいという現実もあるため，対策が急務である．現在，この就労の問題は，国の対策でもあり，がん診療拠点病院のがん相談支援センターなどを中心に取り組みが広まっている．

マンガ動画では，その相談支援の現場が描かれている．患者は特に診断時期に不安が強い．本当に仕事を続けられるのか迷っている．相談員は「大切な決断は急がないこと．十分に相談してから決めること」とアドバイスしたうえで，会社に病状を説明するか，しないかについて，そのメリット・デメリットを説明するシーンが描かれた（図4）．

患者会として，この支援の流れに対し，大変感謝している．そして，この流れをもっと加速していただきたい．具体的な一手として，ここでは医師にお願いしたい．診断されたばかりの患者にひと言声をかけてもらえないだろうか．「仕事をしていますか？ いろいろ相談に乗ってくれるところがあるんですよ．」これで専門家にバトンを渡すことができる．会社を辞めるべきか？と言われたら「大切な決断は急がないこと．十分に相談してから決めること」を伝えてほしい．先ほどのデータであったとおり，退職のタイミングは診断時に集中している．診断時の驚きで仕事を辞めてしまうことから「びっくり離職」と名付けられた．このびっくり離職を防ぐのに一番効果的に関われる立場は，そのタイミング

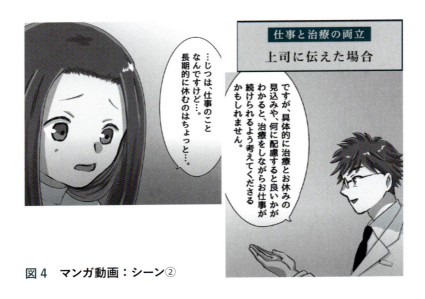

図4　マンガ動画：シーン②

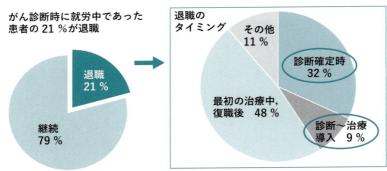

がん患者の"びっくり離職"を防ぐのは，医師・看護師が果たすべき重要な役割だが…

図5　がん患者の退職のタイミング
離職タイミング多施設調査（厚労科研高橋班 2015）N=950
https://ganjoho.jp/public/qa_links/book/public/pdf/0_all.pdf　P21

から考えて，医師であるといえる．多職種でアプローチしているこの就労の現場では，医師のほんのわずかな加勢があるだけで，より効果が高くなるはずだ（図5）．

　個人的な見解であるが，仕事は単なる収入源ではない．多くの患者にとって，働くことは自身の生きがいであり，社会参加は自己実現の場である．だからこそ，患者が就労を続けられるよう支援することは，大きな意義を持つ．医師からの一言が，患者にとっての救いとなる．

2　治療費が払えなくなる!?

　高額療養費制度は，1カ月間の医療費の自己負担に上限を設ける制度である．2025年2月，この制度の見直しが国会で議論された．患者団体は，見直し案が当事者の声を反映していないとして反対．この見直し案が採用されれば，経済的な負担を理由に長期治療を断念する患者が増えることが懸念された．2018年の患者体験調査によると，がん治療の負担により治療を変更または断念した患者は4.9%に上る．さらに，「診断から治療開始までの相談相手の不在」が経済的な困難を抱えるグループとして特定された．病気の診断や治療開始という危機的な局面で，適切な相談先が不足しているため，または患者は自らの支援を求めることができず，結果として治療を変更または断念することがある．制度の見直しにより，この問題がさらに深刻化する可能性があるため，多職種による対応が強く求められている．同年3月に，負担上限額の引き上げは見送られたが，再度，制度の見直し内容を検討して秋まで

に結論が出される予定である（図6）．

3 SDM

　共同意思決定（shared decision making；SDM）は，患者と医療者が情報を共有し，患者の価値観や好みを尊重しながら，共に治療方針を決定するプロセスである．進化を続ける肺がん治療において，このSDMが注目を浴びている．私は，このSDMを成功させる鍵は，多職種連携にあると思っている．医療の質は，治療選択時の「決定」のみではなく，その後の「治療のプロセス」において，その「決定」が共有されて初めて向上すると考えているからだ．そのためには，多職種の連携は必須と考えている．

　長期生存が可能になった肺がん治療において，薬物療法の選択肢が増えた．極端にわかりやすく言うと，生存期間が長く副作用が強い薬と，生存期間が短く副作用が弱い薬，そのどちらを選ぶかという問いが患者に向けられる．そこで患者の価値観を大事に，共に治療選択をしていくSDMが注目された．医学としての最適解を土台として，個人として十分満足する選択をすることが重要視される．生活の質，治療期間や侵襲性，リスクと利益のバランス，経済的影響，個人的な信念や文化的背景などを考慮して治療選択していくことは，患者が自身の治療に対するコントロール感をもつことにつながり，満足度を高めるだろう．マンガ動画でも，価値観を考慮した治療選択の場面が描かれた（図7）．治療は山あり谷あり，うまくいかない時もある．その時に伴走してくれる医療者の存在も描かれた．例えば，初めての治療で起こる副作用に対し，薬剤師がサポート．また脱毛する薬の時にはアピアランスケアを担当する臨床心理士が登場し，丁寧に先入観や誤解を解いていく姿が描かれた（図8）．

　この時，「決定」がいかに満足いくものであったとしても，その後の治療で関わる医療者の認識や意見が大きく異なると，患者は混乱してしまう．それを防ぐためにも，医療者の間で情報と目的，さらに状況の変化によって新たに生じる課題を共有し，チームとして患者と関わることが大切である．その結果として，患者は自分で「決定」した治療を，どのような結果であっても満足いくものにしていくことができる．

患者側の障壁：限定合理性と固定化された視点

　私はこれまで医療者に望むことを述べてきたが，多職種連携の効果を最大限に発揮するためには，患者側の考え方にも改善が必要であると考えている．

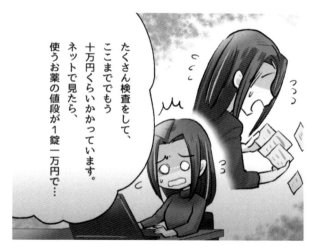

図6　マンガ動画：シーン③

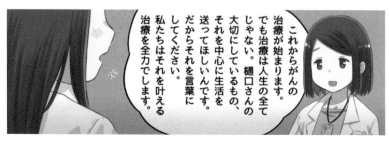

図7　マンガ動画：シーン④

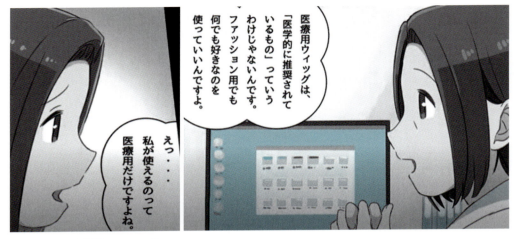

図8　マンガ動画：シーン⑤

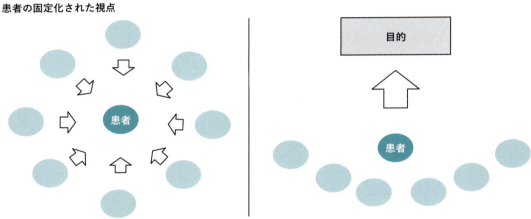

図9　患者が医療者を同じ目的をもつチームと認識することで，多職種連携の効果は高まる

問題点が2つある．その一つが「限定合理性」である．これは「人は持っている情報の範囲でしか判断できない」という考え方である．多職種連携を考えた場合，患者側はその概念をそもそも知らない可能性がある．患者は多くの職種が存在すると知っているが，連携によってその力が増幅され，より大きな効果が発揮されるとは考えていないかもしれない．また，一昔前の，主治医がすべての範囲で責任をもって患者を診る，というイメージもあるかもしれない．この状態で多職種連携をいくら医療者が進めても，その効果は限定的であるだろう．

もう一つが「固定化された視点」である．医療者と患者の間には線が引かれている．医療を施す者と施される者という線引きだ．これが多職種連携の効果を発揮しづらくしている．小学校の校長先生から聞いた話がある．授業参観では保護者が客として学校を評価するため，至らない点が目につきやすい．しかし，地域が学校に参加し，保護者が学校のサポーターとして関わるようになると，その考え方が大きく変わる．問題が見つかった際に，どう改善できるかを建設的に考えるようになる．これは医療の現場にも当てはまる．患者が線を引き，「施される者」というスタンスであれば，構造的に，医療者の悪い点が目につきやすくなる．一方，患者が医療者を同じ目的をもつチームとして認識し，共に問題解決を目指す視点をもっていると，多職種連携の効果は大きく発揮されると考える（図9）．

では患者の視点をどう変えていくか．その一つの

解決策は，マンガ動画だと考えている．上記したことを，理屈として，かつ感情として理解してもらう，そこを目標にこれからも作り続ける．

まとめ

本稿では，多職種連携に関して，医療者に対する3つの要望を挙げ，患者側にも問題点があることを指摘した．要するに，片方だけが努力しても，十分な効果は得られない．そのため，多職種連携を含め，数々の課題に，医療者と患者が協働で取り組む必要がある．日本肺癌学会では2024年，ペイシェントアドボカシー委員会が設立された．そのアクションの一環として，学術集会でペイシェントアドボケートプログラム（PAP）が開催される予定である．医療者と患者が協働して作るプログラムであり，従来の「患者が聴講するだけ」のスタイルから，「共に議論し，より良い医療を形作る場」へと変化している点が特徴である．そこに本稿のネクストアクションがあるはずだ．もしご関心があれば，ぜひ覗いていただけると嬉しい．その時はぜひお声がけいただければありがたい．最後に，医療者の皆さんに深い感謝を表するとともに，この文章を終えたい．いつも，ありがとうございます！

参考

1) ワンステップホームページ．https://www.lung-onestep.com/
2) ご飯だよそうだよワンステップYouTubeチャンネル．https://www.youtube.com/channel/UCXRypqMd5fvow0Tdhqjx5SQ
3) 菅香織．がん患者サバイバーにおける経済毒性の要因：第2回患者体験調査を用いた詳細分析　第62回日本癌治療学会学術集会，2024
4) 内閣府　世論調査結果
平成25年1月調査．https://survey.gov-online.go.jp/h24/h24-gantaisaku/2-5.html
平成26年11月調査．https://survey.gov-online.go.jp/h26/h26-gantaisaku/2-5.html
平成28年11月調査．https://survey.gov-online.go.jp/h28/h28-gantaisaku/2-5.html
令和元年7月調査．https://survey.gov-online.go.jp/r01/r01-gantaisaku/2-1.html
令和5年7月調査．https://survey.gov-online.go.jp/r05/r05-gantaisaku/
5) 厚生労働省健康局がん・疾病対策課．がん患者・経験者の仕事と治療の両立支援の更なる推進について．https://www.mhlw.go.jp/content/10901000/000559467.pdf

バックナンバーのご案内

年4冊刊（2月・5月・8月・11月）　1部定価　4,510円（本体4,100円＋税10％）

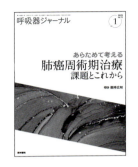

73巻1号（2025年2月号）
あらためて考える　肺癌周術期治療　課題とこれから
企画：釼持広知

Ⅰ．術前診断の重要性／Ⅱ．切除可能の定義／Ⅲ．局所治療の現在と今後／Ⅳ．白金製剤を用いた周術期治療／Ⅴ．免疫チェックポイント阻害薬を用いた周術期治療／Ⅵ．ドライバー遺伝子変異／転座を有する非小細胞肺癌の周術期治療／Ⅶ．臨床現場で困る対象における周術期／Ⅷ．周術期におけるバイオマーカー

2024年（第72巻）　　企画

1号	膠原病肺―呼吸器内科とリウマチ膠原病内科，見えている景色はどう違うか？	宮本　篤
2号	気管支拡張症　温故知新　注目され始めた一大カテゴリー	長谷川直樹
3号	低酸素に打ち克つ	佐藤　晋
4号	今こそ知りたい！　過敏性肺炎の"勘どころ"　監修：宮崎泰成	岡本　師・宮本　篤

2023年（第71巻）

1号	エキスパートに学ぶ　肺癌診療　悩ましいシチュエーションへの解決策　監修：髙橋和久	虎澤匡洋・後藤　悌・宿谷威仁
2号	COPD―実地診療にガイドラインをどう活かすか	柴田陽光
3号	呼吸器画像診断―疾患理解が深まる読解のコツ	中野恭幸
4号	呼吸器感染症のアンメットニーズを探る	宮下修行

2022年（第70巻）

1号	かぜ症状に隠れる呼吸器疾患―症例からひもとく鑑別方法	中島　啓
2号	どう診る？　急増する非結核性抗酸菌症，見逃せない結核	菊地利明
3号	新型コロナウイルス感染症（COVID-19）のすべて	舘田一博
4号	呼吸器診断マスター―病歴，身体所見，画像所見でここを見る！	皿谷　健

2021年（第69巻）

1号	呼吸器薬物療法―現場ではこう使いこなす―	長　澄人
2号	エキスパートが教える　呼吸器内視鏡診療―実地臨床で役立つ秘訣―	浅野文祐
3号	間質性肺炎　徹底討論！―鳥からは逃げられない過敏性肺炎，放置してよいのかILA　完売	小倉高志
4号	呼吸器救急と呼吸管理	田中竜馬

2020年（第68巻）　企画

1号	呼吸器疾患の鑑別診断	飛野和則
2号	呼吸器感染症診療の最前線	迎　寛
3号	進行期肺癌治癒への道	各務　博
4号	失敗できない若手のための呼吸器診療実践ガイド	喜舎場朝雄

2019年（第67巻）　企画

1号	非侵襲的呼吸管理の実践講座	富井啓介
2号	喘息・COPD	權　寧博
3号	実地診療に役立つ睡眠時無呼吸症候群（SAS）と睡眠関連低換気障害の現況と課題	陳　和夫
4号	肺高血圧症	田邊信宏

2018年（第66巻）　企画

1号	呼吸器救急診療ブラッシュアップ	西川正憲
2号	症例から考える難治性びまん性肺疾患	本間　栄
3号	「咳嗽」と「喀痰」を診る	金子　猛
4号	結核・非結核性抗酸菌症	佐々木結花

2017年（第65巻）　企画

1号	呼吸器画像診断　完売	藤田次郎
2号	若手医師のための呼吸器診療スキルアップ	青島正大
3号	呼吸器感染症治療薬の上手な使い方	門田淳一
4号	肺癌―最新の治療戦略と失敗しないための秘訣	髙橋和久

※2023年（第71巻）以前の号は，1部定価4,400円（本体4,000円＋税10％）

次号予告

特集

呼吸器診療の悩ましい「分かれ道」でプロは何を選ぶか？

企画：倉原 優

呼吸器ジャーナル
2025 Vol.73 no.3

I. 症状

喀血の分かれ道
石川秀雄

咳嗽の分かれ道
斎藤純平

II. 疾患

細菌性肺炎の分かれ道
伊東直哉

呼吸器ウイルス感染症（インフルエンザ・COVID-19 など）の分かれ道
的野多加志

間質性肺疾患の分かれ道
茂田光弘

喘息の分かれ道
浅井一久

COPD の分かれ道
藤野直也

気管支拡張症の分かれ道
伊藤優志

肺 MAC 症の分かれ道
伊藤明広

肺 *Mycobacterium abscessus* 症の分かれ道
倉原 優

結核・LTBI の分かれ道
浅見貴弘

肺アスペルギルス症の分かれ道
田代将人

非小細胞肺癌の分かれ道
古屋直樹

小細胞肺癌の分かれ道
虎澤匡洋

肺高血圧症の分かれ道
長岡鉄太郎

睡眠時無呼吸症候群の分かれ道
富田康弘

III. 治療

酸素療法・高流量鼻カニュラ酸素療法の分かれ道
永田一真

呼吸器感染症ワクチンの最新エビデンス
氏家無限

気道に対して頻用される漢方薬の分かれ道
境 修平

※都合により変更となる場合があります．

\『年間購読』がオススメです！/

① 多様なニーズにあわせて**各種プラン**をご用意．どの月からでも購読を開始いただけます．
冊子版 **18,040** 円（税込）　電子版／個人 **17,028** 円（税込）　電子＋冊子版／個人 **23,540** 円（税込）

② **送料弊社負担**．発行後すぐにお届けします．

③ 「電子版」なら，１年分の購読料で『呼吸と循環』（旧誌名）2000 年（48 巻）からの
バックナンバーがすべて読み放題！

＊消費税率の変更があった場合，ご契約の開始月によってお支払いいただく税額が変わってまいりますことを予めご了承ください．

お申し込みの際は，最寄りの医書店または弊社販売・PR 部へご注文ください．また，弊社ホームページでもご注文いただけます．
https://www.igaku-shoin.co.jp/journal/437
［お問い合わせ先］医学書院販売・PR 部　TEL 03-3817-5650／FAX 03-3815-7804

編集委員（五十音順）

權　寧博　日本大学医学部内科学系呼吸器内科学分野主任教授
髙橋和久　順天堂大学大学院医学研究科呼吸器内科学教授
宮本　篤　虎の門病院呼吸器センター内科医長

呼吸器ジャーナル　Vol. 73 no. 2

2025 年 5 月 1 日発行（年 4 冊発行）

定価 4,510 円（本体 4,100 円＋税 10%）
2025 年間購読料（税込，送料弊社負担）
冊子版 18,040 円，電子版/個人 17,028 円，電子＋冊子版/個人 23,540 円

発行…………株式会社 医学書院
　　　　　　代表者　金原　俊
　　　　　　〒113-8719　東京都文京区本郷 1-28-23

担当…………井上・今田
　　　　　　電話：編集室直通 03-3817-5703
　　　　　　FAX：03-3815-7802
　　　　　　E-mail：kotojun@igaku-shoin.co.jp
　　　　　　Web：https://www.igaku-shoin.co.jp

印刷所………三美印刷株式会社

広告取扱……㈱文京メディカル　電話 03-3817-8036

別刷取扱……販売・PR 部　電話 03-3817-5696

ISBN…………978-4-260-02931-5

Published by IGAKU-SHOIN Ltd. 1-28-23 Hongo, Bunkyo-ku, Tokyo ©2025, Printed in Japan.

・本誌に掲載された著作物の複製権・翻訳権・上映権・譲渡権・貸与権・公衆送信権（送信可能化権を含む）は株式会社医学書院が保有します．
・本誌を無断で複製する行為（複写，スキャン，デジタルデータ化など）は，「私的使用のための複製」など著作権法上の限られた例外を除き禁じられています．大学，病院，診療所，企業などにおいて，業務上使用する目的（診療，研究活動を含む）で上記の行為を行うことは，その使用範囲が内部的であっても，私的使用には該当せず，違法です．また私的使用に該当する場合であっても，代行業者等の第三者に依頼して上記の行為を行うことは違法となります．
・JCOPY〈出版者著作権管理機構　委託出版物〉
本誌の無断複製は著作権法上での例外を除き禁じられています．複製される場合は，そのつど事前に，出版者著作権管理機構（電話 03-5244-5088，FAX03-5244-5089，info@jcopy.or.jp）の許諾を得てください．

＊「呼吸器ジャーナル」は，株式会社医学書院の登録商標です．